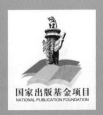

国家出版基金项目
NATIONAL PUBLICATION FOUNDATION

"十三五"国家重点图书出版规划项目

Precision
Medicine

精准医学出版工程

精准预防诊断系列

总主编 詹启敏

出生人口队列与
精准预防

Birth Cohort and
Precision Prevention

陶芳标 等

编著

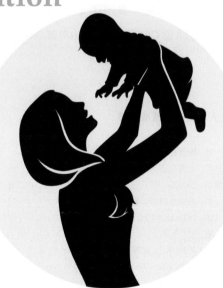

上海交通大学出版社
SHANGHAI JIAO TONG UNIVERSITY PRESS

内容提要

本书为"精准医学出版工程·精准预防诊断系列"图书之一。本书以作者多年的研究成果为基础，对出生人口队列及其在精准预防中的作用进行了系统介绍。内容包括出生人口队列基本原理与构建、出生人口队列在传统疾病预防向精准预防转变过程中的作用、现代基因组学与暴露组学技术如何推动精准预防、基于健康与疾病的发育起源(DOHaD)学说的出生人口队列研究进展以及全球重要的出生人口队列等。本书将帮助人们了解出生人口队列的研究现状，认识出生人口队列研究在精准预防中的价值和作用，启发人们对精准预防理论和实践的思考。本书将为从事出生人口队列研究与精准预防及相关工作的临床及科研人员提供重要参考。

图书在版编目(CIP)数据

出生人口队列与精准预防/陶芳标等编著. —上海：上海交通大学出版社,2018
精准医学出版工程/詹启敏主编
ISBN 978-7-313-20476-9

Ⅰ.①出… Ⅱ.①陶… Ⅲ.①新生儿疾病—先天性畸形—预防(卫生) Ⅳ.①R726.2

中国版本图书馆 CIP 数据核字(2018)第 269043 号

出生人口队列与精准预防

编　　著：陶芳标 等
出版发行：上海交通大学出版社　　　　地　　址：上海市番禺路 951 号
邮政编码：200030　　　　　　　　　　电　　话：021-64071208
印　　制：苏州市越洋印刷有限公司　　经　　销：全国新华书店
开　　本：787 mm×1092 mm　1/16　　印　　张：16.75
字　　数：327 千字
版　　次：2018 年 12 月第 1 版　　　　印　　次：2018 年 12 月第 1 次印刷
书　　号：ISBN 978-7-313-20476-9
定　　价：198.00 元

《出生人口队列与精准预防》
编　委　会

主　编

陶芳标（安徽医科大学卫生管理学院院长，出生人口健康教育部重点实验室、人口健康与优生安徽省重点实验室主任，教授）

副主编

朱　鹏（安徽医科大学公共卫生学院教授）

编　委
（按姓氏拼音排序）

黄　锟（安徽医科大学公共卫生学院副教授）

欧阳凤秀（上海交通大学医学院附属新华医院教授）

孙　莹（安徽医科大学公共卫生学院教授）

吴　炜（南京医科大学公共卫生学院副教授）

夏　敏（中山大学公共卫生学院教授）

夏彦恺（南京医科大学公共卫生学院教授）

朱贝贝（安徽医科大学公共卫生学院副教授）

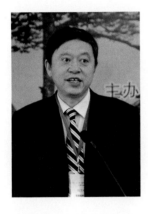

陶芳标,1962 年出生。复旦大学公共卫生专业博士,现任安徽医科大学卫生管理学院院长,出生人口健康教育部重点实验室、人口健康与优生安徽省重点实验室主任,博士生导师、二级教授。长期从事儿少卫生与妇幼保健学教学与科研工作,主要研究方向为生命早期环境暴露妇婴健康效应、青少年发育与健康。依托中国-安徽出生队列和马鞍山优生优育队列,形成了"危险因素识别—病因机制—生物标志物—风险预警—应用转化"全链条的生命早期环境暴露健康影响研究模式,系统开展了环境内分泌干扰物、重金属、维生素 D、心理应激、妊娠期增重等因素与母婴健康、儿童体格生长、神经认知和行为发育的研究,并探索了甲状腺功能、胎盘慢性炎症和氧化应激等的潜在机制。建立了全国性青少年行为与健康监测系统,开发了多种青少年行为问题评定关键技术,揭示了青少年心理健康问题的时代特征、变化趋势和环境影响因素。

近 5 年承担国家自然科学基金重点项目和面上项目 4 项。入选"安徽省学术技术带头人""安徽省高校优秀拔尖人才"。学术水平受到国内外同行的肯定,在促进妇女儿童人群健康研究和卫生保健工作中贡献突出。获得"全国先进工作者""全国优秀科技工作者""公共卫生与预防医学发展贡献奖"等多项荣誉。现为《中国学校卫生》杂志总编辑和《中华预防医学杂志》副总编辑。已在 International Journal of Epidemiology、Diabetes Care、Environment International 和 The Journal of Clinical Endocrinology and Metabolism 等国际重要期刊发表 SCI 收录论文 80 余篇,出版的专著《出生缺陷环境病因及其可控性研究》获国家"三个一百"原创图书奖。主持制定的 3 项国家卫生标准颁布实施。

总序

　　"精准"是医学发展的客观追求和最终目标,也是公众对健康的必然需求。"精准医学"是生物技术、信息技术和多种前沿技术在医学临床实践的交汇融合应用,是医学科技发展的前沿方向,实施精准医学已经成为推动全民健康的国家发展战略。因此,发展精准医学,系统加强精准医学研究布局,对于我国重大疾病防控和促进全民健康,对于我国占据未来医学制高点及相关产业发展主导权,对于推动我国生命健康产业发展具有重要意义。

　　2015年初,我国开始制定"精准医学"发展战略规划,并安排中央财政经费给予专项支持,这为我国加入全球医学发展浪潮、增强我国在医学前沿领域的研究实力、提升国家竞争力提供了巨大的驱动力。国家科技部在国家"十三五"规划期间启动了"精准医学研究"重点研发专项,以我国常见高发、危害重大的疾病及若干流行率相对较高的罕见病为切入点,将建立多层次精准医学知识库体系和生物医学大数据共享平台,形成重大疾病的风险评估、预测预警、早期筛查、分型分类、个体化治疗、疗效和安全性预测及监控等精准预防诊治方案和临床决策系统,建设中国人群典型疾病精准医学临床方案的示范、应用和推广体系等。目前,精准医学已呈现快速和健康发展态势,极大地推动了我国卫生健康事业的发展。

　　精准医学几乎覆盖了所有医学门类,是一个复杂和综合的科技创新系统。为了迎接新形势下医学理论、技术和临床等方面的需求和挑战,迫切需要及时总结精准医学前沿研究成果,编著一套以"精准医学"为主题的丛书,从而助力我国精准医学的进程,带动医学科学整体发展,并能加快相关学科紧缺人才的培养和健康大产业的发展。

　　2015年6月,上海交通大学出版社以此为契机,启动了"精准医学出版工程"系列图书项目。这套丛书紧扣国家健康事业发展战略,配合精准医学快速发展的态势,拟出版一系列精准医学前沿领域的学术专著,这是一项非常适合国家精准医学发展时宜的事业。我本人作为精准医学国家规划制定的参与者,见证了我国精准医学的规划和发展,欣然接受上海交通大学出版社的邀请担任该丛书的总主编,希望为我国的精准医学发展及医学发展出一份力。出版社同时也邀请了吴孟超院士、曾溢滔院士、刘彤华院士、贺福初院士、刘昌孝院士、周宏灏院士、赵国屏院士、王红阳院士、曹雪涛院士、陈志南院士、陈润生院士、陈香美院士、徐建国院士、金力院士、周琪院士、徐国良院士、董家鸿院士、卞修武院士、陆林院士、田志刚院士、乔杰院士、黄荷凤院士等医学领域专家撰写专著、承担审校等工作,邀请的编委和撰写专家均为活跃在精准医学研究最前沿的、在各自领域有突出贡献的科学家、临床专家、生物信息学家,以确保这套"精准医学出版工程"丛书具有高品质和重大的社会价值,为我国的精准医学发展提供参考和智力支持。

编著这套丛书,一是总结整理国内外精准医学的重要成果及宝贵经验;二是更新医学知识体系,为精准医学科研与临床人员培养提供一套系统、全面的参考书,满足人才培养对教材的迫切需求;三是为精准医学实施提供有力的理论和技术支撑;四是将许多专家、教授、学者广博的学识见解和丰富的实践经验总结传承下来,旨在从系统性、完整性和实用性角度出发,把丰富的实践经验和实验室研究进一步理论化、科学化,形成具有我国特色的精准医学理论与实践相结合的知识体系。

"精准医学出版工程"丛书是国内外第一套系统总结精准医学前沿性研究成果的系列专著,内容包括"精准医学基础""精准预防""精准诊断""精准治疗""精准医学药物研发"以及"精准医学的疾病诊疗共识、标准与指南"等多个系列,旨在服务于全生命周期、全人群、健康全过程的国家大健康战略。

预计这套丛书的总规模会达到 60 种以上。随着学科的发展,数量还会有所增加。这套丛书首先包括"精准医学基础系列"的 10 种图书,其中 1 种为总论。从精准医学覆盖的医学全过程链条考虑,这套丛书还将包括和预防医学、临床诊断(如分子诊断、分子影像、分子病理等)及治疗相关(如细胞治疗、生物治疗、靶向治疗、机器人、手术导航、内镜等)的内容,以及一些通过精准医学现代手段对传统治疗优化后的精准治疗。此外,这套丛书还包括药物研发,临床诊断路径、标准、规范、指南等内容。"精准医学出版工程"将紧密结合国家"十三五"重大战略规划,聚焦"精准医学"目标,贯穿"十三五"始终,力求打造一个总体量超过 60 种的学术著作群,从而形成一个医学学术出版的高峰。

本套丛书得到国家出版基金资助,并入选了"十三五"国家重点图书出版规划项目,体现了国家对"精准医学"项目以及"精准医学出版工程"这套丛书的高度重视。这套丛书承担着记载与弘扬科技成就、积累和传播科技知识的使命,凝结了国内外精准医学领域专业人士的智慧和成果,具有较强的系统性、完整性、实用性和前瞻性,既可作为实际工作的指导用书,也可作为相关专业人员的学习参考用书。期望这套丛书能够有益于精准医学领域人才的培养,有益于精准医学的发展,有益于医学的发展。

本套丛书的"精准医学基础系列"10 种图书已经出版。此次集中出版的"精准预防诊断系列"系统总结了我国精准预防与精准诊断研究各领域取得的前沿成果和突破,将为实现疾病预防控制的关口前移,减少疾病和早期发现疾病,实现由"被动医疗"向"主动健康"转变奠定基础。内容涵盖环境、食品营养、传染性疾病、重大出生缺陷、人群队列、出生人口队列与精准预防，纳米技术、生物标志物、临床分子诊断、分子影像、分子病理、孕产前筛查与精准诊断，以及健康医疗大数据的管理与应用等新兴领域和新兴学科，旨在为我国精准医学的发展和实施提供理论和科学依据，为培养和建设我国高水平的具有精准医学专业知识和先进理念的基础和临床人才队伍提供理论支撑。

希望这套丛书能在国家医学发展史上留下浓重的一笔！

北京大学常务副校长
北京大学医学部主任
中国工程院院士
2018 年 12 月 16 日

前言

"个性化医疗"思想是精准医学的本质。受限于技术的发展,尽管这一理念于 20 世纪 70 年代已被提出,但是直到 2015 年,才在美国总统奥巴马的国情咨文中首次正式提出。这一雄心勃勃的"精准医学计划"(Precision Medicine Initiative,PMI)力图通过全面了解疾病的发生发展机制,开启医学发展的新纪元。当前的精准医学核心内涵是应用现代遗传技术、分子影像技术、生物信息技术,对于大样本人群与特定疾病类型进行生物标志物的分析与鉴定、验证与应用,结合患者生活环境和临床数据,实现精准的疾病分类和诊断,制订个性化的治疗方案,提高疾病预防与诊治的效益。从中不难看出,基于大样本人群的生物和环境信息收集是推动精准医学发展的重要研究平台。

健康与疾病的发育起源(developmental origins of health and disease,DOHaD)学说已经阐明,生命早期的环境暴露对终身健康具有决定性的影响。在生命早期阶段开展精准预防研究必将为生命全程健康提供更为有效的个体化预防,促进全人群健康。目前,精准预防的关键技术尚未成熟,但理论研究正在快速发展,其核心理论就是以分子医学,特别是组学数据为依据,根据个体基因型、表型、饮食和生活方式的特异性,用现代的技术方法进行个体化的精准预防和精准诊断,进而做到精准治疗。在此过程中首先要对个体信息进行前瞻性收集,观察各种内外环境因素,测量各种表型及其变异,分析内外环境暴露及其与基因型交互作用同表型间的关系,基于大数据分析策略,获得各种预测指标在个体水平上的预测价值。这里所指的表型涉及从胚胎发育到出生、成长、衰老以及死亡过程中的形态特征、功能行为、分子规律。而出生人口队列可以通过大样本人群、生命各阶段多时点的重复测量,将上述信息资源化,贯通宏观和微观表型之间的关系,最终实现对疾病发生的精确预防。雄心勃勃的精准医学计划与方兴未艾的前瞻性出生人口队列不期而遇,必将对传统的预防医学研究模式产生深远影响。而出生人口队列也将在"精准预防"实现过程中发挥不可替代的重要作用。

本书编著者来自全国 4 所高校,所在研究团队均建有大型出生人口队列,积累了丰富的研究经验和实践感悟。本书第 1 章"出生人口队列原理与构建"由陶芳标教授执笔,第2章"出生人口队列与精准预防"由朱鹏教授执笔,第3章"出生人口队列与基因-环境暴露组学"由夏彦恺教授和吴炜副教授执笔,第4章"出生人口队列与发育源性疾病"由孙莹副教授执笔,第5章"出生人口队列与优生优育"由黄锟副教授执笔,第6章"出生人口队列与成年期疾病"由欧阳凤秀教授执笔,第7章"出生人口队列与疾病预测预警"由夏敏教授执笔,第8章"全球重要的出生人口队列"由朱贝贝副教授执笔。

本书的编写得到了詹启敏院士的指导和上海交通大学出版社的帮助,在此一并表示感谢。精准医学和精准预防正处于快速发展阶段,由于编者的认识和经验有限,书中难免会存在一些疏漏和错误,恳请读者和同行批评指正。

陶芳标

2018 年 7 月

目录

1 出生人口队列原理与构建

　　出生人口队列研究是队列研究的一个特殊的类型,它以出生人群(含母婴亲子对)为队列起点,研究生命早期和生命不同阶段多种暴露、环境与遗传因素交互作用和多种健康结局的关联效应。因此,出生人口队列产出丰富,因果关系明确,是当代精准医学最为良好的研究平台之一。构建出生人口队列需要遵循一定的原理和方法,强化质量控制,并且需要长期投入。我国出生人口队列研究刚刚起步,需要加强学习,形成开放共享机制。

　　队列(cohort)原意是指罗马战队的列阵,每个士兵都有一个生命结局,如死亡、伤残或正常,这与现代的队列研究思想一致[1]。队列研究(cohort study)用在医学研究领域是指选定一组人群暴露(这些暴露通常是指有特定健康问题的危险因素,如职业性焦油暴露、吸烟、低出生体重等),随访其健康结局的过程。因此,队列研究成为病因分析的一种研究设计。队列研究因为对"因"的调查和评价置于"果"之前,因而是一种重要的分析性研究(analytic research)。现代队列研究已经从简单的职业、环境、生活方式等暴露扩展至精细化的行为测量与分析、暴露组学和基因组学、表观基因组学、代谢组学等组学研究,为精准医学提供了一个重要的平台。队列研究通常分为出生人口队列(birth cohort)、一般人群队列、特殊人群队列和专病队列等。出生人口队列是以出生于特定年代的人群为研究对象进行随访观察,出生人口队列还可以进一步延伸至出生前,如一批妊娠早期妇女。出生人口队列以出生人群(含母婴亲子对)为队列起点,依据研究能力随访至生命历程的不同阶段,可以同时研究多种暴露和多种健康结局的病因关联,并且一种健康结局又是生命后期的暴露。因此,出生人口队列比传统的队列研究设计效率高,成为精准医学最为良好的研究平台之一。

1.1　出生人口队列的基本原理

　　随着经济迅猛发展和人类生活方式的转变,全球疾病谱发生着巨大的变化:从20世纪传染病、寄生虫病肆虐到如今心脑血管疾病、恶性肿瘤等为代表的慢性非传染性疾病(non-communicable disease，NCD，以下简称慢性病)成为影响人类健康的主要疾病类型。慢性病因具有病因复杂、病程较长、严重威胁身心健康等特点，给疾病防控、社会经济发展、居民健康带来了严峻的挑战。鉴于队列研究在检验病因假说、观察疾病自然史和揭示疾病发生发展内在规律等方面的优势，它在全球范围内受到广泛关注。

从19世纪至今，随着医学的迅猛发展，流行病学家提出许多疾病发生的病因模型。通过对一些欧洲历史性出生人口队列(historical birth cohort)的研究[2]，改变了之前人们对于行为导致疾病的病因学认识，使人们逐渐意识到遗传、环境与健康的关系，加深了人们对于疾病发生的认识，也有力地推动了疾病防治的实践。

1.1.1　出生人口队列概述

对同一时期出生的一组人群随访若干年，观察其不同健康结局，称为出生人口队列[3]。这里的研究对象就是某时期出生的部分人群，既可以从新生儿期开始随访，也可以对特定年龄的儿童建立出生人口队列开展随访，还可以从胎儿期、新生儿期开始，随访至童年期、青春期甚至成年期、老年期，定期收集环境、行为、健康、疾病、伤害的相关信息。这种设计称为出生人口队列研究。出生人口队列研究不仅可以阐明疾病或健康问题的自然史，在评价疾病的年龄分布、长期变化趋势及提供病因线索等方面也具有重要意义，有助于探索年龄、所处时代暴露特点及经历在某种结局的频率变化中的作用，更为重要的是，可以解释生命不同阶段特别是生命早期环境暴露、环境与遗传因素的交互作用对即刻乃至终身健康与疾病的影响效应。

1.1.1.1　出生人口队列研究的分类

出生人口队列研究按照研究对象进入队列时间和观察终止时间的不同，分为前瞻性出生人口队列研究(prospective birth cohort study)、历史性出生人口队列研究(historical birth cohort study)和双向性出生人口队列研究(ambispective birth cohort study)3种。

(1) 前瞻性出生人口队列研究：前瞻性出生人口队列研究是目前出生人口队列研究的重要形式，研究对象的分组是根据研究对象出现时的暴露状况而定，此时研究结局尚未出现，需要前瞻性观察一段时间才能得到。在前瞻性出生人口队列研究中，由于可以获得关于暴露与结局的第一手资料，资料偏倚较小，时间顺序增强病因推断的可信度。其缺点是观察所需人群样本较大，花费大，时间长，因而其可行性受到影响。近年来，由于可充分而直接地分析暴露的病因作用，越来越多的前瞻性出生人口队列在全球涌现出来[4,5]。

(2) 历史性出生人口队列研究：研究开始时，研究者已经掌握研究对象在过去某个时点暴露状况的历史材料而做出分组，在此时结局已经出现，不需要进行前瞻性观察，此时是一种由"果"及"因"的研究方法[6],这样的研究模式称为历史性出生人口队列研究。此时,尽管收集暴露和结局的方法是回顾性的,但其本质仍然是从因及果的。其信息搜集及分析在较短时间内可以完成,具有节约成本的优点。但其需要足够可靠的过去某时段有关研究对象和暴露结局的历史记录或档案材料,在资料累计时未受到质量控制可能造成偏倚,同时无法获得生物样本,如血液、组织等。自 20 世纪 80 年代起,历史性出生人口队列率先在一些出生保健信息较为完善的国家建立起来。

(3)双向性出生人口队列研究:其研究原理是在历史性出生人口队列研究的基础上,继续前瞻性观察直至观察终点,是一种历史性和前瞻性结合起来的设计模式,兼顾了两种设计的优点,又弥补了两者的不足。很多历史性出生人口队列研究在后期又进行了跟踪随访,最终实际为双向性出生人口队列研究[7, 8]。3 种出生人口队列的示意图如图 1-1 所示。

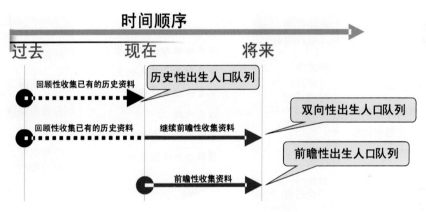

图 1-1　3 种出生人口队列示意图

1.1.1.2　出生人口队列的基本特点

出生人口队列研究的基本原理是在同一时期出生的人群中选择纳入对象,根据目前是否暴露于某个研究因素或不同的暴露剂量将研究对象分成不同组别,随访观察至预期结局的发生(如不良妊娠结局等),比较各组别发生率,从而判定观察因素与结局之间是否有因果关联及其关联大小的一种观察性研究。出生人口队列有以下基本特点:

(1)属于观察法:队列中的暴露因素在研究者介入之前已经客观存在,不由意志决定。

(2)通常不设立专一的暴露组和对照组:传统的队列研究为了更好地分析暴露的作用,研究者在设计阶段一般会选择专一的暴露组和非暴露(对照)组。但现代的出生人口队列研究通常在研究设计阶段不设立专一的暴露组和非暴露(对照)组,而是以出生组为观察对象,同时收集多种暴露,在分析时根据研究目的及暴露和非暴露(对照)进行统计学分析。

（3）由因及果：暴露因素发生在前，结局在后，因果关系发生的时间顺序是合理的，其检验假说的能力较强。

（4）因果关系的相对性：出生人口队列研究中观察到的结果如妊娠合并症、早产、低出生体重等，对分析妊娠期环境化学物质暴露的不良健康效应来说是"果"，但在研究儿童认知发育的影响因素时，它们也可以作为"因"。

图 1-2 展示了基于妊娠期暴露出生人口队列研究的出生前暴露、妊娠及出生结局乃至终身健康影响、机制的阐述以及研究成果的转化等过程，从中可以进一步理解其出生人口队列的特点。

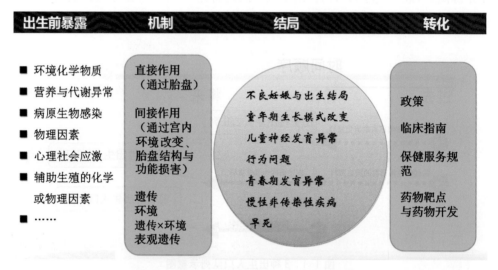

图 1-2　基于妊娠期暴露的出生人口队列研究

1.1.1.3　出生人口队列的实施

出生人口队列的建立、维护、研究平台作用的发挥等是一项系统工程，需要多学科合作，更需要研究现场与研究对象的长期支持，因此，出生人口队列需要严格的设计和财政支持。

笔者正在从事的马鞍山出生人口队列（Ma'anshan Birth Cohort，MABC）研究始于2013 年 5 月，招募的对象是妊娠 14 周前、第一次产检的孕妇，研究对象的纳入标准为：马鞍山市常住人口；首次产检时妊娠周数不大于 14 周；年龄不小于 18 周岁；打算在该保健院产检和分娩；无精神病史，能独立完成调查研究[7]。该队列通过多时点、多指标地收集妊娠期环境、行为和妊娠合并症、出生结局、婴幼儿生长发育的信息[8]，探讨妊娠不同时期的环境危险因素对不良妊娠结局、子代生长发育等的影响[9]。其研究流程如图 1-3 所示。

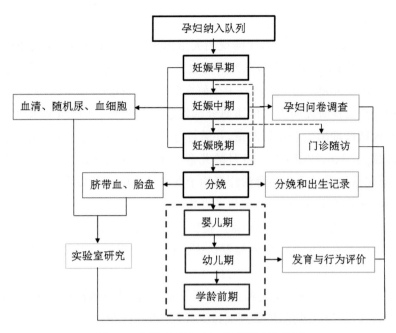

图 1-3 马鞍山出生人口队列研究路线图

该研究队列在妊娠早期、妊娠中期、妊娠晚期、出生时、出生 42 天、3 个月、6 个月、12 个月、18 个月、24 个月、30 个月、36 个月、42 个月、48 个月、54 个月、60 个月、66 个月、72 个月时进行随访,目前最大月龄已达 5 岁。

队列的实施要求严格减少失访,提高研究对象的依从性。同时,孕产妇因为自然流产、人工流产、死胎死产等因素,会自然离开队列,这些都要有清晰的资料。MABC 进行了全妊娠期随访和监测,在分娩前共有 160 名孕妇出现不良结局,包括异位妊娠 2 人,自然流产 45 人,胚胎停止发育 75 人,治疗性引产 30 人,死胎 8 人。另外,分娩时死产 2 人,故最终有 3 312 名孕妇活产,其中活产双胎 39 对,活产单胎 3 273 例。

1.1.2 出生人口队列的历史与现状

儿童早期生长发育、环境、遗传因素等对终身健康影响的出生人口队列研究可追溯至 1911 年英国英格兰东南部赫特福德郡(Hertfordshire)的小规模出生人口队列随访观察[10],随后在 1931—1938 年研究人员开展了更大规模的出生人口队列研究(对 39 764 名活产婴儿开展的追踪研究),称为赫特福德郡出生队列研究(Hertfordshire Cohort Study)[11]。该研究的主要目的是研究遗传与环境因素的相互作用等。在此队列的基础上,研究了生命早期营养状况的变异(低出生体重儿和婴儿期发育迟缓)与成年期慢性病的联系[12],以此为基础提出成人疾病的胎儿起源(fetal origins of adult disease,FOAD)假说,而后被健康与疾病的发育起源(developmental origins of health and disease，DOHaD)学说取代[13]。

DOHaD 学说提出以后，全世界涌现出大量出生人口队列研究，主要集中在欧美等发达国家，发展中国家的出生人口队列研究也方兴未艾。例如，美国的纽约上州儿童研究(Upstate KIDS Study)由美国国立卫生研究院(National Institutes of Health，NIH)儿童健康和人类发育研究所人口健康研究部发起，于 2008—2010 年调查了 201 063 名在纽约上州地区办理出生登记的儿童，并通过母亲汇报妊娠前暴露史，关注辅助生殖的远期影响，跟踪了 4、8、12、18、24、36 月龄儿童的生长发育指标。自从该项队列开展以来，已经报道包括接受过不孕不育治疗者的子女 3 年内的生长发育状况、新生儿脂肪因子水平与早产儿的关系、母亲慢性病与子女粗大运动的关系等一系列健康相关的研究成果，为该地公共卫生政策的制定和推广提供了有力的科学依据[14,15]。

由于发展中国家出生登记体系与发达国家相比较为落后，历史性出生人口队列研究较少，但根据其自身社会环境因素的特殊性，发展中国家在前瞻性出生人口队列的发展上发挥了积极作用。例如，笔者近 10 年开展了中国安徽出生队列(China-Anhui Birth Cohort，C-ABC)研究，该队列通过大规模、前瞻性孕产妇调查，主要研究了妊娠期环境暴露与不良妊娠结局、出生缺陷以及儿童发育之间的关联[16-18]。

1.2　出生人口队列中暴露–结局信息的收集与保存

大型出生人口队列研究能提供系统的妊娠期环境因素(宫内生长、早期营养等)以及出生结局信息，旨在探讨多种暴露与不良妊娠结局或出生缺陷的关系、为早期生长发育对终身健康的影响提供准确的数据支持[19-21]，是当今探讨因果关系的优选方法。近年来，国内一些科研团队对出生人口队列研究日益重视，然而大多仍处于设计阶段或刚开始实施，数据较匮乏，循证医学证据不足，因此建立生物样本和数据较为完整的出生人口队列尤为必要。

1.2.1　出生人口队列中的暴露

1.2.1.1　暴露

暴露(exposure)是指研究对象接触过某种待研究的物质(如重金属)或者具有某种待研究的特征(如年龄、性别及遗传等)或行为(如吸烟等)。暴露在不同的研究目的中可以有不同的含义，可以有益，也可以有害，但一定是与本研究密切相关且需要着重探讨的因素[3]。出生人口队列的暴露与传统的队列研究设计也不同，往往收集多种暴露，或者采用的是无目标暴露(但研究设计者要有研究目的)，更确切地说是多暴露收集，研究中不针对单一或者少数几种暴露，而是调查、评定或检测多种可能的暴露，如物理、化学、病原生物、个性与行为特征、生活方式、心理社会应激等，同时也可检测体内所有可能的暴露标志物。这样的研究设计为暴露组学（exposomics）研究提供了基础。

例如，美国纽约上州儿童研究在 2008—2010 年招募了在纽约州（不包括纽约市）分娩的母亲[15]，主要关注不孕不育治疗与儿童生长发育的联系。在该研究中定义了两种暴露的子类别：① 妊娠是辅助生殖技术（assisted reproductive technology，ART）使用的结果，包括体外受精（有或无卵胞浆内单精子注射）、辅助孵化、冷冻胚胎移植、合子输卵管内移植、配子输卵管内移植和（或）供体卵或胚胎；② 通过口服或注射药物诱导排卵，有或无宫内人工授精。暴露信息收集时，研究人员将孕产妇报告与美国辅助生殖技术学会临床结果报告系统（SART CORS）联系在一起，该系统是美国临床协会成员向美国疾病控制与预防中心报告的一个 ART 结果数据库。与 SART CORS 相比，母亲的报告敏感性和特异性更高（分别为 93% 和 99%）。

出生人口队列的暴露调查是为了分析各种环境、行为与生活方式、心理社会因素及遗传因素与胎儿生长异常、儿童神经发育异常、不同年龄阶段的慢性病之间的关系，当然也包含健康的促进因素。暴露的评估要走向精准，要详细分析不同种族、不同经济和文化背景、不同年龄等的孕产妇及儿童的环境与遗传因素。例如，中国不同地区的饮酒行为具有性别差异，酒的品种、酒精度、一次饮酒量、是否多种酒精饮料同时饮用等对饮酒结局也有影响，精准评估这些参数，可使预防和控制酒精滥用更有的放矢。

1.2.1.2　结局变量

结局变量（outcome variable）也叫结果变量，是指随访观察中出现的预期结果事件，即研究人员希望追踪观察的事件。结局是出生人口队列研究观察的阶段结果和自然终点（nature end）。其范围不限于发病、死亡，也包括健康状态和生命质量的变化，如妊娠合并症、出生合并症、儿童体格发育、青春发动时相（puberty timing）、心理行为问题、严重的精神障碍等。结局变量可以是定性的，也可以是定量的；可以是积极的（如体能恢复），也可以是消极的（如疾病发生）。

1.2.1.3　结局与暴露的相对性

如前所述，收集出生人口队列中多种结局观察可提高研究的效率。结局是生命不同阶段的发育、健康和疾病等，又可作为研究后续阶段结局的暴露因素。例如，宫内营养不良、疾病或环境污染等原因（暴露）可导致胎儿生长受限（fetal growth restriction）和出生后的生长迟缓（stunting）（结局），而胎儿生长受限和童年期生长迟缓（暴露）与成年疾病的提前及成年期慢性病如肥胖、糖尿病、高血压、冠心病、脑卒中等（结局）关联性强，成为早死（15～69 岁死亡）的重要危险因素[22]（见图 1-4）。

1.2.2　出生人口队列中资料的收集

资料的收集形式多样，包括直接对研究对象进行面对面访问、电话访问和问卷调

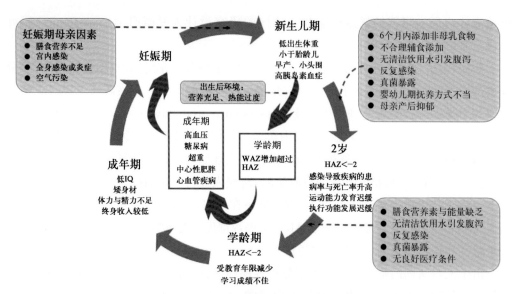

图 1-4 生命不同阶段的生长迟缓与健康

HAZ, height-for-age Z-score, 年龄别身高(身长)Z 评分；WAZ, weight-for-age Z-score, 年龄别体重 Z 评分(图片修改自参考文献[22])

查，进行体检信息收集、医院病历记录收集、环境与疾病监测信息收集等。一般出生人口队列中使用问卷，如《母婴健康记录表》等。调查表可以按照时间跨度分别在不同阶段使用。例如，C-ABC 研究的调查表分为妊娠早期、妊娠中期、妊娠晚期 3 个版本，其中妊娠早期调查表在孕妇建卡时发放，在领取《孕产妇新生儿保健手册》时收回，同时发放妊娠中期调查表，妊娠中期调查表在妊娠晚期收回，同时发放妊娠晚期调查表，妊娠晚期调查表在领取出生证明时收回。该过程由专门的执业医师负责完成，并且每个阶段的调查表由专人指导填写，严格进行质量控制，保证信息的完整可靠。英国埃文郡亲子纵向队列研究(Avon Longitudinal Study of Parents and Children, ALSPAC)通过日常健康状况、环境记录的链接收集数据。链接可以在个人层面(如临床评估记录)或组织层面(如学校)进行[23]。由于这些数据均来自外部组织，要做到这一点，ALSPAC 与相关数据所有者签订使用协议。这些数据使用协议规定了 ALSPAC 可以使用的条件以及可以与第三方(如研究人员)共享这些数据的要求，数据访问条件对于每个数据集是不同的，并且它们也随着时间推移而改变。当前，多数出生人口队列研究已经采用即时性电子化工具如 iPad 收集信息。

1.2.2.1 孕产妇随访资料的收集

1) 资料收集的时间

出生人口队列可从妊娠期甚至妊娠前，或者出生时开始收集基本信息。通常，妊娠前、妊娠早期(以末次月经计)信息在妊娠 14 周(妊娠 3.5 个月)之前收集；妊娠中期信息在妊娠 26～30 周(妊娠 6.5～7.5 个月)收集;妊娠晚期信息在妊娠 36 周(妊娠 9 个月)到分娩前收集。分娩后 2 周内收集分娩过程信息,出生缺陷的监测范围在妊娠 12 周到出生后 12 个月内,此时轻型出生缺陷及各种功能(代谢)障碍均可被检出。

2) 资料收集的内容

出生人口队列关于孕产妇随访资料的收集主要集中在父母双方的基本信息、孕产妇病史、体检信息、随访信息、危险因素暴露情况、生活方式、家庭环境、社会心理因素、营养摄入等方面。具体收集资料类别和观察指标如表 1-1 所示。

表 1-1 孕产妇随访主要收集资料类别及观察指标

收集资料类别	观 察 指 标 类 型	资料获得渠道
家庭成员人口统计学信息	父亲母亲基本信息:姓名、出生日期、身份证号、民族、婚姻状况、联系方式、户口居住地、文化程度、职业、医保情况、血型、家庭收入;新生儿基本信息:姓名、性别、出生日期等	问卷调查
父亲基本健康信息	父亲身高、BMI、是否吸烟饮酒、母亲妊娠前 6 个月父亲服用药物与否、接触危险因素与否、疾病史、家族史、手术史、输血过敏史等	问卷调查
孕产妇病史信息	月经史、孕产史、既往妊娠合并症、并发症、此次妊娠是否有准备、受孕方式等;既往史:疾病史、外伤史、手术史、输血史、过敏史、宫颈癌的筛查;家族史等	问卷调查和孕产妇保健手册
孕产妇检查信息	一般检查:身高、BMI、血糖、血压、随机血糖、B 超、心电图;妇科检查;内分泌检测:TSH、T3、T4;免疫学指标检测;高危因素评分;产检日期、妊娠周数等	孕产妇保健手册
孕产妇随访信息	随访频率、日期、妊娠周数、BMI、胎心、血压、宫高、腹围、胎位情况、浮肿、血红蛋白、血糖、唐氏筛查、四维彩超、骨盆测量等	孕产妇保健手册
孕产妇危险因素暴露史	妊娠早期感冒次数、发热次数、妊娠早期阴道流血情况、本次妊娠合并症、妊娠并发症、妊娠期宠物喂养情况、房屋装修情况、妊娠期体育锻炼(方式、频率)、吸烟饮酒与否、妊娠期前半年服用药物与否、是否穿孕妇防护服等	问卷调查
孕产妇膳食与营养	妊娠期与哺乳期选择食物类型、营养补充剂添加情况、叶酸补充时间和剂量、营养状况、各种食物摄入频率等	问卷调查
孕产妇妊娠期事件	对精神有影响的生活事件类型、发生时间(妊娠前、妊娠中期、妊娠晚期、持续妊娠期)、性质(积极或消极)、影响程度(轻微、中度、重度、严重)、持续时间(3 个月以内、半年内、1 年内、1 年以上)等	问卷调查
分娩信息	分娩医院、时间、妊娠周数、总产程、失血量、胎数、分娩方式、剖宫产原因、分娩期并发症、分娩时会阴是否完整、胎盘娩出方式等	病案记录系统
孕产妇死亡信息	是否死亡、死亡日期、地点、原因、可避免性	问卷调查

注:BMI, body mass index,体重指数

1.2.2.2 童年期随访资料的收集

1)资料收集的时间

队列中儿童的随访调查分阶段进行,要依据研究目的与设计进行。在我国,有较为完善的儿童保健网络,可利用儿童保健机构进行的"4-2-1"体检开展随访,收集信息,获得生物学样本等。

"4-2-1"即1岁以内一年体检4次,1~3岁每年体检2次,3岁以上每年体检1次。随着队列中儿童年龄的增长,还将进行学龄前期、学龄期、青春期的资料收集。

2)资料收集的内容

儿童随访主要从喂养、营养状况、行为因素、环境因素、意外伤害、医疗情况等方面收集资料,具体如表1-2所示。

表1-2 童年期随访主要收集资料类别及观察指标

收集资料类别	观 察 指 标 类 型	资料获得渠道
新生儿出生基本状况	出生时妊娠周数、体重、身长、分娩方式、有无特殊状况、新生儿疾病筛查、听力筛查、Apgar评分等	病案记录系统
新生儿/儿童随访记录	新生儿:随访日期、新生儿实足日龄、体重、体温、脉搏、母乳喂养频率、配方奶喂养情况、大便情况、睡眠情况、黄疸、湿疹、糜烂、体格检查等;儿童:身长、头围、出牙数、前囟大小、血红蛋白含量、母乳喂养次数、配方奶喂养次数、辅食喂养次数、食欲、睡眠时间、户外活动、维生素D服用、佝偻病检测、体格检查等	病案记录系统儿童保健手册
家庭环境暴露	儿童喂养情况、带养情况	问卷调查
儿童环境危险因素暴露	空气污染(如烟)、噪声污染、室内污染(如甲醛)、二手烟接触情况、辐射、传染病患病情况等	问卷调查
儿童患病情况	过敏史、传染病史、感冒次数、腹泻次数、就医行为等	问卷调查医院就诊病历
儿童意外伤害	外伤、烧烫伤、误食化学品或中毒、气管异物伤或窒息、触电、动物咬伤、溺水等危险因素接触情况、发生时年龄、处理方式、发生时是否有看护人、恢复情况等	问卷调查
心理行为发育	认知功能、行为、气质	贝利婴幼儿发展量表(BSID)韦式儿童智力量表(WISC)儿童适应行为评定量表(ADQ)Achenbach儿童行为量表(CBCL)幼儿气质评估表(TTS)行为方式问卷(BSQ)

（续表）

收集资料类别	观察指标类型	资料获得渠道
心理健康问题	智力低下、注意缺陷多动障碍、孤独症谱系障碍	临床诊断
性发育	第二性征、性激素	Tanner 分期、放射免疫测定
死亡信息	是否死亡、死亡日期、地点、原因	问卷调查

　　为使资料收集更全面，在美国纽约上州儿童研究中[14]，纽约州卫生署成立初始队列后，即向目标研究人群($n＝18\,479$)大量邮寄介绍性信件和学习手册。在介绍性信件中他们提到，该研究对妇女的妊娠史以及儿童生长发育的前 3 年感兴趣。每个月在邮件寄出约 2 周后，进行电话随访，以筛查队列纳入资格：母亲在出生时的居住地和被纳入时所在的特定蓄水区，英语或西班牙语沟通能力，以及目标研究人群的婴儿或其孪生兄弟（或姐妹）目前是否还活着。研究人员给有兴趣的母亲送了一个学习包，与所有没有联系电话的母亲尝试通过其他渠道联系最多 4 次。周期性的明信片提醒和 Facebook或电子邮件被用作辅助数据收集工具。

1.2.2.3　巢式病例-对照研究

　　巢式病例-对照研究(nested case-control study)以前瞻性队列为前提，是将传统的病例-对照研究和队列研究相结合而形成的一种研究方法。其设计原则是：在对一个事先确定好的队列进行随访观察的基础上，利用新发现的病例和队列中的非病例进行的病例-对照研究（多采用配对病例-对照研究）。因此，巢式病例-对照研究又称套叠式病例-对照研究或队列内病例-对照研究。

　　巢式病例-对照研究的步骤是：在前瞻性出生人口队列研究的基础上，当发现有需要关注的疾病或有健康问题的个体时，同时选取队列中的 1 个或多个对照，组成病例-对照研究；通过分析既往收集的信息或检测生物样本，发现疾病或健康问题的生命早期

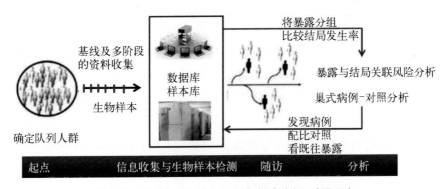

图 1-5　前瞻性出生人口队列与巢式病例-对照研究

危险因素或保护因素。

1.2.3　出生人口队列中资料的保存

1.2.3.1　**数据采集**

动态性是队列研究所产生数据库的最大特性,来源或者变量均有可能更新。例如,疾病的诊断依据可能来源于计算机断层扫描(computer tomography,CT)、磁共振成像(magnetic resonance imaging,MRI)、病理或者相应的临床指标及症状;结局变量、死因获得有可能源于医院或者源于对家属的访问;随着随访时间的延长,迁出及失访的情况会日益明显。暴露的测量,每隔一段时间就有可能采取重复的问卷或者重复的检测。

1.2.3.2　**数据接口**

数据的实际操作一般选择在一个或几个标准文档层面,实现队列基本数据和医疗与健康数据、各种组学数据的共享和传输,能够将不同格式的队列转换为标准文档,并将转换后的标准文档保存在数据库中。

1.2.3.3　**数据整合**

按照相关卫生信息标准,利用数据质量控制、数据清理等数据集成技术,处理现有医药卫生数据(如健康档案、电子病历资源数据)以及生物医学信息数据,完成大型队列数据的整合。

1.2.3.4　**元数据建立和管理**

元数据是描述数据属性的信息,用来支持指示存储位置、历史数据、资源查找、文件记录等功能。元数据描述数据的产生及随时间推移而演化的整个过程的信息,为数据提供了一个参考框架。

1.3　出生人口队列的产出

出生人口队列产出丰富,它包含着生命早期,特别是妊娠期、婴幼儿时期的环境暴露与不良妊娠结局或儿童发育障碍的病因关联,但不同的出生人口队列因研究目标不同,可以有不同的侧重点。同时,由于出生人口队列还保留了胎盘以及遗传和表观遗传研究所需要的样本,为环境暴露与不良的出生、儿童发展及成人健康结局研究提供了必要的平台。

下面以荷兰阿姆斯特丹生长与健康队列研究(Amsterdam Growth and Health Longitudinal Study,AGAHLS)[24]以及英国二战后出生队列研究[25]为例介绍出生人口队列的产出。

1.3.1　荷兰阿姆斯特丹生长与健康队列研究的产出

荷兰的阿姆斯特丹生长与健康队列研究从 1977 年开始，2000 年进行了最近一次测量和评价，围绕着这个队列研究，进一步确定了心血管疾病（cardiovascular disease，CVD）、动脉粥样硬化、代谢综合征（metabolic syndrome，MS）和其他疾病的重要危险因素，探讨了疾病的早期起源。AGAHLS 是 20 世纪下半叶重要的前瞻性队列研究之一。AGAHLS 初始的主要目的是描述生长的自然发展、体质、青少年生活方式，探讨生活方式参数的纵向变化与健康指标的关系，后来又加入研究心血管疾病及骨质疏松症的生活方式危险因素和对个人健康状况的影响。与当时其他的前瞻性队列研究（如 Bogalusa 心脏研究，Muscatine 研究）相比，AGAHLS 的特点是：它是当时唯一收集到大量有关 2 种重要生活方式——体力活动和饮食摄入参数与健康关系资料的队列研究。

1.3.1.1　研究背景

（1）慢性病成为人类主要的死亡原因：20 世纪下半叶，随着社会的发展、经济的繁荣、文化水平的提高，人们生活日益改善，卫生知识更加普及，期望寿命增加，疾病谱发生了很大变化，慢性病成为导致人类死亡的主要原因。经过多年研究发现，肥胖是许多慢性病的病因之一，引起更多专家关注。

（2）疾病预防成为降低人口死亡率的主要措施：由于卫生服务的成本不断增加，人们对疾病预防的关注逐渐增加。AGAHLS 的一个理论假设是儿童生命周期维持在疾病高发阶段，降低生命早期的危险因素水平比在生命后期改变危险因素对疾病的影响更大。越来越多的研究表明，冠心病、骨质疏松症、代谢综合征等疾病的早期表现在儿童、青少年期就已经存在，所以对于成年期许多疾病的可能预防措施是改变年轻时期的生活方式（如改变饮食习惯，增加每天体力活动的数量，戒烟）或其他影响因素。

（3）前瞻性队列研究成为新的研究手段：在 AGAHLS 出现的时期，研究设计大多是横断面研究，极少有实验研究或是仅用 2 个测量指标的纵向观察性研究。当时也有队列研究，但大多数研究是回顾性研究，然而通过回顾得到的青少年期关于生活方式的信息是不可靠的。因此，为得到青少年期某种因素与成年期的某种疾病发生之间的因果关系，必须进行前瞻性队列研究，同时这个队列必须有一个较大的研究对象和较长的随访时间。

1.3.1.2　研究方法

（1）研究设计和研究样本：1977 年，从荷兰阿姆斯特丹较大地区 2 所初级中学的一、二年级选出 632 名 1961—1965 年出生的健康学生，其中女生有 334 名，年龄为（13±0.7/0.8）岁，到 2000 年研究对象的年龄为（36.5±0.6）岁。这些研究对象被分成 2 个队列：一个是多次测量组（multi-measurement group，MMG），共 500 人，23 岁内接受 9 次重复测量,分别在 1977—1980 年每年测量 1 次,1985、1987、1991、1995、2000 年分别测量 1 次;另一个是 2 次测量组(bi-measurement group,BMG),即 1977、1996 年各测量 1 次,在有些研究中也作为对照组。有些研究采用自身前后对照的形式,即研究样本在试验前后进行对照,对照组和暴露组是同一对象;还有一些研究采用外对照的形式,用 MMG 和 BMG 进行对照,如在健康测量和健康信息对青年饮食摄入影响的研究中。该队列研究的多元纵向设计采用交错的出生人口队列和横断面对照组控制混杂因素,包括测量的时间、人群、退出和试验结果。

(2)主要收集的数据:对研究对象 13～16 岁在校期间,主要收集有关人体测量、生理学、心理学的参数,生活方式(体力活动、饮食、吸烟等)和健康参数。成年期又增加动脉粥样硬化和骨质疏松症测量指标。

人体测量数据收集,包括收集身高、体重、腰围、臀围、皮脂厚度等人体测量指标。用腰围/臀围作为体脂分布的指标。用体重指数(body mass index,BMI)和左肱二头肌、左肱三头肌、左肩胛下、左髂前上棘 4 个皮脂厚度的总和,作为衡量肥胖和全身体脂水平的测量指标。

生物学指标收集,包括测量血清总胆固醇(total cholesterol,TC)、甘油三酯(triglyceride,TG)、高密度脂蛋白胆固醇(high density lipoprotein cholesterol,HDL-C)、低密度脂蛋白胆固醇(low density lipoprotein cholesterol,LDL-C)、血红蛋白,用作冠心病、代谢综合征的评价指标。

生理功能指标收集,包括测量最大吸氧量(maximal oxygen uptake,$VO_{2\,max}$),用于评估心肺适应能力;测量收缩压、舒张压、平均动脉压、静息时心率,作为心血管疾病的评价指标;测量动脉的性质,包括右侧股动脉、颈动脉、肱动脉的平均直径、内径差、舒张末期内径(即最小内径)、内-中膜厚度(intima-media thickness,IMT),用于评价动脉粥样硬化。

生活方式指标收集,包括所有受试对象回忆平时饮食的频率、数量和烹调食物的方式,根据《荷兰食物和营养成分表》把所有吃的食物换算成营养素,包括糖、脂肪、多不饱和脂肪酸(polyunsaturated fatty acids,PUFA)、饱和脂肪酸(saturated fatty acids,SFA)、胆固醇,用来评价饮食;通过结构式访谈,受试对象回忆 3 个月内花费在体力活动上的总时间,计算代谢当量(metabolic equivalent,MET),评价每天的体力活动情况;通过问卷调查,了解饮酒和吸烟情况。

心理因素和社会心理因素参数收集,包括应用荷兰人格评定量表(Dutch Personality Inventory)青年版和成功动机测试(Achievement Motivation Test)进行人格特征测量,应用每天烦恼量表(everyday problem checklist)和每天振奋量表(everyday uplift checklist)评价每天的烦恼和振奋状况,并将这些作为生活态度的评价指标。

骨骼状况收集,包括利用双能 X 线吸收定量法(dual-energy X-ray absorptiometry,

DXA)测量骨密度(bone mineral density,BMD),利用定量超声技术测量骨骼质量和骨骼结构。拍摄被试者左手 X 线片,评定骨龄,反映其生物学年龄。

(3)统计分析:广义(线性)估计方程(generalized estimating equation)可以研究从第 1 次测量得到的生物学、生活方式、心理参数与 TC、HDL-C 等指标随时间变化的关系,也可以通过校正随时间变化的自变量和随时间变化的共变量计算标准回归系数。在 1996 年后的动脉粥样硬化和骨质疏松、代谢综合征的研究中,一般采用横断面分析和前瞻性分析相结合的分析方法,采用多元线性回归模型进行统计分析。

1.3.1.3 主要产出

(1)低出生体重与骨骼、脂肪组织和心血管疾病有关:AGAHLS 研究结果支持当时的假设,低出生体重与低骨矿含量(bone mineral content)、去脂体重(fat free mass,FFM)相关,但低出生体重与骨密度、肌力无统计学关联,表明去脂体重不是出生体重和骨质疏松的中介物,推翻了当时的假设。低出生体重与血压升高、动脉粥样硬化增加有关。该结果支持心血管疾病胎源性假设。

(2)体脂与心血管疾病、动脉粥样硬化相关:中心性体脂分布与动脉粥样硬化相关,体脂的外周分布以及外周瘦体重(lean body mass)是动脉的保护因素。从青少年期到成年期中心性体脂的增加是代谢综合征发展的关键原因。高体脂百分比与低最大吸氧量有关,同时也与高 TG、低 HDL-C 及高 LDL-C 相关联。青少年早期体脂百分比是成年期心血管疾病危险水平的最重要预测指标,青年期的体力活动量是与除体脂外心血管疾病其他危险指标相关的唯一行为参数。

(3)青少年期不良生活方式对心肺适应、骨质、心血管疾病的影响:饮食不当引起肥胖,肥胖与体脂增多可以引起主动脉结构及功能改变,从而诱发动脉粥样硬化。

吸烟导致血胆固醇增高、血压升高,引起心血管疾病,心肺功能下降,心率减慢。近期吸烟和终身吸烟与骨骼结构及弹性退化有关。在成年早期,跟骨比,腰椎、臀部、整个身体的骨骼更易受到吸烟的影响。

酒可以引发胆固醇水平变化。与不饮酒、不吸烟者相比,不吸烟但每周至少饮用 100 g 酒者有更好的 HDL-C 水平,吸烟者的 HDL-C 水平比饮酒者更低。尽管适量饮酒能引起胆固醇水平向好的方向发展,但在青少年时期饮酒的坏处仍大于好处,因此不应允许青少年饮酒,即使饮酒也不能超过 100 g/周。高强度的体力活动与低体脂有关,因此在青少年时期坚持体力活动能够早期预防肥胖,不参加体力活动这一生活方式是冠心病的高危因素。研究结果还显示,禁止吸烟和每天增加体力活动可以提高肺功能。

生活方式影响脂蛋白水平。多不饱和脂肪酸(polyunsaturated fatty acids,PUFA)完全摄入量与饱和脂肪酸(saturated fatty acids,SFA)完全摄入量的比值(P∶S)与 TC 呈负相关,胆固醇摄入量的变化与 TC 的变化呈正相关,糖类的摄入量与 TC∶HDL 呈正相关,但是其他饮食参数与 HDL 无统计学关联;与体力活动相关的生物参数的纵向变化和 HDL 变化呈正相关,但每天的体力活动量与 TC 或是 TC∶HDL 无统计学关联,吸烟与 HDL 呈负相关,与 TC∶HDL 呈正相关;但饮酒与 HDL 呈正相关,与 TC∶HDL 呈负相关。尽管当时有不少队列,但都缺少对混杂因素的控制。因此,这些研究的结果是有争议的。而 AGAHLS 是唯一得出饮食和每天体力活动参数与脂蛋白水平相关联的队列研究。

(4) 成年期多种疾病的早期起源:该研究结果表明,青少年每天的体力活动与成年期的冠心病有关。AGAHLS 研究支持当时提出的代谢综合征的发病机制,也支持在青少年中,尤其是在青少年时期向成年期过渡的阶段进行公共卫生干预可以减少代谢综合征和其并发症(心血管疾病、2 型糖尿病)的发生。中心性肥胖(也称腹型肥胖)、体质和生活方式在青年人中是影响代谢综合征的重要因素,对代谢综合征的作用也是相互独立的。因此,青少年可通过减少高能量食物的摄入、增加每天的体力活动、适度饮酒等方式降低成年期发生代谢综合征的概率。

(5) 代谢综合征与主动脉粥样硬化存在相关性:AGAHLS 的近期研究发现,表面健康的 36 岁男女的代谢综合征和主动脉粥样硬化存在相关关系。

(6) 青春期快速成熟与成年期肥胖的关联:在 AGAHLS 中,对青春期的生长发育也进行了一定的研究。研究表明,青春期成熟快的青少年要比 13～17 岁成熟慢的青少年更容易发生肥胖,青春期快速成熟可能的长期结果是肥胖,因此快速成熟被认为是肥胖发展的危险指标。也有研究发现,早熟的人(early maturers)比晚熟的人(late maturers)每千克体重消耗更少的能量和蛋白质,但是在成年期比晚熟的人更胖、进行日常的体力活动更少。与早熟者相比,青春期晚熟的人更能调节能量摄入与更多的体力活动。

1.3.1.4 研究启示

越来越多的研究显示,许多成年期疾病起源于儿童、青少年中晚期,需要早期预防成年期疾病。在诸多早期的影响因素中,最容易干预、结果最有效的是对生活方式的干预。因此,应重视儿童、青少年早期良好生活习惯的养成。

由于研究初期并没有加入代谢综合征、骨质疏松和动脉粥样硬化的内容,只是后期测量了相关数据,所得出的部分结果如代谢综合征与动脉粥样硬化的关系,不能作为判断其因果关联的依据。

AGAHLS 研究人群从青少年到青壮年,大多数又只是白种人、表面健康的人群,因此样本没有普遍的代表性,得出的结论适用范围较窄,用于老年人、其他种族、高危人群时应该谨慎。

1.3.2 英国二战后出生队列研究的产出

第二次世界大战(简称二战)以后,英国进入经济快速增长和社会稳定发展时期,战后开始实行严格的食品配给制,1948年开始实施国民健康保健制度。英国健康调查和发展医学研究委员会(Medical Research Council's National Survey of Health and Development,MRCNSHD)从1946年开始进行了一项国家性的健康和发展纵向研究,探讨生命历程中生长发育因素与成人身心健康的关系,为成年期疾病的早期预防以及健康促进提供理论依据[24]。

1.3.2.1　研究背景

该出生人口队列研究将1946年3月某一周内出生于英格兰、苏格兰、威尔士的婴儿中的5 362人作为研究对象。为保证队列成员的社会阶层保持均衡,队列成员中包含了所有来自非手工业、农业家庭和1/4手工业家庭背景的婴儿。

队列成员从出生到55岁共接受了21次追踪调查,大多数调查通过接受培训的护士进行家庭访问和体格检查收集信息,少数为问卷调查;社会人口学信息通过家庭调查获得,包括家庭的社会阶层、居住条件、生活环境、双亲和队列成员的受教育程度等。出生资料来源于医院或接生人员的原始记录,并将出生体重的原始计量单位由磅换算为千克(kg)。母乳喂养的调查通过在2岁时询问其母亲,按照其喂养时间进行分类划分。2、4、6、7、11、15、36、43、53岁时分别进行身长/身高和体重的测量,同时计算BMI。在7~36岁选择分析作为预测生长和成年期(后期)体型的指标。认知和心理功能的测定也在规定的时间内安排检查,在8、11、15、26、43、53岁分别使用不同的认知测量方法,以反映生命周期中特定阶段认知功能的发育状况。队列成员在15岁时由校医进行体格检查,了解其青春期发育情况,并结合对女性成员家访时获得的信息,综合判断初潮年龄,作为预测性发育的指标。4岁时的营养状况调查采用监护人24小时回顾报告,在36、43、53岁时均进行5天的饮食记录。酒精消耗和吸烟情况调查采用自我报告的形式。队列成员在47岁开始通过每年1次的邮寄问卷调查中年健康信息;女性附加乳腺健康状况、围绝经期的信息,乳腺癌的诊断采取自我报告和国家健康信息中心的记录相结合的方式。队列成员的死亡信息完全来自国家健康信息中心的统计。整项研究的追踪调查持续到2001年2月,即队列成员将满55周岁时。抽样具有一定的代表性,可充分反映当地的人口特征,并尊重当地的风俗。

1.3.2.2　部分研究结果

英国二战后出生队列研究发现,疾病的发生或死亡与宿主的易感年龄、暴露于致病源的时间和剂量以及机体内外的环境有关。

(1)认知功能发育的影响因素:研究发现,出生体重与认知功能在儿童期和青壮年期呈显著正相关,但在中年期相关性较弱。认知能力可能与童年的体格发育和精神因素的影响有关,良好的认知功能还与受教育程度呈正相关,同时作为健康行为的预测因素与良好的成年期社会环境有关(如社会经济地位等)。

研究发现,母乳喂养有利于认知功能的发育并且独立于社会背景。母乳喂养者

53 岁时的阅读能力、非文字记忆能力和视觉观察速度都有较好的表现,可能是母乳中存在的花生四烯酸和二十二碳六烯酸(docosahexaenoic acid,DHA)有利于大脑皮质和视网膜的发育,从而促进了认知功能的发展。

认知能力和第 1 秒用力呼气量(forced expiratory volume in the first second,FEV_1)的下降速度呈正相关,提示内分泌功能和呼吸系统功能的控制可能与神经系统的调节作用平行,呼吸系统和神经系统的功能与智能发育存在潜在的关联。认知能力的下降可能是由中枢神经系统的早期损害所引起,它也可能成为影响死亡的危险因素。认知能力与男性过早死亡有关,认知能力最低组过早死亡的人数最为集中。调查发现,低认知能力和26~54 岁的死亡率与儿童期的严重疾病和教育程度、社会经济状况等有关。

适度饮酒对健康具有一定的保护作用,适度饮酒者在 43 岁时社会经济状况比较好,认知功能测试分值较高;与其他人群相比,适度饮酒者有较少的脑白质变化。但是吸烟与认知功能损伤呈正相关,导致生命后期的认知能力下降,主要是对语言记忆的影响。

(2) 中年女性的健康影响因素:出生体重与绝经前期的乳腺癌有关,乳腺癌的发病率随出生体重的增加而增加,并受到儿童期生长发育的影响,且在任何年龄段都有同样的趋势,即出生体重对乳腺癌的作用较为持久。宫内环境的雌激素和其他生物因素可能使乳腺细胞的数目增加,并促进其增殖过程。同时还发现,女性在儿童期的生长发育较快,成年期身高在年龄平均值以上以及初潮年龄较早都独立地增加了乳腺癌的患病风险。

围绝经期表现与社会经济状况、生活方式和生活压力等因素有关。吸烟能增加围绝经期的症状。研究发现,女性在 36 岁时吸烟会使围绝经期的开始时间和绝经期提前,并且这种联系是独立于社会经济状况、BMI 和产次的。在所有的年龄段,主动吸烟和被动吸烟者都有较多的激素替代治疗(hormone replacement therapy,HRT)经历,可能是由于吸烟者围绝经期症状较为严重,而 HRT 可以缓解诸多不适症状。体型较瘦的女性也较多应用 HRT,同时由于特定的社会和行为特征,年轻人群 HRT 的应用较年长者多。未生育的妇女围绝经期和绝经时间早于经产妇,可能是由于未生育妇女不存在妊娠期和产褥期停经和月经复潮延迟的现象,持续性排卵加速了卵泡的耗竭。

围绝经期主要表现为女性性激素和生殖功能的改变,这也可能与其他生物、心理和社会因素的改变有关。高认知能力和绝经年龄较晚相关联,特别是儿童期的认知能力。母乳喂养、2 岁时的体重、儿童期的社会经济环境均与绝经期年龄有关,母乳喂养者绝经期较晚,女性 2 岁时低体重有早绝经的倾向。儿童期的不良社会经济状况和受教育程度低使中年期的子宫切除发生率增加,从而使人工绝经率提高。

吸烟和女性的不孕症呈正相关,可能是烟雾中的有害物质影响卵巢功能,引起卵泡闭锁和退化。

（3）心血管疾病的影响因素：生命早期的不良暴露因素对中年时期的高血压发生、发展产生影响。低出生体重与生命后期高血压的关系主要体现在对收缩压的作用，出生体重每增加 1 kg，男性在 43 岁时的血压就会下降 3 mmHg，女性下降 1.8 mmHg。儿童期身高发育的滞后对成年期血压的影响作用亦不容忽视，而这种生长迟缓主要是由于早期的营养、感染和应激过程引起的，维生素 E 的摄入水平较低与成年期高血压的发生有联系。此外，初产和孕母年龄较小也与中年时期高血压的发生有关。

研究还发现，青春期启动时间对血压也有一定的影响。男性青春期发育较晚者 53 岁时的血压（收缩压和舒张压）也较低，青春期发育晚者比发育早者的收缩压均值低 6.4 mmHg，舒张压均值低 4.6 mmHg；女性月经初潮发生年龄较早或较晚者 53 岁时收缩压水平均较高。青春期启动的年龄与后期高血压的发展有关，同时与高 BMI 呈正相关，与身高呈负相关。

除了上述营养和生长发育因素对成年期高血压的影响，社会经济地位和生活方式也与高血压的发生有关。儿童期手工业阶层家庭者发生高血压的风险较非手工业阶层家庭者高，体格锻炼较少者高血压的患病风险增加。

苏格兰人群的膳食习惯为低脂低能量，理论上因为能够提供较低的胆固醇水平降低了心血管疾病发生的危险。然而，这种饮食方式由于缺少蔬菜和水果等所补充的必需维生素，带来其他健康问题，如苏格兰某些缺乏合理饮食结构和健康教育的地区冠心病死亡率高，心脏疾病发生风险增加。由于文化背景影响，严格的战后食品配给并没有给他们提供均衡与充分的膳食营养。在确定的人群中，早年食用抗氧化剂含量低的膳食可能危及长期的健康安全。

1.4　出生人口队列的管理

大型出生人口队列样本人数大、随访时间长，且往往以多部门合作的方式组织进行，对管理阶层提出了极高的要求。大型出生人口队列运行过程中，应制订严格的质量控制方案，从目标人群纳入、数据收集、样本收集及转运、数据库建立及维护、生物样本库建立及管理等多个方面严格要求，对参与工作的人员进行规范化培训认证。更为重要的是，大型队列建立与持续的关键是长期随访工作的严格质量控制，在大型队列建设完成后，应对队列数据进行长期动态监测与审核。

1.4.1　基线资料调查的管理

在队列设计阶段，所有负责调查体检和检测核对的人员均为专业医疗卫生人员，调查前对参与队列调查人员（现场调查人员、临床体检人员、实验室检测人员）进行专业培训，统一调查方法和诊断标准[26]。

1.4.1.1　建立质量控制系统

为保证流行病学调查资料的准确性和可靠性,需建立质量控制系统。调查质量控制系统主要包括工作记录、工作报告和监督。工作记录应真实地记录工作过程中发生的事件,包括调查对象的基线情况、资料收集员姓名、资料收集日期、资料的数量,还有转送情况等。工作报告是下级调查人员向执行管理人员汇报工作进展的文书部分,分为定期和特殊报告,反馈调查工作的执行情况、出现的问题和解决情况等。监督是管理人员有计划、有目的地安排定期检查。根据监督结果,队列管理人员可及时调整调查计划和弥补实施过程中的不足。

1.4.1.2　调查人员的培训

在调查的各个阶段均通过集体培训指导调查员,经考核合格后开始进行调查。在执行过程中出现个别调查员变动时,需要对新调查员进行培训。

1.4.1.3　资料收集的质量控制

首先是现场资料收集人员对自己收录的资料初筛校正,其次是监督员核实所有记录的完整性和准确性,及时发现错误并且予以订正。抽取 5%～10% 的调查对象选择固定项目进行筛查,错误率高于 5%[27] 的资料返回现场,重新收集。

1.4.1.4　资料的预处理

现场收集完成后进行资料汇总,然后由负责登记人员对收集的资料编码和输入汇总至计算机。使用数据库程序有利于调查对象的唯一性、资料的齐备性、合理性和逻辑性检查等。预处理过程中发现的错误和遗失可先查看原始资料如问卷等,如果不能解决,则需要反馈到现场进一步核实。

为提高队列随访质量,可采取如下举措:开展多种形式的宣传动员,提供必要的健康咨询,提高调查对象参与的积极性,选择恰当的时间进行信息的收集,尽可能获得调查对象的配合以减少失访等。

1.4.2　数据的管理

数据管理是数据处理的核心,包括对各个类别数据的收集、整理、编码、存储、加工、传输、检索、维护等环节的操作。大型出生人口队列的实施过程将伴随产生海量的数据并且种类多种多样,如问卷、随访数据以及标本、实验室检测结果等。这些数据均需要应用数据库进行科学管理,以便将来发挥重要的作用。

1.4.2.1　大型队列数据类型和特点

大型队列的数据收集横跨了个体从进入队列直至结局事件出现的整个过程,以人群为对象,主要包括以下几方面内容。

(1)基本信息:纳入队列者的身份信息,包括姓名、出生日期、性别、民族、出生地、住所、家族史等;出生队列登记信息,包括父母的身份信息、疾病史等。

（2）结局事件信息：疾病的诊断信息，包括病理诊断、影像资料、临床诊断等；死因信息；疾病转归信息等。

（3）随访信息：队列中纳入对象的失访、退出、进入等信息的更新；队列人群的暴露改变，如戒烟、戒酒；与健康相关的各种环境危险因素的变化等。

（4）生物样本信息：包括生物样本的储存类型、编码、储存位置、采集样本的数量和质量、采集后处理等；各种组学信息（蛋白质组学、基因组学等）。

现阶段的大型队列研究由于来源于大样本人群和多部门协同合作，具有大数据的"4V"特征[27]，即多样化（variety）、庞大化（volume）、快速化（velocity）以及价值化（value）。

1.4.2.2　大型队列数据管理

在一个队列建设过程中，数据的真实性、完整性和安全性，以及后续科研工作的可靠性尤为重要，因此一切与数据产生、传输、共享、存储等过程相关的执行都应该遵循严格标准的原则和规范。

（1）建立数据工作组：在队列设计策划阶段，首先需要成立数据管理工作组，成员应该包括专业科研人员、数据库管理员、统计学家、样本库管理员、数据采集人员和信息技术（information technology，IT）成员等。

（2）数据采集：数据采集过程中，应遵循以下一些原则[28]。① 合法性，即在《知情同意书》签署之后才能对数据进行收集，必须符合法律要求；② 通用性，描述数据均使用通用的术语和共同的元数据，保持格式的统一，方便数据的理解共享；③ 有效性，定期监控采集数据的质量，保证数据的长期有效；④ 可追溯性，数据应通过编码的唯一性进行追溯；⑤ 完整性，多方面收集数据，增进各数据库之间的交流和共享；⑥ 安全性，安全保存收集的数据，限定使用者的权限，禁止数据的非法获取。

在美国纽约上州儿童研究的一项有关辅助生殖技术调查数据的准确性研究[29]中，数据主要有 2 个来源，即纽约上州儿童研究母亲问卷和 SART CORS 临床辅助生殖数据。大多数母亲（93％）在分娩后的 4～6 个月内提交了自我管理的问卷。为了获得较高的回复率，研究人员向参加者提供了 30 美元的奖励以及提醒电话和电子邮件。SART CORS 数据库根据 1992 年《公法 102-493》（*Public Law* 102-493）中的"生育诊所成功率和认证法"收集国家 ART 数据，并将这些数据报告给美国疾病控制与预防中心（Centers for Disease Control and Prevention，CDC）。SART CORS 收集来自 90％以上美国 ART 诊所的数据。

来自纽约上州儿童研究的另一项报告结果显示，母亲在大约 4、8、12、18、24 个月时报告了儿童的运动发育。为了准确记录儿童发育过程的里程碑式改变，该队列为母亲提供健康日记，以日记的形式跟踪儿童的发育情况，并鼓励母亲用它填写问卷。母亲报告粗大运动的发育里程碑，包括：独立坐、支撑着站立、用双手和膝盖着地爬行、协助走路、独自站立和独自走路[30]。除此之外，母亲同样被要求说明她们的孩子取得每个里程碑的日期，研究人员通过减去记录中提供的出生日期计算出实现发育里程碑的时间。

另外，在当今这个互联网普及的时代，合理利用网络信息工具对数据进行收集，可以增加便利性，减少失访率，对长期跟踪随访的意义重大。手机使用与健康队列研究(Cohort Study of Mobile Phone Use and Health, COSMOS)应用网络运营商的客观流量数据，前瞻性地收集个人手机使用信息[31]，在随访的质量上取得可观的成效。

（3）数据库建立：数据库需要根据队列复杂的数据结构和不同类型进行设计，构造最优的数据库模式，建立数据库及其应用系统，使之能够有效地存储数据，并能满足各种应用需求。数据库设计主要分为以下几个阶段：需求分析、概念结构设计、逻辑结构设计、物理结构设计、数据库实施和运行维护等。与其他用途的数据库不同，队列研究数据库最大的特点是具有动态性，各种变量及来源均有可能更新。例如，死因获得有可能源于对医院病例的随访或者对家属的访问；对疾病的诊断依据可能来源于病理检查、CT、MRI 检查等；随着随访时间的延长，可能出现迁出及失访等情况；对于暴露的测量，每隔一段时间，有可能需要采取重复的问卷或者重复的检测。

（4）数据质量管理：在队列执行过程中需建立严格的数据质量管理规范，以确保大型队列数据的真实性和可靠性。任何数据的获取都不可能完全满足研究的需要，数据的错误、缺失等情况不可避免，因此需要在整理使用数据之前进行严格系统的数据管理，包括以下几个重要步骤[27]：① 命名数据，即把库中每个变量的变量值赋予实际意义；② 寻找错误，找出明显错误或不合逻辑的数据；③ 缺失数据处理，缺失值极有可能造成分析结果产生偏倚，但不可随意填补数据，可以有依据地剔除部分数据或通过其他途径解决；④ 更正数据，出现上述错误或缺失值，推荐根据原始数据(问卷或重新询问调查对象)进行更正，若无法获得原始资料，可根据实际需要，制定相应的规则进行处理。

（5）其他原则：为了确保数据的一致性和准确性，应对信息系统的数据进行维护，进行月度和年度的数据审核，找出冲突和不完整的数据，而后对数据重新核对，进行补充和修改，以使数据得到订正；数据的访问应设置相应的访问权限；建立硬件和软件的防火墙，以确保重要敏感信息在网络中得到维护；数据的删除，应有相应的删除记录；数据的备份，应有相应的备份计划等。

1.4.3　样本的管理

生物样本库可供将来检测未知的生物标志物和疾病中间表型，挖掘队列研究潜在的价值。ALSPAC 自研究开始以来，收集了许多生物样本，有超过 250 种不同的样本类型，按类别不同分为：参与者组(如原始队列、母亲、父亲等)样本、主要样本类型(如血浆或尿液)样本、加入添加剂[如乙二胺四乙酸(EDTA)或肝素等离子体]样本、不同时间点(如产前、7 岁、17 岁)样本等。集中化处理生物样本库可协同结果的一致性，自动化、工业规模的样本处理和储存系统在大型队列研究中必不可少,在操作上严格遵循样本库最佳操作指南可增加库存生物样本质量,降低项目风险。

1.4.3.1　样本库工作人员和培训

大型出生人口队列生物样本库应该考虑到长期性,需要建立一套有效的运营机制,确保有合格且完备的工作人员队伍,保证样本库运行稳定。主管人员应该为样本库建立一个具体的配置架构,制定样本采集、处理、使用及销毁的相关规定,严格执行并定期检查,为样本库工作人员进行工作分配,明确权利和责任,确保所有人员在样本库管理系统里都有正确权限分配并有相应的日志记录。技术人员应具备相应的学科背景和一定的工作经验,通过统一培训,确保其遵守样本库的标准操作规程(standard operating procedures,SOP)并完成职责。技术人员必须严格执行相应规章制度和SOP,每个技术人员的职责都应与相应规定一致。样本库工作人员需要进行相关技术培训,确保具备完成相关工作的能力。

1.4.3.2　样本库质量管理

队列研究的样本和数据数量巨大,而现场条件复杂、随访时间较长等特性使得队列研究的质量管理显得尤为重要。质量管理体系,包括质量保证(quality assurance,QA)和质量控制(quality control,QC),应贯穿于整个样本库的运行中。质量管理体系能够保证样本库为终端提供高质量的服务,也是样本后续应用的重要依据,其实施和维护对于样本库的长期可持续发展至关重要。样本库应建立准确描述任务的SOP,并对样本操作过程进行详细具体的追踪,建立计划、实施、建档、评估及改进方法等,以确保样本类型和质量达标。质量管理体系的良好执行应该通过每年定期审核来保证,需要定期维护数据库并审核数据,及时找出不完整的数据并补充修改,对数据的变更应建立变更记录以便后期审核。需定期检查样本库存,如随机抽样调查,验证库存和身份证件(identity document,ID)是否匹配,检测样本质量是否与预期一致。

1.4.3.3　样本的访问、使用和销毁

在队列生物样本的管理中,对于样本的访问、使用和销毁等情况的处理,需要明确共享样本和数据的流程及对申请样本和数据优先条件等的规定。样本访问应该遵守现有的法律和规章制度。如果研究人员要访问和使用样本或数据,不仅需要获得伦理委员会的审查和批准,还应该提供样本库相关批准文件,以确保研究对象的个人信息得到保护。样本的使用申请应由科学委员会进行复查,以确保样本得到妥善使用。审核需要考虑研究项目的科学价值和潜在影响,该研究能否合理使用样本,特定类型的样本是否可用,资金是否充足,是否符合公共健康利益,以及研究风险、科研队伍和研究环境的法律与伦理方面的认定和资格。对于稀有样本,具有丰富信息的样本和需要额外处理、预分析的样本的使用申请审核要更谨慎。样本源信息需要进行匿名化处理,如果有数据传输,也应该对路径进行加密,确保研究对象的信息安全。在样本使用时,需要明确

知情同意范围、知识产权转让、数据共享协议和伦理标准等。

在 ALSPAC 中要使用现有的生物样本或在 DNA 上进行特定的基因分型,需要提供研究的《在线研究计划表》(https://proposals.epi.bristol.ac.uk/),并且必须确保完成生物样本和基因分型的具体部分,包括所需样本类型的详细信息、所需数量以及需要的 DNA 最低浓度。请求访问、使用样本的数量是合理的,不会严重耗尽资源。所提出的申请由现有的伦理委员会批准(大多数情况下是由 ALSPAC 组织样本库批准),并且在特定样本获得同意的范围内,大多数样本类型的最终等分试样将被保留用于未来的全球发现项目。此外,为了特殊目的还专门收集了白细胞,用于生产 DNA、RNA 或细胞系。RNA 和细胞系将在 ALSPAC 内部生产并由 ALSPAC 团队管理。如果对使用 DNA 的合理要求被批准,ALSPAC 将提供适当的等分试样。

1.4.3.4　样本库安全和应急机制

安全保证是样本库可以建设和平稳运营的基础。为生物样本库建立完善的安全管理系统需要评估设备环境带来的风险,采取相应措施,对危险源做出提醒标识;培训项目工作人员提高安全意识,遵守《标准操作手册》和《安全手册》的规定,做好安全防护;定期进行设备设施检查维护,特别是危险物品防护和检查;突发事件的处理需要建立应急机制。以下安全措施可以作为样本库的安全考虑点[28]。

(1)储存安全:异地备份储存方案可以考虑在分装样本时尽量将不同样本备份分装在不同的容器中,以方便实现异地备份。

(2)设备能源:定期测试发电机是否处于良好的功能状态中,必要时需要考虑应用备用发电机。应设立应急事件预案,并确保有不少于 10% 的备份储存容器,以便在紧急情况下进行样本转移安放。

(3)应急系统:为应对一些紧急情况,联络人的信息必须张贴在样本库醒目的地方,要求设立紧急联络人、后备联络人。对于自动报警系统,也要有明确的报警接收人值班列表。安全监测报警系统需要进行定期安全检测,以确保报警系统处于正常状态。

(4)数据服务器安全:需要为服务器设定备份机制。同时,有条件的研究团队,可租用大型的云服务平台,保障服务器安全。同时,也可建立自己的安全员,监测研究团队的数据服务安全。

(5)其他:在使用干冰和液氮情况下,个人的防护手套、防护眼镜、氧气浓度报警等都是安全考虑范围。

1.4.4　资源共享的管理

大型出生人口队列建设消耗巨大的人力和物力,需要多中心协同完成。通过建立规范的管理体制,激发各参与单位的积极性,使队列运作具有持久旺盛的生命力,是队列管理工作中的重中之重。利用大型队列开展科学研究,应针对数据共享、调用、知识产权等问题制定严格统一的标准,统筹兼顾各个参与单位的利益,协调解决研究中的各项具体问题[32]。

1.4.4.1 完善资源开放共享管理体系

建立由国家和省、自治区、直辖市科技行政管理部门牵头、各有关部门共同参与的沟通协调机制,统筹做好国家和地方层面的科技资源开放共享工作。科技部或地方科技行政管理部门牵头负责实施,研究制定科技资源开放共享标准,并将科技资源开放共享情况作为国家和地方科技计划项目立项、考核的依据。其他各有关部门按照各自职责做好科技资源开放共享的相关工作。

1.4.4.2 搭建资源开放共享网络管理平台

在整合国家和地方现有各类科技资源开放共享服务平台的基础上,按照国家统一标准和规范,明确服务方式、内容和流程,搭建对接全国、覆盖地方、多级联动的科技资源开放共享服务网络管理平台,并逐步建立各类专业协作网络体系,将所有符合条件的科技资源纳入平台管理。在信息安全的前提下,科技资源开放共享网络管理平台收集整理科技资源信息并向社会发布,同时提供网络在线查询、检索、服务推介、技术培训等各类服务。科技部和地方科技行政管理部门按年度组织编制科技资源开放共享目录,向全社会公开发布。

1.4.4.3 建立促进资源开放共享的激励引导机制

由中央和地方财政资金投资形成且非涉密或国家无特殊规定的出生人口队列等科技资源,必须进入共享目录,向社会提供开放共享服务,并定期公开完整的服务记录。鼓励利用自有资金形成的出生人口队列等科技资源向社会开放使用。鼓励采取所有权与经营权相分离的方式,由资源拥有者委托具有独立法人资格和市场运营能力的专业服务机构开展科技资源的市场化运营。向中小微科技企业等科技资源使用者发放科技创新券,主要用于向高等院校、科研院所、服务机构或其他企业购买科技创新服务或科技资源使用权。

1.4.4.4 加强相关知识产权保护

出生人口队列研究等科技资源使用者独立开展科学实验形成的知识产权由其自主拥有,所完成的著作、论文等发表时应明确标注利用科技资源情况。科技资源拥有者应当加强网络防护和网络环境下的数据安全管理,保护科技资源使用者的身份信息以及在使用过程中形成的知识产权、科学数据和技术秘密不被非法使用。

1.4.4.5 完善资源开放共享政策支持体系

国家和地方财政安排专项资金用于出生人口队列等科技资源开放共享服务。科技部和地方科技行政管理部门会同有关部门建立包括出生人口队列在内的科技资源开放共享绩效评价制度,制定评价标准和办法,引入第三方专业评估机构,定期对科技资源开放共享程度、服务质量、服务收费和开放共享效果等进行评价考核,并将结果向社会公布,作为补贴奖励的重要依据。科技资源拥有者所获得的财政奖励补助资金,可用于科技资源开放共享工作人员的绩效支出。

1.4.4.6 加大资源开放共享工作宣传推广力度

通过多种渠道和方式,大力宣传出生人口队列研究科技资源开放共享的社会价值和必要性,培育科技资源共享的良好社会环境,倡导开放共享精神。鼓励科技资源拥有者积极探索多种途径的科技资源开放共享活动,推广开放共享的成功经验。广泛动员社会各方面力量,宣传出生人口队列研究资源开放共享共用理念,推动全社会共同参与出生人口队列研究资源开放共享工作。

自 2016 年起,我国陆续资助开展辅助生殖人口出生人口队列、一般人口出生人口队列、一般人群队列以及病种队列研究,资助强度大,提出了数据、样本和资源共享的要求,详细的实施细则还需要制订。

1.5　小结与展望

本章阐述了出生人口队列建立的原理、暴露与结局测量、出生人口队列产出和出生人口队列管理四个方面内容。出生人口队列为某一个特定年份乃至更长时间的出生组或者母婴组,也可以从妊娠前随访开始,通常是前瞻性研究,但只要暴露明确,可以是回顾性或者是双向性的。出生人口队列研究属于观察法,队列中的暴露因素在研究者介入之前就已经客观存在,不由意志决定。不设单一的暴露和专一的对照组是出生人口队列与传统队列的重要区别之一,也是现代大型队列研究的基本设计特征,即为提高研究效率,出生人口队列关注生命历程中的多种暴露;同时,一种结局又可以是下一个结局的暴露等。为节约资源,出生人口队列也是巢式病例-对照研究的基础。由于暴露因素发生在前,结局在后,因果关系发生的时间顺序是合理的,其检验假说能力较强。

出生人口队列已有大量的产出。基于出生人口队列研究,David Barker 形成成人疾病的胎儿起源(FOAD)假说,并推动形成成年期健康与疾病的发育起源(DOHaD)学说。生命千天重要性以及生命历程阶段健康促进的阐述,都得益于出生人口队列研究。这些都拓展了人们对慢性病病因和防控策略的认知。

我国开展出生人口队列研究是近 10 年的事,出台出生人口队列基本标准迫在眉睫。在出生人口队列运行过程中,应制订严格的质量控制方案,在目标人群纳入、数据收集、生物样本的采集及转运、数据库的建立及维护、生物样本库的建立及管理等多个方面提出严格要求,对参与工作的人员进行规范化培训认证。出生人口队列建立与持续的关键是长期随访工作的严格质量控制,在大型队列建设完成后,应对队列数据进行长期动态监测与审核。出生人口队列建成后,倡导开放共享,形成更多、更有质量的产出和应用转化成果,发挥出生人口队列研究在促进生殖健康、提高出生人口质量、普及健康生活等公共卫生领域中的基础性与平台性作用,推动精准预防和精准治疗在促进人口健康中的重要作用。

我国学者近10年来在不同地区量力而行地开展了多个样本较大的前瞻性出生人口队列研究,形成了一批研究成果。在出生缺陷的发生率和类型分布特征研究,环境内分泌干扰物(environmental endocrine disruptors,EED)与宫内生长受限及儿童发育障碍,重金属暴露、心理社会应激和情绪障碍、营养、行为与生活方式、孕期内分泌代谢等因素对生殖生育和儿童生长发育影响研究方面都有涉及,研究成果逐年增加。可以预见,不同团队出生人口队列研究的特色将更加鲜明,协作和合作将更加紧密。与此同时,国家级项目资助越来越多,特别是2016年起中国科技部组织实施了3批生殖健康与出生缺陷防控重大科技专项,多数项目明确规定或隐含着需要健康出生人口队列(含辅助生殖队列),这是中国政府有组织、目标导向明确的科技计划项目,必将推动中国学者在出生人口队列研究的大协作。同样可以预见,一批代表国家级水平、创新明显的研究性成果将在今后的5年或10年中涌现。

随着中国大型或多中心联合出生人口队列的建立,精准预防和精准治疗的理论将得到实践。出生人口队列可为暴露组学、基因组学、代谢组学的研究提供切实的研究平台,推动环境-环境、基因-基因、环境-基因与不孕不育、自然流产、宫内生长受限、早产与低出生体重、重大出生缺陷、儿童过敏、肥胖及神经发育障碍、代谢性疾病等的病因关联及发病机制的揭示;生殖健康、出生缺陷与儿童健康问题影响因素的揭示及其病因机制的阐明,定能促进研究成果的转化,为开展生殖健康促进、出生缺陷防控和儿童发展示范研究提供科学依据,这些反过来又推动精准预防、精准治疗理论得到新的发展。

参考文献

[1] Samet J M, Muñoz A. Evolution of the cohort study[J]. Epidemiol Rev, 1998, 20(1): 1-14.

[2] Wells J C. Historical cohort studies and the early origins of disease hypothesis: making sense of the evidence[J]. P Nutr Soc, 2009, 68(2): 179-188.

[3] 李立明. 流行病学[M]. 5版. 北京:人民卫生出版社,2008:56-59.

[4] Klebanoff M A. The Collaborative Perinatal Project: a 50-year retrospective[J]. Paediatr Perinat Epidemiol, 2009, 23(1): 2-8.

[5] Eckhardt C L, Gernand A D, Roth D E, et al. Maternal vitamin D status and infant anthropometry in a US multi-centre cohort study[J]. Ann Hum Biol, 2015, 42(3): 215-222.

[6] Veenendaal M V, Painter R C, de Rooij S R, et al. Transgenerational effects of prenatal exposure to the 1944-1945 Dutch famine[J]. BJOG, 2013, 120(5): 548-553.

[7] 葛星. 孕前超重/肥胖和孕期过度增重对6月龄婴儿发育行为影响的出生队列研究[D]. 合肥:安徽医科大学, 2016.

[8] Gao H, Zhu Y D, Xu Y Y, et al. Season-dependent concentrations of urinary phthalate

metabolites among Chinese pregnant women: Repeated measures analysis[J]. Environ Int, 2017, 104: 110-117.

[9] Xia X, Liang C, Sheng J, et al. Association between serum arsenic levels and gestational diabetes mellitus: A population-based birth cohort study[J]. Environ Pollut, 2018, 235: 850-856.

[10] Kuh D, Pierce M, Adams J, et al. Cohort profile: updating the cohort profile for the MRC National Survey of Health and Development: a new clinic-based data collection for ageing research [J]. Int J Epidemiol, 2011, 40(1): e1-e9.

[11] Syddall H E, Aihie Sayer A, Dennison E M, et al. Cohort profile: the Hertfordshire cohort study [J]. Int J Epidemiol, 2005, 34(6): 1234-1242.

[12] Osmond C, Barker D J, Winter P D, et al. Early growth and death from cardiovascular disease in women[J]. BMJ, 1993, 307(6918): 1519-1524.

[13] Barker D J. The origins of the developmental origins theory[J]. J Intern Med, 2007, 261(5): 412-417.

[14] Buck Louis G M, Hediger M L, Bell E M, et al. Methodology for establishing a population-based birth cohort focusing on couple fertility and children's development, the Upstate KIDS Study[J]. Paediatr Perinat Epidemiol, 2014, 28(3): 191-202.

[15] Yeung E H, Sundaram R, Bell E M, et al. Examining infertility treatment and early childhood development in the Upstate KIDS Study[J]. JAMA Pediatri, 2016, 170(3): 251-258.

[16] Tao F B, Hao J H, Huang K, et al. Cohort profile: the China-Anhui Birth Cohort Study[J]. Int J Epidemiol, 2013, 42(3): 709-721.

[17] Zhu B, Ge X, Huang K, et al. Folic acid supplement intake in early pregnancy increases risk of gestational diabetes mellitus: evidence from a prospective cohort study[J]. Diabetes Care, 2016, 39(3): e36-e37.

[18] Zhu P, Tao F, Hao J, et al. Prenatal life events stress: implications for preterm birth and infant birthweight[J]. Am J Obstet Gynecol, 2010, 203(1): 34. e1-e8.

[19] Trasande L, Cronk C, Durkin M, et al. Environment and obesity in the National Children's Study [J]. Environ Health Persp, 2009, 117(2): 159-166.

[20] Wigle D T, Arbuckle T E, Walker M, et al. Environmental hazards: evidence for effects on child health[J]. J Toxicol Env Health B, 2007, 10(1-2): 3-39.

[21] Gillman M W, Barker D, Bier D, et al. Meeting report on the 3rd International Congress on Developmental Origins of Health and Disease (DOHaD) [J]. Pediatr Res, 2007, 61(5 Pt 1): 625-629.

[22] Prendergast A J, Humphrey J H. The stunting syndrome in developing countries[J]. Paediatr Int Child Health, 2014, 34(4): 250-265.

[23] Boyd A, Golding J, Macleod J, et al. Cohort Profile: The 'Children of the 90s' — the index offspring of the Avon Longitudinal Study of Parents and Children[J]. Int J Epidemiol, 2013, 42 (1): 111-127.

[24] 赵媛媛,陶芳标. 荷兰阿姆斯特丹生长与健康队列研究[J]. 中国学校卫生,2007, 28(1): 91-93.

[25] 龙翔,陶芳标. 生长发育因素与成人身心健康:英国二战后出生队列研究[J]. 中国学校卫生, 2006, 27(10): 918-920.

[26] Golding J. The overall placing and management structure of a longitudinal birth cohort[J]. Paediatr Perinat Epidemiol, 2009, 23(Suppl 1): 23-30.

[27] 葛爱华,魏永越,李瑛,等. 大型流行病学调查资料的数据管理和质量控制[J]. 南京医科大学学报

（自然科学版），2011,31(4)：544-548.

[28] 金力. 人群健康大型队列建设的思考与实践[M]. 北京：人民卫生出版社，2015.

[29] Stern J E，Gopal D，Liberman R F，et al. Validation of birth outcomes from the Society for Assisted Reproductive Technology Clinic Outcome Reporting System (SART CORS)：population-based analysis from the Massachusetts Outcome Study of Assisted Reproductive Technology (MOSART)[J]. Fertil Steril，2016,106(3)：717-722.

[30] Ghassabian A，Sundaram R，Wylie A，et al. Maternal medical conditions during pregnancy and gross motor development up to age 24 months in the Upstate KIDS study[J]. Dev Med Child Neurol，2016，58(7)：728-734.

[31] Toledano M B，Smith R B，Brook J P，et al. How to establish and follow up a large prospective cohort study in the 21st century-lessons from UK COSMOS[J]. PLoS One，2015，10(7)：e0131521.

[32] 周光迪，吴美琴，赵丽，等. 中国和加拿大大合作出生队列研究数据统一及共享方法[J]. 中国医药生物技术，2015,10(6)：494-497.

2 出生人口队列与精准预防

基于大样本的前瞻性队列研究是推动精准医学研究发展的重要研究平台。在生命早期阶段开展精准预防研究必将为生命全程健康提供更为有效的个体化预防方法，促进全人群健康。出生人口队列可以通过大人群样本、生命各阶段多时点的重复测量，将上述信息资源化，贯通宏观和微观表型之间的关系，最终实现对疾病发生的精准预防。

因为出生人口队列研究是对特定年份出生的人口甚至与出生人口相关的父母从妊娠前、妊娠期开始进行长期观察随访，在健康结局发生前持续进行潜在环境暴露信息和生物学样本收集，所以它可用于揭示健康和疾病的分布、发生、发展过程中的内在规律，并从因果关系角度确证暴露与结局的关联，成为病因学研究的最重要手段之一。出生人口队列研究的前瞻性设计及全景式信息收集可以更好地揭示疾病分布、发生、发展过程中的内在规律，有助于从环境、行为、遗传等多角度探讨慢性病的发病机制，从而找到一些慢性病的病因，进而更好地预防和控制这类疾病[1]。

2.1 出生人口队列在传统疾病预防中的价值

2.1.1 出生人口队列的基本特征

出生人口队列研究是队列研究的一种，有以下几个特点：① 隶属观察性研究，出生人口队列研究中的研究对象在研究开始之前已经遭受暴露，不受研究设计的影响，这也是队列研究区别于实验研究的一个重要特点；② 有潜在暴露假设，出生人口队列研究会在研究设计阶段，根据研究设计设置一些潜在暴露，并对这些暴露信息进行前瞻性的收集，即在未发生疾病前就进行暴露信息收集；③ 信息收集是由"因"到"果"，可验证因果关系，在出生人口队列研究中，研究对象的暴露情况在出生之前就已经确立，之后才出现结局变量并被测量，因此可以判断因果关系，而且，可根据已有的数据，估计总体人群遭受这种暴露后发生该结局的人数，这些与实验研究是一致的。因为出生人口队列研究具有这些特点，所以它通常被用于探究疾病发生、发展过程中遗传和环境因素所能发挥的影响大小。

出生人口队列研究在描述健康和疾病规律时也发挥着重要作用,可弥补横断面研究的缺陷。如在描述 6～17 岁儿童身高的变化规律时,目前多采用横断面研究方法,即在同一时点对某地区 6～17 岁儿童进行身高测量,再依据各年龄组的平均身高绘制出 6～17 岁儿童的身高变化曲线。但该方法存在一个重大缺陷,即各年龄组的样本完全不相同,其实际代表意义是在不同年代出生的儿童在某一时点上的身高差异,而不是身高的年龄变化规律。但如果应用出生人口队列研究方法,则这一方法学的缺陷就会迎刃而解。因为出生人口队列研究是对同一出生年代的儿童进行长期的身高测量,可依据该队列儿童处于不同年龄时的身高进行年龄-身高曲线的绘制,从而真实地反映身高随年龄的变化规律。

2.1.2　出生人口队列研究的优势

出生人口队列研究可以全景式地了解妊娠结局。从孕妇被招募至妊娠结束的这段时间内,对队列中的孕妇进行问卷调查、相关指标检测和结局变量的随访调查,全面收集孕妇在不同妊娠期的各种信息,通常包括孕妇的年龄、身高、妊娠前体重、妊娠期增重、职业、饮食与睡眠习惯、行为方式、妊娠前及妊娠期的各种暴露状况、孕产史和疾病史、分娩方式和分娩结局资料等。全面并准确地收集妊娠结局信息,包括妊娠周数、出生体重、身长、头围、腹围和分娩方式等。在孕妇的整个妊娠期以及胎儿出生后至成年期其至老年期的整个阶段都较为全面系统地收集需要的资料,为研究人员提供了全面而准确的妊娠期和儿童期的各种暴露因素以及暴露之后的各种结局资料[2]。例如,挪威亲子队列研究(Norwegian Mother and Child Cohort Study, MoBa)是一项正在进行的长期前瞻性研究。该项研究开始于 1999 年,由挪威公共卫生研究院(Norwegian Institute of Public Health, NIPH)负责实施,到 2009 年 7 月为止,约有 114 000 名儿童、95 000 名母亲和 75 000 名父亲纳入队列。挪威亲子队列的主要研究目的是探究复杂疾病的病因。该研究收集了孕妇在妊娠期的生活方式、饮食习惯,妊娠前体重和身高、妊娠期增重,妊娠合并症、妊娠期暴露等信息,另外收集了胎儿的出生结局信息,如低出生体重、早产、宫内生长迟缓、死胎死产和先天畸形等。并且,该出生人口队列也关注到父亲的遗传和环境暴露因素对胎儿期以及儿童期生长发育的影响[3]。

出生人口队列研究可以探讨多种暴露因素与妊娠结局的关系。出生人口队列研究可从多角度进行暴露因素的前瞻性收集,如孕前父亲及母亲的职业与环境暴露,妊娠期母亲的饮食习惯、行为方式、生理乃至心里健康状况等,这些种类众多的暴露因素都可能与胎儿的不良出生结局(早产、低出生体重、小于胎龄儿、死胎死产、先天畸形等)存在关联。中国安徽出生队列(China-Anhui Birth Cohort, C-ABC)是中国最早的大型出生人口队列[4],在安徽省 6 个地级市建立起由 16 766 名孕妇组成的观察队列,该队列要求在妊娠期随访 3 次,收集的生物样本包括孕妇外周血、尿液、脐带血、胎盘,并对子代随访至 3 岁。该队列发现不良出生结局和发育障碍的多种环境可控性因素,包括妊娠前肥胖、心理应激、亚临床甲状腺功能低下、维生素 D 缺乏、血镉和铅暴露及锌缺乏等。在此基础上开展了常见重大出生缺陷主要致畸因素的筛选和识别,阐明了多种主要环境有害暴露物在胚胎发育损伤中的病因学机制[5-9]。

出生人口队列研究的建立阐明了生命早期的多种暴露对终身健康的影响具有因果关系。大量的研究表明,胎儿期和儿童期的不良暴露对成年期的健康(生理和心理)有着长久的作用。生命早期不良环境暴露与不良出生结局(早产、低出生体重、小于胎龄儿、先天畸形等)、成年期心血管疾病与代谢性疾病、精神障碍、智力低下、哮喘、老年期骨质疏松以及特定类型癌症风险密切相关。一般来说,横断面研究很难通过现有的医疗数据或者调查对象回答,不能全面准确地评估出生命早期的暴露状况以及母亲的生理和心理健康情况,而出生人口队列研究不但能够全面准确地记录妊娠期的各种暴露因素及出生结局,还能够通过长时间的随访,收集研究对象在分娩之后的暴露因素及健康状况。赫尔辛基出生队列研究(Helsinki Birth Cohort Study,HBCS)是在 1995 年由健康与疾病的发育起源(developmental origins of health and disease,DOHaD)学说创始人 David Barker 与芬兰国家健康与福利研究所合作建立的一项对 1924—1944 年期间出生于芬兰赫尔辛基的 20 431 名研究对象进行的纵向随访研究。它是世界范围内极少数拥有来自出生前至成年期贯穿整个生命过程的、基于大样本和长时间随访的出生人口队列研究之一。赫尔辛基出生队列研究通过长时间的随访研究,取得了一系列生命早期环境暴露与成年期慢性病相关性的研究成果,为揭示成年期慢性病的起因和开展早期预防提供了科学依据[10-13]。例如,该研究发现,低出生体重儿在儿童期一般会出现体重快速增加的现象,并超过正常出生体重的儿童,这种体重快速增加的模式与成年期心血管病以及 2 型糖尿病的发生相关[14,15]。

2.1.3　出生人口队列在认识疾病中的价值

2.1.3.1　优生优育研究

通过出生人口队列研究可更全面地了解妊娠期乃至妊娠前的暴露和妊娠结局的关系,并确定两者间的因果关系,为优生优育政策的制定提供了数据支撑(见图 2-1)。基于出生人口队列的出生缺陷报告系统,相对于以医院产科为基础的出生缺陷报告系统会得出差异巨大的出生缺陷发生率。中国安徽出生队列提出以前瞻性孕妇队列为基础的出生缺陷监测方法[4],报告获得的出生缺陷发生率(总和、结构性和功能性出生缺陷发生率分别为 66.05‰、45.67‰ 和 22.50‰)显著高于基于医院系统报告的出生缺陷发生率。基于出生人口队列的研究发现,儿童期患有心理问题者成年期(50 岁时)的收入减少了 28%[16]。儿童期诊断为轻度精神发育迟滞的孩子,成年后的生理和心理健康状况也很受影响,这种损伤是持久性的,如成年期精神障碍的发病率升高。那些在成年期患有精神障碍的人一般在儿童期有精神疾病和社会适应功能失常的病史。这些研究提示,儿童期发生心理障碍比发生生理障碍对成年期的作用更加巨大,这不但影响成年期的职业和收入状况,还影响不同年龄段乃至相同年龄段之间的社会地位改变[17]。上述健康问题的发育起源研究成果均是在出生人口队列研究平台获得。

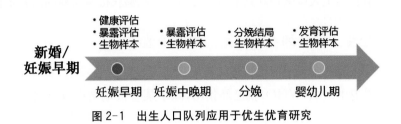

图 2-1　出生人口队列应用于优生优育研究

2.1.3.2　推动并验证健康与疾病的发育起源学说

DOHaD 学说最初源于 David Barker 教授提出的成人疾病的胎儿起源假说。1986年,Barker 教授和他的团队在《柳叶刀》(*The Lancet*)杂志上发表了一篇该领域的文章[18],并在随后的几年里陆续发表了数篇相关文章[19],从而建立了胎儿起源假说。该假说的提出引起了全世界的广泛关注,逐渐被更为成熟的"健康与疾病的发育起源"(DOHaD)学说代替。DOHaD 学说认为人类在生命的起始阶段(包括胎儿期和儿童期)经历的不良暴露(早产、低出生体重、小于胎龄儿、先天畸形、肥胖、学习障碍、行为问题、营养不良、营养过剩、子宫胎盘功能不良等),将会影响成年期 2 型糖尿病、心(脑)血管疾病、哮喘、肿瘤、骨质疏松、精神障碍等慢性病的发生发展[20-22]。DOHaD 学说不是一成不变的,其研究日新月异,相关学说的提出使 DOHaD 学说更加完善。节约表型假说(thrifty phenotype hypothesis),即在母亲子宫内生长发育的胎儿,如果遇到不利因素(如营养不良),将改变其发育模式(如降低发育速度)。发育可塑性(development plasticity),即胎儿在母亲子宫内的生长发育过程中,为了更好地适应宫内不同的环境,同一基因型可以产生不同的表型。预知适应反应(predictive adaptive responses)胎儿在宫内的发育过程中,会根据当前环境状态的好坏,预测其出生后生长环境的好坏,并通过改变其生长发育轨迹适应其预测的环境。这些相关理论的完善源于还在继续的出生人口队列研究,又成就了出生人口队列研究。

2.1.3.3　为生命全程理论发展提供平台

生命全程理论(life course theory)形成于 20 世纪 60 年代。当时,人们通过历史、社会和文化的多维视角看待生命状况,从而形成了一种新理论。这种新理论关注的时间跨度从出生到中年,直至老年[23]。这种理论来源于对移民人群的研究,该研究侧重于关注同一人群在不同环境中生活方式的改变对其今后人生的影响,即剧烈的社会变迁对个体的长远影响,该研究需要连续记录这些个体的生活经历。生命全程理论的创始人 Glen Elder 提出个体在一生(生命全程)中会不断扮演不同的社会角色和事件(如儿子角色和父亲角色),如果这些角色和事件出现的顺序发生变化,对个体的影响也是不同的。并且,这些角色和事件受不同文化和社会变迁的影响。生命全程理论也关注到儿童期的生活经历对成年期生活的影响,如职业、同伴关系及疾病发生状况。由此可见,生命全程理论的研究只有在出生人口队列观察平台的支撑下才能够获得所需要的研究素材。

2.1.4　出生人口队列在疾病预防中的价值

出生人口队列研究被提出来,起初就是用来研究慢性病的发生、发展及病因。早在 20 世纪初,世界卫生组织(WHO)就已经指出,除了某些极端贫困和战乱的发展中国家外,慢性病已经成为大多数国家的主要疾病负担[24]。而且,慢性病的病程十分长,某些治疗药物如降压药、胰岛素都要终身服用,这使得患者个人或家庭都要背负巨大的经济负担,同时慢性病又极大地削弱了患者的劳动能力,大大增加了社会负担。然而,医学虽然在不断发展,但对于高血压、糖尿病等慢性病的发病机制和致病原因等问题仍不能给出精确的解释。而以出生人口队列研究为平台提出的 DOHaD 学说为解释和研究成年期慢性病的发育起源提供了重大机遇。

在 DOHaD 学说出现之前,人们通常认为慢性病源于不良的生活方式和遗传的双重影响,所以人们假设从青年期和中年期开始注意生活方式,那么之后发生慢性病的概率应该会大大降低,然而事实并非如此。DOHaD 学说的提出为这一现象提供了合理的解释,使慢性病的预防关口需要前移至生命早期——胎儿期甚至围孕期。英格兰赫特福德郡出生队列研究(Hertfordshire Cohort Study)[25,26]和芬兰赫尔辛基出生队列研究[27]就是最典型的出生人口队列研究代表。这些出生人口队列研究基于健康与疾病的发育起源和生命全程的新视角,阐明母源性因素和生命早期暴露对成年期慢性病的影响。研究成果主要分为两方面:① 孕母的生理-心理因素及胎盘特征对子代成年期患慢性病具有一定的预测作用;② 胎儿期和儿童期生长发育模式与不良应激是影响成年期心(脑)血管疾病、代谢性疾病、精神障碍和肥胖的主要危险因素之一。这些出生人口队列研究结果都使慢性病的预防与控制发生了根本性的改变。

这些研究的丰硕成果提示临床医生和妇幼保健人员,重视胎儿宫内环境和出生后发育早期环境不应局限于与婴幼儿期健康的关系,而应从与终身健康的关系这一更高的高度加以关注。生命早期暴露因素的研究对成年期慢性病的预防发挥了零级预防的作用,也对卫生部门制订慢性病预防措施给予了深刻的启示:慢性病的预防从生命早期开始,回报率更大,预防效果更好。如果能提供良好的胎儿期和出生后儿童早期发育环境,就可以有效控制若干年后成年期慢性病的发生。

2.1.5 出生人口队列在母婴保健中的巨大潜在价值

基于出生人口队列研究成果的理论包括生命全程理论和健康与疾病的发育起源学说,这两种理论都提示应把妊娠期乃至妊娠前期保健作为健康促进的起始端,这赋予了母婴保健在疾病预防中的重大价值[28]。

(1)将妊娠前保健拓展至母婴健康问题的风险评估。在提供妊娠前保健时,也应该为准备妊娠的育龄妇女提供远期母婴健康的风险评估。基于出生人口队列的研究成果,筛查和评估与胎儿发育、妊娠结局以及婴幼儿健康有关的妊娠前母亲生理-心理健康、环境暴露和遗传易感性等指标。这些指标可用于辅助诊断出生缺陷和评估可能存在的健康问题。

(2)关注儿童母源性疾病。母源性疾病(maternal disease)是指来源于母亲的不良暴露(机体与环境),如既往史、不良饮食习惯和生活方式、妊娠前或妊娠期的不良环境暴露、妊娠糖尿病和妊娠高血压等引起的胎儿期和儿童期发育障碍的一类疾病(见图2-2)。将儿童期的健康与疾病预防工作在妊娠期开展,可视为一级预防关口前移。采取这种预防策略需要出生人口队列研究成果的支撑,并且这种预防策略效果的验证也需要基于出生人口队列研究设计。既往的经典研究已经证明,许多妊娠前和妊娠期的保健措施对于预防出生缺陷、低出生体重儿、早产和小于胎龄儿是有用的。例如,叶酸的补充预防神经管畸形,妊娠前 HIV/AID 的筛查和管理阻断母婴传播等,这些保健措施均显示了对减少母源性疾病的显著效果。

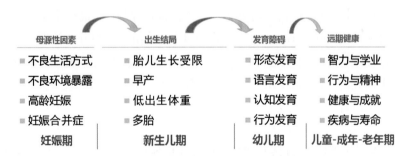

图 2-2 母源性因素对子代健康的深远影响

(3)重视研究保健服务规程和孕产妇适宜技术。Ethel Margaret Burnside 于 1911年作为培训官,为英国赫特福德郡培训帮助分娩的护士、助产士和卫生随访员,使她们有能力帮助孕妇分娩及照顾新生儿,并告知母亲如何照顾新出生的婴儿。培训的保健规程还包括记录婴儿从出生到 1 岁时的体重和疾病名称,并记录所有参与保健工作护士的活动。这项保健规程一直持续到 1948 年英国建立国家医疗服务系统之时。Burnside 及其团队为妇幼保健事业做出了极大的贡献,她所提出的保健规程为日后更全面地开展妇幼保健工作奠定了基础。同时，Burnside 的工作成就了著名的赫特福德郡队列研究，促进了"Barker 假说"的形成。目前，WHO 和一些发达国家制定了系列妊娠前、妊娠期和产后保健服务规程，而我国也根据实际情况制定了妊娠前和妊娠期保健指南。与此同时，为了使这些指南切实可行，必须发展适宜的保健技术和方法，使更多育龄妇女和孕产妇受益。但这些保健规程和适宜技术需要有循证依据，而且这些都必须依赖于出生人口队列的研究方法。

（4）整合医疗资源，使母亲及子代健康达到最优化。目前，虽然为育龄妇女提供的保健服务种类较多，但不同体系之间较为独立，地点也较为分散。在传统意义上，妇产科医生解决妊娠期出现的合并症和并发症，关注胎儿的出生结局；儿科医生关注婴幼儿的生长发育水平；内科医生或外科医生关注急、慢性病和伤害。而这种保健服务的独立性并不能使母亲及其子代的健康达到最优化。应该整合现有的医疗资源，使各个卫生服务机构能够连通起来，促进妇幼保健人员与其他卫生服务人员之间的沟通。我国具有较为独立的妇幼保健服务体系，妇幼保健人员应该与时俱进，学习 DOHaD 学说和生命全程理论，并用这些理论指导实际工作，使之融于自己的日常工作中。

2.2 出生人口队列在精准预防中的重要性

2.2.1 从传统预防医学到精准预防医学

精准医学（precision medicine）是指根据患者不同的基因型、代谢状态、生活方式及环境，为其制订最合理的治疗及预防方案[29]。"精准医学"一词最初由美国哈佛大学商学院商业战略家 Clayton Christensen 在 2008 年提出，用于说明分子诊断使医生诊断疾病不用依赖以往经验和主观感觉，但当时并未得到医学界的足够关注。直至 2011 年，美国国立卫生研究院（National Institutes of Health，NIH）下属的发展新疾病分类法框架委员会发表了《迈向精准医学：建立一个生物医学知识网络和一个新疾病分类法框架》，成为"个体化医学"的新表述。自此，"精准医学"才被业界广泛关注。精准医学是根据每位患者的个体特征制订医疗方案，根据对某种疾病的易感性或特定治疗方案的反应将患者个体分为不同亚群，随后将预防或治疗措施集中于有效患者，免去给无效患者造成经济损失和不良反应[30]。

2015 年 1 月 20 日，时任美国总统奥巴马在国情咨文中首次提出"精准医学计划"（Precision Medicine Initiative，PMI），期望精准医学可以开启医学发展的新纪元[31]。而这份"精准医学计划"是以遗传信息的发现和人类基因组计划的实施为基础，依靠众多志愿者的基因组信息及临床信息的大数据支撑癌症与其他多基因病的研究，转变相关管理部门的监管方式，寻求公立机构和私立机构良好合作的大型全国性乃至全球性前瞻性研究项目[32]。

精准医学目前有 4 个重点研究任务[33-35]。① 精准防控技术及防控模式研究：针对疾病高发区前瞻性人群及易感人群等，探索建立符合国情的个体化综合预防模式。② 分子标志物的发现和应用：发现基因组、表观基因组、转录组、蛋白质组和代谢组等的分子标志物，用于早期疾病的预警、筛查和诊断，指导治疗敏感性、疾病预后和转归。③ 分子影像学和病理学的精准诊断：包括分子影像学成像，CT，超声及电子显微镜的多模态图像融合，无创、微创精准诊断。④ 临床精准治疗：结合临床分子分型、个人全面信息、组学和影像学信息，分析大数据，制订治疗方案，用于靶向治疗、免疫治疗、细胞治疗等。

目前，有关精准医学的研究方兴未艾，虽然已经产生了大量的基因组学、转录组学、蛋白质组学和免疫组学等信息，也有大量的临床研究、病理学、生化指标、免疫指标等数据[36]，但如何将临床表型与组学大数据进行关联，实现为患者精准诊断、治疗和预防服务的目的，仍然是当前面临的困难。基因组测序与疾病相关联的研究旨在发现新的用于诊断和治疗的分子标志物。虽然已有大量的报道，但遗憾的是目前报道的有价值的分子标志物数量远远低于预期。因此，有专家呼吁，应当重视公共卫生与预防领域的精准医学，即精准预测与精准预防[37-39]。

精准预测与精准预防就是在未生病之前就能精准地预测疾病的发生，从而精准地预防疾病，使疾病不发生、迟发生，或者发生后造成影响小[40,41]。这赋予了精准医疗更为丰富深刻的内涵，就是把医疗的"关口前移"和"重心下移"。"关口前移"指的是重视对疾病的早诊早治和预测预警，"重心下移"指的是将工作重心下移到社区和基层、加强健康管理，这要比医生一个一个诊治患者效率高得多[42,43]。要实现精准预防的有效应用，仍需要从以下 4 个方面加强[44]。① 出生与死亡登记：这是开展精准预防的必要信息，也是评价公共卫生干预效果的重要基础。② 疾病监测：强大的基础设施和监测系统可以及时收集疾病发生和变化趋势的信息。③ 共享实验室：对病例及生物样本的共享可以提高发现和诊断疾病的效率。④ 人才培训：广泛而高效地培训当地公共卫生人员，可有效地提高当地公共卫生决策能力（见图 2-3）。

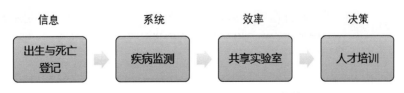

图 2-3 精准预防有效应用的必要条件

2.2.2 美国的"精准医学计划"

美国总统奥巴马在 2015 年 1 月 20 日的国情咨文演讲中提出了"精准医学计划"，

标志着美国的"精准医学计划"启动。2016 年,美国向该计划投入 2.15 亿美元,目标是更加全面地了解疾病发生发展的机制,为"精确施药"奠定基础,并期望借此开启医学发展的新纪元。

"个性化医疗"思想是精准医学的本质。而实际上,这一理念的雏形于 20 世纪 70 年代就已被提出,但受限于当时的医学科技发展水平,尚难得到医学研究和临床应用的高度重视。然而,在 2002 年"人类基因组计划"完结后,"个性化医疗"一词开始广泛出现在各种医学期刊上,成为医学界一个被寄予足够期望的发展方向,但它仍然处于研究的早期阶段。

随着基因测序技术的快速发展以及生物信息与大数据科学的交叉应用,以个体化医疗为基础的精准医学才得以实现。精准医学在本质上是应用现代遗传技术、分子影像技术、生物信息技术,对大样本人群与特定疾病类型进行生物标志物的分析与鉴定、验证与应用,结合患者的生活环境和临床数据,实现精准的疾病分类和诊断,制订具有个性化的治疗方案,提高疾病预防与诊治的效益[45]。简而言之,精准医学就是要根据每名患者的个人特征,量体裁衣式地制订个性化的治疗方案。目前,已有的新型基因组学标志物包括全基因组 DNA 序列、全外显子组 DNA 序列、表达谱、小 RNA、表观遗传修饰、蛋白质组、代谢组检测等,这些标志物涉及多个层面的组学信息,能够更加全面、深刻、准确地反映疾病的本质特征,帮助找到疾病主因的精确缺陷,进而辅助精准用药。

综上所述,精准医学先要通过结合多种技术精准识别风险因素,进行风险人群细化,进而实现靶向预防。再通过先进的诊断技术,实现疾病的早期发现和诊断。最终实现优化治疗,减少无效和不必要的治疗(见图 2-4)。

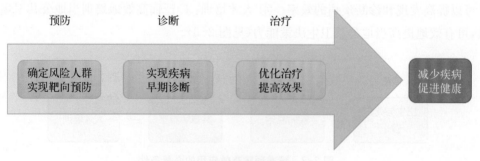

图 2-4 精准医学的基本过程

美国提出的"精准医学计划"是顺应时代和科技发展需求的、具有整体思维的新型医学研究计划,其突出特点是对医学研究的系统整合。毋庸置疑,精准医学计划将带来一场医学界变革,将改变临床实践。很多疾病的诊断和治疗将会取得突破性进展[46]。

2.2.3 精准预防的应用领域

精准预防是指在还没有任何病症的情况下,前瞻性地对个体的遗传因素、环境暴露、生活方式和饮食习惯等风险因素进行全面的评估,收集个体环境与生物暴露相关的大数据;再对此进行合理分析,预判患病的风险指数;之后根据风险级别,制订适合不同个体的个体化干预方案,实现三级预防之前的疾病预防,即零级预防[36,47,48]。当前,精准预防工作的开展可以从以下几个方面着手。

(1) 基因筛查:是精准预防的基础。通过基因筛查早期识别风险是实现个体化预防的重要手段,也是最容易实现的方法。核酸检测技术的发展已经能够支撑其常规临床使用。目前,国家卫生健康委员会(国家卫健委)批准用于临床检查的项目包括遗传性疾病的筛查与诊断、产前基因筛查和癌症的诊断与治疗。从目前的技术发展水平来看,用高通量测序对胎儿染色体异常进行筛查的技术成熟度较高。听力损失(障碍)是儿童常见疾患,也是我国第二大出生缺陷疾病。目前已经发现160多个与听力损失相关的位点,其中90多个位点在常染色体隐性基因上,60多个位点在常染色体显性基因上。因此,这些突变位点的筛查对于有针对性地制订预防策略尤其重要。我国已经建立了筛查遗传性听力损失的基因芯片技术,在北京等地开展了大量的人群筛查工作,这将为减少听力损失残疾发生率做出积极贡献.

(2) 标识基因筛查:是精准诊断的先锋。早期诊断是精准预防医学措施实施的关键。目前,临床诊断主要依据表型特征,如症状、体征、物理和生物化学检查结果等,而精准医学的诊断依据为不同基因型的疾病分类系统。因此,从表型诊断到基因型诊断的转变就是精准医学发展的首要目标。这取决于精准的表型和基因型相关联的分析。鉴定标识基因将成为建立基于基因型的新的疾病分类体系的关键。疾病的全基因组关联分析(genome-wide association study,GWAS)虽然获得了大量的疾病遗传标记位点,但是它们的临床应用价值仍有待验证。诊断大肠癌的 SEPTIN9 基因甲基化位点的发现是一个较成功的标识基因鉴定的案例。大肠癌早期筛查包括粪便隐血检查、CT、内镜检查、癌胚抗原检测和循环肿瘤 DNA 检测等,其中以血液中 SEPTIN9 甲基化标识基因筛查的特异性最强。目前,已经成功开发出 SEPTIN9 基因甲基化检测试剂盒用于无创早期大肠癌筛查,临床应用效果较好。这种标识基因的发现正是基于组学大数据的挖掘与验证。随着组学技术与临床表型数据的整合,会挖掘出更多的类似标识基因用于精准的临床筛查与诊断。

(3) 伴随诊断:是精准医疗的依据。伴随诊断(companion diagnostics,CDx)是一种与特殊药物相关联的体外诊断技术。目前,在美国食品药品监督管理局的定义中伴随诊断包括治疗诊断学(theranostics)和监测试验(monitoring test),不包括筛查与检测、预后和复发检测技术等,因为它们与药物选择无直接关系。伴随诊断技术不仅包括

DNA 检测技术，还包括测量人体内蛋白质、变异基因的表达水平等，以识别最佳用药人群，提供针对性的个性化药物治疗反应信息。伴随诊断发展迅速，2006 年市场上仅有 5 种药物/诊断的组合，而到 2012 年，市场上就有 63 种伴随诊断产品了。伴随诊断以在肿瘤中的应用为主，在肺纤维化、艾滋病和严重生长迟缓等疾病中也有成功的应用。伴随诊断为精准医学提供了精准治疗的科学依据，是精准医学发展的重要支撑，随着组学技术的不断发展和应用，会发现更多与用药选择相关的基因突变位点、基因表达谱和代谢谱，这将大力推进精准医学的临床实践应用。

（4）系统流行病学：精准医学使之成为可能。精准医学可以改变流行病学的学科理念，流行病学将由此从"黑箱"流行病学演变成系统流行病学。例如，流行病学研究发现吸烟是肺癌的关键危险因素。传统流行病学研究虽然证明了这两者间的关联，但并没有完全阐明其详细的生物学机制，所以称为"黑箱"流行病学。近年来，流行病学与系统生物学相结合产生了一门新的学科——系统流行病学。系统流行病学依赖于组学技术的广泛应用，可以更好地解释暴露因素与疾病风险之间相关性的生物学机制。近年来，随着电子健康记录（electronic health record，EHR）的普及和完善，基于 EHR 数据建立的大型队列逐渐成为流行病学研究新的热点。通过将生物样本库中的遗传信息（基因分型、高密度测序、家族史等）及各类组学信息与 EHR 进行整合匹配，获得大量表型信息和一些难以测量的暴露信息，实时动态跟踪队列中的个体，随访变得更加容易，克服了传统队列随访的多种局限性；同时，EHR 可监测各种基因诊疗手段在不同人群中的实际效果，为临床决策的制订提供最真实的数据。2015 年，奥巴马在"精准医学计划"中提出，在已有大队列的基础上建立一个"百万美国人健康队列"，在短期内可验证现有诊疗和预防措施的有效性，从长期看可用于探索和验证疾病/健康的基因和环境因素。由此可见，基于 EMR 的大样本队列不仅有利于人们对疾病机制及其防治的深入了解，而且能够在短期内使高危人群获益，通过改变不良的行为因素和环境因素实现疾病的一级和二级预防。

2.2.4 出生人口队列在精准预防中的价值

精准医学除了与疾病的诊断和治疗有关，还与对健康人进行疾病的预测和预警相关。建立疾病的预测预警，首先需要获得健康人的数据，并且知道健康人的健康状况如何随着时间的变化受到基因、生活方式和所处环境的影响。由美国国立卫生研究院（National Institutes of Health，NIH）引导的全民健康研究项目（精准医学之核心）的基础性目标就是建立一个超大型人口队列，其最终目标是收集 100 万人的实际生活、健康状况和个人数据信息，从而分析出对维持健康和预防疾病至关重要的信息和知识。其中最关键的是收集数据，包括个人生活习惯、生存环境和个体基因信息等。出生人口队列自生命早期开始收集个体健康与环境相关信息，将为开展精准预防工作提供基础支撑平台。

(1) 出生人口队列研究是公共卫生体系的重要基础。出生人口队列研究就是自生命早期(妊娠期甚至妊娠前)开始对个体在生命的不同时间段进行重复的观测,直至出现预期健康结局。出生人口队列作为公共卫生体系的重要基础,具有以下三方面作用:① 揭示疾病的发生发展规律,掌握人群的动态健康;② 可以监视疾病的病因,并且为疾病的早期诊断和提高防治水平提供依据;③ 最重要的是通过积累数据、存储样本实现资源共享,为生物医学研究提供必要的资源。例如,吸烟可增加心血管疾病及脑卒中危险、高血压可增加脑卒中危险、体力活动可降低心血管疾病的发生、肥胖可增加心血管疾病的发生,以及各种心、脑血管疾病呈现下降趋势,这些知识实际上都来自大型人口队列的研究。

(2) 出生人口队列在精准预防时代呈现新的特征。随着对出生人口队列重要性的充分认识,世界各国对大型队列的研究高度重视,其发展呈现以下几种特征。① 一体化:多中心协作开展多个疾病及多种危险因素的研究。② 资源化:在队列基础上建立大规模的生物样本库,搜集样本和样本相关数据是非常重要的方面。③ 公益化:资源开放、共享,为人类健康服务。④ 信息化:生物信息学为大型队列的信息化、电子化提供条件。⑤ 精细化:分层医学和个体化医学发展,暴露测量细致。⑥ 组学化:深入进行组学(基因组、转录组、蛋白质组)研究。⑦ 标准化:各种国际通用的共识、规则和标准产生。⑧ 持续化:政府等相关部门持续资助,保障稳定运营。

(3) 出生人口队列为精准预防的发展提供重要平台。出生人口队列将在"精准预防"实现过程中发挥重要作用。精准预防就是以分子医学,特别是组学数据为依据,根据个体的基因型、表型、饮食和生活方式的特异性,用现代的技术方法进行个体化的精准预防和精准诊断,进而做到精准治疗。在这个过程中首先要对个体或者群体进行信息的前瞻性收集,观察各种内外环境因素,测量各种表型及其变异,分析内外环境暴露及其和基因型交互作用与表型间的关系,基于大数据分析策略,获得各种预测指标在个体水平的预测价值。这里的表型涉及从胚胎发育到出生、成长、衰老以及死亡过程中的形态特征、功能行为、分子规律。出生人口队列可以通过对大人群样本进行生命各阶段多时点的重复测量,将上述信息资源化,贯通宏观和微观表型之间的关系,最终实现对疾病发生的精确预防[49](见图2-5)。

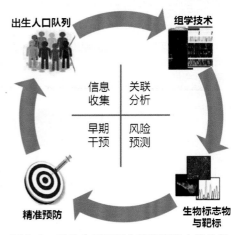

图2-5 出生人口队列在精准预防中的作用

2.2.5 精准预防在出生人口健康领域的应用

DOHaD学说已经阐明,生命早期的环境暴露对终身健康具有决定性的影响。在生命早期阶段开展精准预防研究必将为生命全程健康提供更为有效的个体化预防,促进全人群健康。开展精准预防需要在合适的时间进行才能体现预测医学和预防医学的含义,而"五前"中的婚前、妊娠前、植入前、产前以及症状前这些适宜时间段也充分体现出在生命早期开展精准预防的重要价值。因此,在出生人口健康领域开展精准预防具有十分广泛的应用前景。

使用一些已知流行病学、社会和产科指标进行一般人群的筛查,可以确定具有较高早产(preterm birth,PTB)风险的孕妇,但预测效果较差。如果对具有特定危险因素的孕妇使用不同的组学技术进行精确筛选和进一步评估,可以确定具有更高早产风险且有某些特定病因的患者。应用这些精准风险谱(risk profile),可以对更可能有效果的孕妇进行精准预防和靶向治疗,并且通过这一过程可以确定不太可能从治疗中获益的孕妇。利用这种方法可提高疗效,减少不必要的干预措施,并最大限度地利用临床资源[50](见图2-6)。

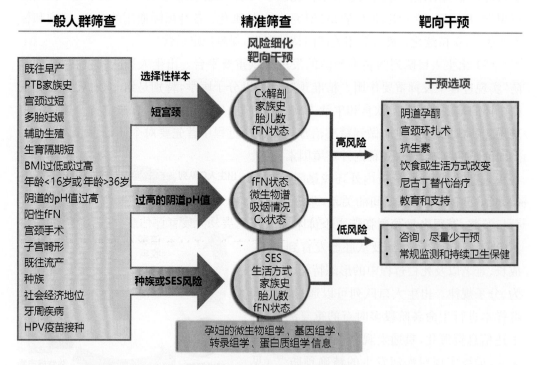

图 2-6　精准预防应用于早产预防

PTB, preterm birth,早产;fFN, fetal fibronectin,胎儿纤维连接蛋白;HPV, human papillomavirus,人乳头瘤病毒;SES, socioeconomic status,社会经济地位;Cx, circumflex,回旋支

我国每年有约 90 万个出生缺陷新生儿出生,避免一个出生缺陷新生儿出生,就可以减轻社会负担 100 万元。理论上,7 000 多种单基因病都可以从基因层面在妊娠期提前介入预防。只要有足够的基因序列信息,就能针对任何遗传异常开展染色体及基因筛查,检查胎儿的基因是否有缺陷,检测胚胎的 23 对染色体的结构和数目,分析胚胎是否有遗传物质异常,从根本上阻断遗传病在家庭中传递。例如,唐氏综合征是最常见的染色体异常疾病,也是全世界发病率最高的遗传病之一。利用孕妇静脉血进行的无创产前基因检测,对唐氏综合征的筛查准确率可达 99%。

基因组结构和功能的阐明,为解释疾病的发生机制提供了新的方向。几乎所有慢性病都是遗传因素和环境因素相互作用的结果,理论上只要能够提前获知人们的 DNA 表达类型,避免有害环境接触,就可以预防绝大多数慢性病的发生,并且还可以为未来基因突变引起的疾病的诊断提供最原始的对比模板。实现这一目标的前提,就是获得出生时新生儿的基因组。目前,基因数据解读的一个主要瓶颈就是缺乏基因组的大数据。基因组大数据是整个基因发展战略的重要资源,基因组大数据最经济、最便捷的来源就是新生儿全基因组测序。从新生儿提取基因组 DNA 进行测序,准确获知人体出生时的基因序列,至少可以体现三个方面的重要价值:一是可以立即诊断目前已知的遗传病和与基因相关的疾病,做到早诊断、早预防、早治疗;二是可以为未来疾病的诊断提供最原始的基因变化对比;三是可以迅速积累我国的基因组大数据。在实现新生儿全基因组测序的基础上,将来每隔 5~10 年进行一次测序,对比基因的突变位点,采用基因疗法及时修正突变的基因,可实现"精准预防"的目标。

新技术的快速发展也为出生人口健康的精准预防提供了现实可能性。我国基层的妇幼保健技术服务模式仍然是粗放式的。以婴幼儿生长发育评估为例,体重测量是婴幼儿生长发育监测的基石,也是儿童保健的一项重要基础检查,即使只有几十克的误差,也会影响对婴幼儿生长发育的判断。但是,保健医生在体检时进行的测量基本得不到准确的数据,因为保健医生很难让儿童在全裸、空腹下完成体重的测量(孕妇的体重测量也是如此)。所以,如果在家庭中普及电子体重秤和数据共享端口,在保健人员的指导下进行家庭生长发育监测,可更加精准地进行婴幼儿发育评估和数据收集。同样,对孕产妇进行血压监测也可通过个体自我监测完成。通过参与者的自我监测获得长期、动态和精准的监测数据,这既是精准预防思想的应用,也是当前需要解决的一个重要问题。

2.3   小结与展望

本章主要对出生人口队列在传统疾病预防和新兴的精准预防中的应用、贡献和价值等进行了系统介绍。通过出生人口队列研究可更全面地了解妊娠期乃至妊娠前的暴露和妊娠结局的关系,并确定暴露与妊娠结局之间的因果关系,为优生优育政策的制定提供了数据支撑。出生人口队列研究的建立阐明了生命早期的多种暴露与终身健康的因果关系,极大地推动并验证了 DOHaD 学说。同时,随着出生人口队列观察时间的延长,可以全景式地了解个体从出生到中年,直至老年的生活环境和轨迹,为生命全程理论研究提供研究素材。出生人口队列研究为卫生部门制定慢性病预防措施给出了深刻的启示:慢性病的预防如从生命早期开始,回报率更大,预防效果更好。如果能提供良好的胎儿期和出生后儿童早期发育环境,可以有效控制若干年后成年期慢性病的发生。

随着生命组学技术的快速发展,精准预防不再只是理论,而是正逐渐成为现实。精准预防就是在未生病之前就能精准地预测疾病的发生,从而精准地预防疾病,使疾病不发生、迟发生,或者发生后造成影响小。这赋予精准医疗更为丰富深刻的内涵,就是把医疗的"关口前移"和"重心下移"。这也对我国当前的公共卫生体系提出新的挑战,需要从以下 4 个方面加强建设:全面覆盖出生与死亡登记系统、个体健康与疾病的长期监测能力、发现和诊断疾病的技术和效率以及高效的公共卫生人才培养体系。出生人口队列研究就是自生命早期(妊娠期甚至妊娠前)对个体在生命的不同时间段进行重复的观测,直至出现预期健康结局。为了适应"精准预防"时代的发展,未来的出生人口队列应注意以下几个方面:① 加强多中心协作开展疾病的病因学研究;② 完成多阶段多层面的环境与生物暴露信息收集;③ 建立数据信息化和资源共享机制;④ 基于生命组学技术,加强群体异质性精细研究;⑤ 为保障研究平台的稳定而进行的长期投资。随着大型多中心出生人口队列平台的研究积累,出生人口队列必将在精准预防实现过程中发挥重要作用。

参考文献

[1] Kuh D, Pierce M, Adams J, et al. Cohort profile: updating the cohort profile for the MRC National Survey of Health and Development: a new clinic-based data collection for ageing research [J]. Int J Epidemiol, 2011, 40(1): e1-e9.

[2] 王磊. 马鞍山市出生队列的建立与出生结局随访研究[D]. 合肥: 安徽医科大学, 2013.

[3] Magnus P, Irgens L M, Haug K, et al. Cohort profile: The Norwegian Mother and Child Cohort Study (MoBa) [J]. Int J Epidemiol, 2006, 35(5): 1146-1150.

[4] Tao F B, Hao J H, Huang K, et al. Cohort profile: The China-Anhui birth cohort study[J]. Int J Epidemiol, 2013, 42(3): 709-721.

[5] Zhu P, Tao F, Hao J, et al. Prenatal life events stress: implications for preterm birth and infant birthweight[J]. Am J Obstet Gynecol, 2010, 203(1): 34. e1-e8.

[6] Su P Y, Huang K, Hao J H, et al. Maternal thyroid function in the first twenty weeks of pregnancy and subsequent fetal and infant development: a prospective population-based cohort study in China[J]. J Clin Endocrinol Metab, 2011, 96(10): 3234-3241.

[7] Zhu P, Tong S L, Hao J H, et al. Cord blood vitamin D and neurocognitive development are nonlinearly related in toddlers[J]. J Nutr, 2015, 145(6): 1232-1238.

［8］ Chen Y H，Fu L，Hao J H，et al. Maternal vitamin D deficiency during pregnancy elevates the risks of small for gestational age and low birth weight infants in Chinese population［J］. J Clin Endocrinol Metab，2015，100(5)：1912-1919.

［9］ Wang H，Hu Y F，Hao J H，et al. Maternal serum zinc concentration during pregnancy is inversely associated with risk of preterm birth in a Chinese population［J］. J Nutr，2016，146(3)：509-515.

［10］ Eriksson J G，Sandboge S，Salonen M，et al. Maternal weight in pregnancy and offspring body composition in late adulthood：findings from the Helsinki Birth Cohort Study (HBCS) ［J］. Ann Med，2015，47(2)：94-99.

［11］ Kajantie E，Eriksson J G，Osmond C，et al. Pre-eclampsia is associated with increased risk of stroke in the adult offspring：the Helsinki Birth Cohort Study［J］. Stroke，2009，40(4)：1176-1180.

［12］ Räikkönen K，Forsén T，Henriksson M，et al. Growth trajectories and intellectual abilities in young adulthood：The Helsinki Birth Cohort study［J］. Am J Epidemiol，2009，170(4)：447-455.

［13］ Eriksson J G. Early growth and coronary heart disease and type 2 diabetes：findings from the Helsinki Birth Cohort Study (HBCS) ［J］. Am J Clin Nutr，2011，94(6 Suppl)：1799S-1802S.

［14］ 孙丽，许韶君，陶芳标.成年期慢性非传染性疾病早期起源的研究进展基于赫尔辛基出生队列研究［J］.现代预防医学，2014，41(18)：3398-3400.

［15］ Kajantie E，Barker D J，Osmond C，et al. Growth before 2 years of age and serum lipids 60 years later：the Helsinki Birth Cohort study［J］. Int J Epidemiol，2008，37(2)：280-289.

［16］ Goodman A，Joyce R，Smith J P. The long shadow cast by childhood physical and mental problems on adult life［J］. Proc Natl Acad Sci U S A，2011，108(15)：6032-6037.

［17］ 江澜，陶芳标.英国1958年出生队列研究［J］.中国学校卫生，2011(12)：1409-1411，1414.

［18］ Barker D J，Osmond C. Infant mortality，childhood nutrition，and ischaemic heart disease in England and Wales［J］. Lancet，1986，1(8489)：1077-1081.

［19］ Barker D J. The fetal and infant origins of adult disease［J］. BMJ，1990，301(6761)：1111.

［20］ Biancomiotto T，Craig J M，Gasser Y P，et al. Epigenetics and DOHaD：from basics to birth and beyond［J］. J Dev Orig Hlth Dis，2017，8(5)：513-519.

［21］ Yang K D. Perinatal programming of childhood asthma ［J］. Clin Dev Immunol，2012，2012：438572.

［22］ Krishna M，Kumar G M，Veena S R，et al. Birth size，risk factors across life and cognition in late life：protocol of prospective longitudinal follow-up of the MYNAH (MYsore studies of Natal effects on Ageing and Health) cohort［J］. BMJ Open，2017，7(2)：e012552.

［23］ Elder G H Jr. The life course as developmental theory［J］. Child Dev，1998，69(1)：1-12.

［24］ WHO. Global action plan for the prevention and control of noncommunicable diseases 2013-2020 ［EB/OL］. https：//www. who. int/nmh/events/ncd_action_plan/en/.

［25］ Syddall H E，Aihie Sayer A，Dennison E M，et al. Cohort profile：the Hertfordshire cohort study ［J］. Int J Epidemiol，2005，34(6)：1234-1242.

［26］ Sayer A A，Syddall H E，Dennison E M，et al. Birth weight，weight at 1 y of age，and body composition in older men：findings from the Hertfordshire Cohort Study［J］. Am J Clin Nutr，2004，80(1)：199-203.

［27］ Barker D J，Osmond C，Kajantie E，et al. Growth and chronic disease：findings in the Helsinki Birth Cohort［J］. Ann Hum Biol，2009，36(5)：445-458.

[28] 陶芳标. 生命历程理论整合于孕前和孕期保健研究与实践[J]. 中国公共卫生, 2013, 29(7): 937-939.

[29] Mirnezami R, Nicholson J, Darzi A, et al. Preparing for Precision Medicine[J]. N Engl J Med, 2012, 366(6): 489-491.

[30] 张华, 詹启敏. 发展精准医学 助力健康中国[J]. 疑难病杂志, 2016, 15(8): 771-777.

[31] 杨瑞馥. 精准预防医学: 以大数据为基础精准医学的可预期目标[J]. 中华预防医学杂志, 2015, 49(12): 1025-1027.

[32] Ashley E A. The Precision Medicine Initiative: a new national effort[J]. JAMA, 2015, 313(21): 2119-2120.

[33] 詹启敏. 中国精准医学发展的战略需求和重点任务[J]. 中华神经创伤外科电子杂志, 2015, 1(5): 1-3.

[34] 王冬. 从精准医学到精准公共卫生[J]. 中华内分泌代谢杂志, 2016, 32(9): 711-715.

[35] 宋菁. 流行病学展望: 医学大数据与精准医疗[J]. 中华流行病学杂志, 2016, 37(8): 1164-1168.

[36] 王强芬. 精准医学模式下临床与预防医学整合的必要性研究[J]. 医学与哲学, 2016, 31(5B): 1-3, 封三.

[37] 王波. 科学看待精准医学的研究与进展[J]. 中华流行病学杂志, 2017, 38(1): 1-2.

[38] Vaithinathan A G, Asokan V. Public health and precision medicine share a goal[J]. J Evid Based Med, 2017, 10(2): 76-80.

[39] Arnett D K, Claas S A. Precision medicine, genomics, and public health[J]. Diabetes Care, 2016, 39(11): 1870.

[40] Gillman M W, Hammond R A. Precision treatment and precision prevention[J]. JAMA Pediatrics, 2016, 170(1): 9-10.

[41] Khoury M J, Iademarco M F, Riley W T. Precision public health for the Era of Precision Medicine[J]. Am J Prev Med, 2016, 50(3): 398-401.

[42] 王束玫. 面对"精准医学"的大潮, 流行病学研究方法准备好了吗[J]. 中国公共卫生, 2017, 33(1): 1-3.

[43] Bayer R, Galea S. Public health in the Precision-Medicine Era[J]. N Engl J Med, 2015, 373(6): 499-501.

[44] Dowell S F, Blazes D, Desmond-Hellmann S. Four steps to precision public health[J]. Nature, 2016, 540(7632): 189-191.

[45] 詹启敏. 精准医学的发展需求和战略思路[J]. 中华医学信息导报, 2015, 30(15): 10.

[46] 赵晓宇, 刁天喜, 高云华, 等. 美国"精准医学计划"解读与思考[J]. 军事医学, 2015, 39(4): 241-244.

[47] Winston F K, Puzino K, Romer D. Precision prevention: time to move beyond universal interventions[J]. Inj Prev, 2016, 22(2): 87-91.

[48] Weiss N S. What findings are needed to advocate personalized (precision) prevention of disease[J]. Am J Public Health, 2017, 107(1): 86-87.

[49] Khoury M J, Evans J P. A public health perspective on a national precision medicine cohort: balancing long-term knowledge generation with early health benefit[J]. JAMA, 2015, 313(21): 2117-2118.

[50] Newnham J P, Kemp M W, White S W, et al. Applying precision public health to prevent preterm birth[J]. Front Public Health, 2017, 5: 66.

3 出生人口队列与基因-环境暴露组学

生命早期的环境和遗传等因素可对其生长发育和后续健康持续产生至关重要的影响,早在20世纪初英国就建立了出生人口队列,随后多个国家也相继建立出生人口队列,探讨环境、遗传因素与生长发育及健康的关联。基因组学、暴露组学、表观遗传学和生物信息学等技术和方法的不断发展完善,为环境与人口健康研究工作提供了技术支持,越来越多的研究利用出生人口队列探讨生命早期的环境暴露,探寻疾病的易感、暴露及效应生物标志物,进而追溯疾病的起源。出生人口的健康问题主要由环境因素、遗传因素及环境-基因交互作用所致,虽然基因组学、暴露组学等研究技术和方法已较为完善,但仍有很多问题尚待解决。基因-环境暴露组学的发展,为环境与出生人口队列的人口健康相关工作提供了技术支持,为环境问题、人口质量问题等重要社会发展问题探索了解决方案,将成为未来具有重大科学和实际应用价值的研究领域。

广义的"暴露组"涵盖了自出生前开始至其一生的环境暴露(包括环境、营养及生活方式因素等)。因为暴露组在个体一生中具有高度的变异性和动态性特征,它很难像基因组一样被简单测量,所以开发可靠的整体暴露历史测量工具十分困难。前瞻性队列研究设计是研究暴露组最好的方法,它能通过重复多次的生物样本和信息采集在跨度更广的时间框架下进行暴露评估,并能够明确暴露和疾病之间的因果关系。出生人口队列研究中人群的纳入是在妊娠期或者妊娠前,这样能最好地评估胎儿宫内环境的暴露情况,进而追溯疾病的起源。前瞻性出生人口队列研究成为基因-环境暴露组学研究最为经济和高效的研究方法。本章从基因和环境的角度共同探讨疾病的发生和进展,重点介绍出生人口队列的基因-环境暴露组学研究现状,并对其前景进行阐述。

3.1 基因组学与暴露组学

3.1.1 基因组学概述

基因组学是指在基因组水平上的遗传研究,从生命科学研究的角度,探索新的生物遗传与变异、结构与功能、生长发育与健康和疾病以及分子机制等基本问题。"基因组学"的概念是在 1986 年由著名的人类遗传学教授 Mike Kusak 在美国约翰·霍普金斯大学提出的[1]。在人类基因组计划(Human Genome Project,HGP)提出和实施后,分子生物学的主要研究目标逐渐从传统的单基因研究转向整个生物体的基因组结构和功能研究。

基因组学可分为三个部分:功能基因组学、结构基因组学和比较基因组学[2]。功能基因组学主要对基因组中的基因序列、非基因序列及其功能进行理解和分析。结构基因组学是对整个基因组的物理图谱、遗传图谱和 DNA 测序结果的研究。比较基因组学用于比较不同的基因组,提升对每个基因组中基因的功能和发育相关性的理解。基因组学不仅可以为某些疾病提供全新的诊断和治疗思路[2],而且可用于食品与农业等其他非医学领域。

3.1.2　基因组学的主要工具

基因组学的主要研究工具和方法包括生物信息学、遗传分析、基因表达分析和基因功能鉴定等。随着科技发展,越来越多的新型工具也已投入应用[3]。

遗传分析指的是确定基因数量和性质、连锁群位点和染色体的遗传性状。如果确定是单基因突变的产物,那么它首先与野生型杂交有关,从 F2 或者 F3 代可以有效地研究基因突变的动态信息,然后估算野生型基因的隐性突变基因的数量和质量以及其他方面。例如,根据基因的数量和性质,可以确定连锁群和基因位点与已知的突变基因杂交[4]。在生物学上(如真菌和细菌)可以使用异核子和部分二倍体进行遗传分析。此外,广义的遗传分析还包括对基因结构、基因功能、生理生化、群体组成分布和变异的分析。

在基因表达分析方面已经开发了许多方法,经典的方法是基于生物化学或者细胞或生物体的变化确定基因表达类型[5,6]。随着大分子分离技术的发展,鉴定和分离特定的基因产物或蛋白质分子成为可能。利用 DNA 重组技术,现在可以分析任何基因的转录,目前原位杂交、RNA 印迹法(Northern blotting)、反转录 PCR 等许多方法广泛应用于特定 RNA 分子的研究。

基因功能鉴定是鉴定基因的具体功能,具体的方法包括转基因技术、基因敲除技术、基因沉默技术等。转基因技术是将外来基因引入受体细胞,然后将外源基因整合到受体细胞的 DNA 上,并随受体细胞分裂将遗传基因分配给后代,使后代获得外源基因的转基因生物学方法;基因敲除技术是用含有一定已知序列的 DNA 片段与受体细胞基因组中序列相同或相近的基因发生同源重组,从而代替受体细胞基因组中相同或相似的基因序列,整合至受体细胞基因组中并得到表达的一种外源 DNA 导入技术;基因沉默涉及 mRNA 操作,旨在抑制基因表达产物的产生。

3.1.3　基因组学数据的网络构建与分析方法

越来越多的分子生物学研究表明,复杂的生命现象是大量基因相互作用的结果(见

图3-1),基因组学数据具有变量之间关系复杂和超高维等特点,分析方法也面临巨大的挑战。基因调控网络研究是通过在不同影响因素下测序获得基因的表达水平,并通过各种方法和统计指标对不同基因表达之间的依赖性进行测定,可以直观地反映基因和基因之间的相互作用,这不仅有助于对复杂生物过程的分子水平和疾病的发病机制进行探索,而且也有助于表征分子的标记。

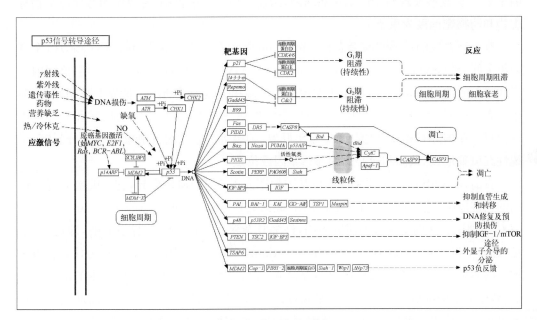

图3-1 基因调控网络

(图片修改自 https://www.kegg.jp/)

生物信息的网络建设可以根据不同的研究对象分为3类:代谢网络、蛋白质相互作用网络和基因调控网络。这3种生物网络相互作用、相互重叠。一般基因调控网络的研究方法分为以下几种:① 通过聚类分析建模;② 重建模型的反复扰动分析;③ 通过"逆向技术"推断网络[7]。

网络聚类分析的模型建立通常可用于探索和发现未知基因的功能[7-9]。各种聚类分析算法已广泛应用于遗传数据分析中,是构建基因调控网络和探索未知基因功能的常用方法,主要常用方法包括自组织映射聚类法、人工神经网络法、分层聚类法和K均值聚类法等。随着基因组学研究的不断深入,近年也提出和发展出一些新的网络分析方法,包括基于互信息的网络分析、动态贝叶斯网络[10]、随机森林回归、基于解卷积的网络优化算法等,随着大样本出生人口队列研究的广泛开展,对于遗传信息网络的构建需求也在不断增大,出生人口队列研究也开始转型为研究平台,利用生物网络为部分疾病病因的探索提供线索。

3.1.4 基因组学与疾病

近年来,高密度基因芯片和高通量测序作为基因组学技术发展的核心,已广泛应用于各个生物医学领域,取得突出进展,使人们对分子遗传学基础的了解达到了一个全新的水平[11]。这些发现对于阐明疾病病因,阐述疾病的分子机制,寻找疾病特异性生物标志物和药物靶标极为重要。

基于高密度的单核苷酸多态性(single nucleotide polymorphism,SNP)芯片,全基因组关联分析(genome-wide association study,GWAS)可以用于评估基因组范围内与疾病相关的遗传变异[11,12],可用于发现新的疾病相关基因或通路。世界上有超过 1 000个 GWAS 项目和报告,涉及 400 多种复杂的疾病或表型,鉴定了大量疾病和易感基因或位点。在国际 GWAS 研究中,鉴定出肝癌、肺癌等一系列恶性肿瘤及精神分裂症、系统性红斑狼疮、麻风病和冠心病的易感基因或位点[12]。

目前,GWAS 研究主要关注等位基因频率大于 5% 的遗传变异,它仅能部分解释疾病的遗传风险,这一点是基于"常见疾病-常见变异"(common disease-common variant,CDCV)理论。然而更深入的研究表明,许多复杂疾病是由罕见变异引起的,即提出"常见疾病-罕见变异(common disease-rare variant,CDRV)"理论,这能解释为什么有很多重要的遗传变异,但在相关疾病中却很少被发现。近年来,高通量测序技术的出现和发展、测序成本的降低使得人们能够深入分析基因组以验证 CDRV 理论。高通量测序技术可用于获取单基因疾病相关的基因变异,国际顶级期刊发表了许多将外显子测序和全基因组测序技术应用于单基因疾病和复杂疾病的研究成果[13]。

拷贝数变异(copy number variation,CNV)是继 SNP 发现后基因组 DNA 的另一种变体。基因表达受到 CNV 影响,这可能会导致某些疾病的发生或增加复杂疾病的发病风险。随着人类 CNV 图谱的不断完善,CNV 研究已经涉及心血管系统疾病、消化系统疾病、免疫系统疾病、神经系统疾病以及肿瘤等十多种复杂疾病,通过 CNV 研究发现人类某些致病基因已成为研究热点。

DNA 甲基化和微 RNA(microRNA,miRNA)相关的研究已经广为人知。高通量测序联合染色质免疫共沉淀可以用于研究组蛋白甲基化、乙酰化等翻译后修饰以及转录因子的调控作用,这有助于确定基因组中染色质及 DNA 的状态,并对真核基因转录相关的增强子和阻遏物等调节序列进行筛选;结合染色质构象捕获技术,可以系统地研究染色体之间的转录调控元件和网络之间的广泛交互作用。

总之,基因组技术将有助于从表观遗传修饰角度阐明疾病的发病机制,并为筛选药物靶点及发现生物标志物提供新的思路。近年来,组学数据整合分析的结果表明,与生物力学问题依赖单一数据类型的研究方法相比,系统生物学是一种新的"三维"研究,即

"传统分子生物学水平"的研究和群体研究的"垂直"研究。通过系统的测量数据、分子遗传疾病基因的分离过程,以及利用网络模拟生物系统的反应,研究疾病的发病机制、发育及其他病理过程。系统生物学的理念对出生人口队列研究也产生了深远的影响,它以不同类型网络和不同组织学数据相结合的思想,为出生人口队列研究中相关疾病的患病风险提供更全面、更准确的描述和预测,为早期诊断和临床评价提供了更好的解决方案。

3.1.5 表观遗传修饰和表观基因组计划

3.1.5.1 表观遗传修饰

表观遗传修饰是指 DNA 序列未发生改变,但是可以向子代稳定遗传的基因表达改变。表观遗传修饰包括 DNA 甲基化、组蛋白修饰、非编码 RNA、染色质重塑等,其中前三种是表观遗传修饰的研究热点。表观遗传修饰可以解释人体中数量有限的基因(约30 000 个)可以使细胞分化成不同的细胞类型,而不同细胞分裂后的子细胞仍然能继承母细胞的特性。表观遗传修饰对调控细胞在不同细胞周期、发育阶段和不同环境及生理条件下的基因程序性表达有十分重要的意义。其修饰可受环境因素的影响,并与人类多种疾病的发生发展相关(见图 3-2)。

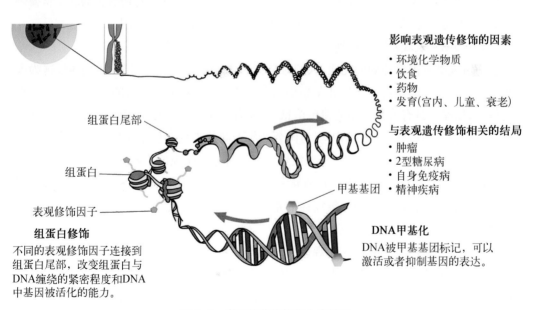

影响表观遗传修饰的因素
· 环境化学物质
· 饮食
· 药物
· 发育(宫内、儿童、衰老)

与表观遗传修饰相关的结局
· 肿瘤
· 2型糖尿病
· 自身免疫病
· 精神疾病

组蛋白尾部

组蛋白

表观修饰因子

甲基基团

组蛋白修饰
不同的表观修饰因子连接到组蛋白尾部,改变组蛋白与DNA缠绕的紧密程度和DNA中基因被活化的能力。

DNA甲基化
DNA被甲基基团标记,可以激活或者抑制基因的表达。

图 3-2 表观遗传修饰与人类健康

(1) DNA 甲基化。DNA 甲基化是 DNA 的一种天然修饰,在真核生物基因中广泛存在,是指在 DNA 甲基转移酶的作用下,胞嘧啶的第 5 位碳原子发生甲基化形成 5-甲基胞嘧啶(5-methylcytosine, 5mC)。DNA 甲基化可引起基因表达、DNA 稳定性、染色质结构等的改变。DNA 甲基化过程需要多种 DNA 甲基转移酶(DNA methyltransferase, DNMT)的参与,在复制形成的 DNA 双链甲基化状态的维持和新合成双链的从头甲基化过程中发挥重要作用。

(2) 组蛋白修饰。组蛋白是细胞核内与 DNA 共同组成染色质的小分子蛋白质,主要包括 4 个亚型:H2A、H2B、H3 和 H4[14]。每个组蛋白亚型在转录后水平都有不同的修饰,包括磷酸化、泛素化、乙酰化和甲基化等。组蛋白修饰并非单一发生,往往通过多个修饰的级联形成特征性的"组蛋白密码",进而导致下游不同事件的发生[15]。起初人们认为,组蛋白仅是染色质的结构成分而对基因表达没有影响,后来它对基因表达、DNA 损伤修复、DNA 复制与再结合的作用逐渐被人们认识。在自然状态下,组蛋白密码可以作为一种遗传标记短暂存在或者稳定遗传给子代。

(3) 非编码 RNA。随着人类基因组测序的完成,科学家们发现,人类遗传物质中只有 3%～5%最终可以翻译为蛋白质并发挥作用,其余大部分 DNA 仅能转录为前体RNA,不能翻译为蛋白质,这部分前体 RNA 称为非编码 RNA,其在数量和种类上远远超过编码蛋白质的 RNA。目前研究比较多的非编码 RNA 有 miRNA、piRNA、lncRNA和 circRNA 等,它们虽然不编码蛋白质,但能够通过各种机制影响其他基因的表达。过去认为非编码 RNA 是不能翻译为蛋白质的垃圾 RNA,但是随着研究的深入,非编码RNA 在生物进化、基因表达调控、疾病诊断等方面的作用逐渐被发现。

3.1.5.2 表观基因组计划

随着人类基因组计划的完成,人们对自身的遗传物质有了更加深入的了解,这为人类研究疾病相关的遗传变异打开了新的大门。然而,许多遗传相关的问题依旧没有得到解释,如除了具有编码作用的遗传信息外,还有大量遗传信息不编码蛋白质。表观遗传学能够很好地解释相同的基因型为何会产生不同的表型。科学家们曾经认为肿瘤与基因突变有着密切的联系,但是随着疾病表观遗传修饰研究的不断深入,人类肿瘤组织中广泛的 DNA 甲基化和组蛋白修饰异常越来越多地被发现。科学家们意识到,肿瘤细胞的异常表观遗传修饰也是导致癌症的重要原因,这就是人类表观基因组计划发起的原因。

为了在全基因组水平探究表观遗传修饰与基因表达的关系,表观基因组学逐渐形成。1999 年,英国、德国和法国成立了人类表观基因组协会(Human Epigenome Consortium, HEC)。2003 年,HEC 宣布开始投资由英、法、德三国参与实施的"人类表观基因组计划"(Human Epigenome Project, HEP)。该计划的实施极大地推动了人类表观基因组的研究进程。该计划的目标是识别、分类和解释人类主要组织中基因组水平的 DNA 甲基化表现和表达谱[16],绘制人类基因组甲基化可变位点(methylation variable position, MVP)图谱。甲基化可变位点图谱指的是在不同组织以及不同疾病状态下,5-甲基胞嘧啶出现及其分布频率的图谱,在表观基因组水平对甲基化可变位点进行精确的定量分析,以提高人类对发育、衰老等正常生理过程的认识以及对癌症等疾病的认识和诊断能力,同时探讨环境与人类健康的关系。

HEP 实施以来,表观遗传修饰的检测技术也在不断进步[17]。染色质免疫共沉淀技术帮助研究者判断在细胞核中基因组的某一特定位置会出现何种组蛋白修饰。此外,高通量的 DNA 甲基化分析技术也迅速发展,包括基因组微阵列分析、亚硫酸氢盐测序等。

随着 HEP 的实施以及相关高通量测序、蛋白质操作技术和生物信息学的进一步发展,表观遗传修饰在人类疾病发生、发展中的作用得到了更好的阐明。这些研究不局限于各种慢性病,还包括出生人口队列中最为关注的不良环境因素引起成年期疾病发生的可能机制,也就是著名的健康与疾病的发育起源(developmental origins of health and disease,DOHaD)学说。尽管表观遗传修饰是可遗传的,但是这些改变也是可逆转的,适当的药物和营养干预能够逆转表观遗传修饰,这为妊娠期通过适当干预改善出生和成年期疾病结局提供了新的思路。

3.1.6 暴露组学概述

3.1.6.1 暴露科学和暴露组学

暴露科学就是通过对特定环境因素的定性观察和定量测量帮助人们认识环境暴露与疾病之间的关系。环境因素是指环境污染物与人类生活方式,它们是心血管疾病、癌症和呼吸系统疾病等慢性病的主要病因。例如,哮喘的发生、发展可能与环境因素和基因、表观遗传因素的复杂交互作用有关。最新的疾病负担估计数据显示,全球人口死亡事件的 50% 可以归因于环境因素,包括室内、室外大气污染以及吸烟和饮食等。尽管如此,人们对很多常见慢性病的病因认知仍然很匮乏。传统的暴露测量方法如问卷、地理信息描绘等具有不确定性,而且多种暴露难以同时测量的局限性导致人们不可能像检测基因组一样测量环境因素。最终在很长一段时间内,暴露科学家在研究疾病病因中的环境因素时多采用"一种暴露-一种疾病"的方法。

暴露组学的概念最早由 Wild 在 2005 年提出,用于补充基因组的概念[18]。他把"暴露组学"定义为从个体出生之前开始的一生中所有非遗传环境暴露(包括生活方式)的总的集合。暴露组学有 3 个主要的组成部分:① 整体的外环境,如城市环境、气候、社会资源、压力等;② 特定的外环境,如特定污染物的环境、饮食、体力活动、烟草、传染病等;③ 包括各种内在生物因素的内环境,如代谢因素、肠道菌群、感染、氧化应激等。一个完整的暴露组应当是持续集合了大量不同来源的外部和内部暴露的信息(见图 3-3),因此,开发一种能够切实可行的监测个体暴露组的方法面临巨大的挑战。

3.1.6.2 外暴露组

暴露组对暴露评估的精确性和可靠性提出了更高的要求,因为它需要从大量的暴

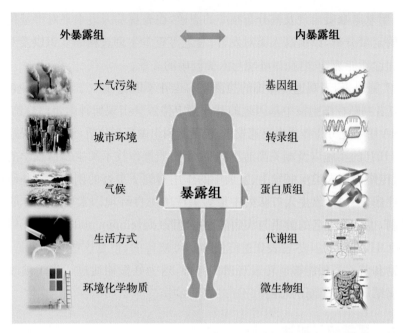

外暴露组　　　　　⟷　　　　　内暴露组

大气污染　　　　　　　　　　　基因组

城市环境　　　　　　　　　　　转录组

气候　　　　　　暴露组　　　　蛋白质组

生活方式　　　　　　　　　　　代谢组

环境化学物质　　　　　　　　　微生物组

图 3-3　人类暴露组示意图

露变量中采集信息。整体环境外暴露经常是通过地理信息描绘的方法，以问卷的方式在群体水平进行测量，如室外的空气污染、噪声、城市环境等，这一点区别于在个体水平进行测量的特定环境暴露。在哮喘的例子中，暴露组意味着同时精确地测量许多室内环境因素（如空气污染、宠物、真菌、灰尘等）、室外环境因素（如空气污染、绿化、城市环境等）、社会因素和生活方式。

暴露模型的优化可以改善个体水平的暴露评估。结合问卷信息和生物标志物建立预测暴露模型就是一种方法。例如，可替宁作为生物标志物可以用来验证问卷中有关吸烟的信息；室内空气污染检测可以用来验证问卷中油烟暴露的问题；智能手机的记录和拍照功能也是非常有前景的工具，可以用于膳食评估等。

群体水平暴露评估的优化可以通过详细描绘人群在环境中的位置和迁移获得。例如，在空气污染评估中，人群的呼吸剂量也是重要的指标，可以通过呼吸率结合个体空气污染的测量评估呼吸剂量；智能手机的传感器和定位功能还可以通过评估体力活动和环境中的位置进行更好的外暴露组评估。

3.1.6.3　内暴露组

内暴露组是指包括各种内在生物因素的内环境，如代谢因素、肠道菌群、感染、氧化应激等。近年来，组学技术在体内、体外研究中的应用快速发展。高通量组学技术在检测中发挥了重要作用，它可以同时检测一类生物分子的集合，包括小分子代谢物（代谢组学）、大分子物质（蛋白质组学）、基因表达谱（转录组学和表观基因组学）和亲电子反应(加合物组学),如空气污染暴露导致的甲基化谱改变、饮食相关的代谢谱改变、化学物质暴露导致的蛋白质谱改变。在人类研究中组学应用比较局限,主要用于预测暴露相关的健康风险。组学技术最大的优势在于其在复合暴露或累积暴露研究中的应用。它们最大的前景在于发现特定的指纹图谱改变,可以描绘机体对暴露组的整体反应,而不用独立地去研究每种暴露的影响[19],这也是传统暴露科学研究的局限所在。无靶标组学数据反映了在整体条件下的暴露反应,为未被识别危险因素的发现提供了线索,并且为暴露相关健康危害的分子机制研究提供了更多的信息。未来组学工具在环境健康研究中的应用需要更加注重研究设计、可重复性、时间变异和大数据的分析。例如,大样本研究需要证明个体内的变异要远远小于暴露所导致的个体间变异。RNA 转录谱、蛋白质谱、代谢谱等会随时间发生改变。如何区别这些改变与暴露的影响将是重要的挑战。

3.1.6.4 动态暴露组

与基因组相对,暴露组是动态变化的[20]。每一年甚至每一小时外环境和内环境都在改变。并且,给定的某一剂量下的暴露在不同的发育时间对健康的影响也是不同的。仅在一个时间点检测暴露组用来描绘其对健康的影响是远远不够的。然而,目前并没有终其一生的前瞻性人群研究解决这一问题。其中一个可能的解决方法是在关键的时点检测暴露组。例如,选择多个队列研究,涵盖个体一生的时间。另外,还可以选择出生人口队列研究,出生前和婴儿期是关键的器官发育期,这一时期也是对环境危险因素的易感期。因此,生命早期将是研究暴露组及其效应的一个关键时间点,出生人口队列在此类研究中将发挥重要作用。

3.1.7 暴露组学的研究方法及其应用

暴露组学作为一种新的研究范例,将传统的"一种暴露--一种疾病"的研究观念,转变为健康是受多种暴露影响的[20]。为了实现真正的暴露组学研究,流行病学研究人员不仅要把从传统资源中获得的暴露和健康信息进行整合,还要重视一些可以从非传统途径获得的数据。2012 年,美国国家科学研究委员会报道了 21 世纪可以用于分析广泛多样的暴露及其生物学效应的技术。这些新的研究技术和方法,给流行病学研究人员提供了更多的选择和工具,研究人员可以从不同的来源获取暴露和健康的信息。

组学技术是当今世界的研究热点。目前,组学技术应用的最大挑战就是如何产生有意义的结果。高通量组学技术的发展使得样本前处理、仪器分析、数据处理变得更加高效,成本也相对降低。利用这些有利的技术,研究人员通过大规模人群的暴露组学研究发现了大量生物标志物。流行病学研究人员需要在理解组学技术原则的前提下适时地决定何时使用它们识别生物标志物。而且,没有哪种技术可以单独地描绘暴露组,必须将组学信息与其他来源的暴露资料结合起来加深人们对病因的认识。例如,有研究人员利用代谢组学方法,把肠道菌群、饮食和心血管疾病很好地联系在一起。人们可以认为,暴露组学的一个优点就是把许多传统的研究工具结合在一起并进行拓展[20]。

暴露组学研究依赖于多种不同的暴露测量方法。完整的个体环境暴露评估需要通过多种方式进行,比如:生物标志物测量(如血液和尿液中的外源性物质代谢产物);使用传感器检测个体所处环境的污染物并评价早期的职业或环境暴露,个体使用传感器也可以检测体力活动和其他暴露;一些量表可以反映压力状态;数据库、地理信息系统、问卷调查是描绘整体外暴露的良好工具,可以获得教育水平、城市化水平、大气污染等信息。其中,生物标志物的测量在暴露组学研究中占有重要地位,特别是组学技术的快速发展让小样本、高通量、相对低成本的暴露检测成为可能。

分子流行病学是暴露组学研究中的关键环节,涵盖了许多暴露评估方法,是一门将生物标志物(暴露标志物、效应标志物、易感标志物)应用于流行病学研究的科学。其中,暴露标志物是最为有效的暴露评估方法,特别是随着加合物组学(即检测所有的蛋白质加合物)的发展,流行病学研究的暴露评估水平也得到很大提高。随着组学技术日渐应用于分子流行病学领域,人们对暴露组学本身及其与疾病关系的理解得到了扩展,并且对多因素对健康和疾病的影响有了更深的认识。

遥感技术是暴露科学的一项重要创新,用于测量不与人群发生直接接触的客体的性质或特点。传感器既可以用于远程监测,还可以用于个体监测,如测量血压、血糖水平等临床信息。同时,新传感器还被开发用于检测生物标志物。这些基于遥感的仪器可以根据个体的位置、活动和生活方式进行连续、实时的暴露监测。智能手机和平板电脑的普及促进了这一技术的发展。苹果公司已经生产出一种基于苹果操作系统的开源框架,应用于帕金森病、哮喘、糖尿病、心脏病和乳腺癌的研究。

地理信息系统(geographical information system,GIS)广泛应用于追踪、获取、编辑、分析、存储以及可视化地理数据。它可以描绘多种类型的数据(如环境、地质、健康相关数据等)以帮助人们理解其中的趋势和特征。由于地理信息系统可以描绘环境污染物的水平,它在流行病学研究中用于人群的暴露评估[21]。例如,美国田纳西大学健康科学中心利用地理信息系统开展了一项长达30年的纵向研究,整合了超过2 000条的环境和健康数据记录。这些数据库包含了大气、气候、水、土地覆盖和土地利用信息,成为公共卫生暴露组数据信息系统的宝贵资源。

使用问卷的现场调查方法可以采集一些没有办法进行定量测量的暴露信息,长期以来都被应用于流行病学研究之中。它们对于采集回顾性的暴露信息也很有优势。处理好这部分信息对于暴露组数据的建模有重要作用。

随着分子医学和组学技术的进步,生物信息学的重要性日益凸显。暴露组学的发展产生了对表型、基因型及暴露数据内在关联进行分析的需求[22]。上述所有的暴露组学研究方法都可能是异质、多元、宏量的。它们甚至可能涉及时间序列,需要有效、快速地进行处理。新的基于暴露组的数据管理、分析和可视化方法需要研究人员付出更多的努力进行开发。良好的全环境关联研究（environment-wide association study, EWAS）通过研究设计可以发现环境相关疾病的生物标志物[23-25]。Patel 等利用 1999—2006 年国家健康和营养调查（NHANES）的化学、临床和问卷信息，分析了多元环境因素与 2 型糖尿病和血清脂质水平之间的关系[23]。该研究采取了 GWAS 的两步分析策略。首先，研究人员控制了混杂因素后，发现一些环境因素集合与 2 型糖尿病或者血清脂质水平显著相关。其次，他们利用 NHANES Ⅰ流行病学随访研究中的独立人群队列验证了前述结果。最终，研究人员识别出一批与结局相关的环境因素。此外，Patel 等还通过整合 GWAS 和 EWAS 结果筛选了基因-环境交互作用。

尽管组学技术是暴露组研究的前沿，但是仅基于组学技术的研究方法并不是总能反映外源性暴露的结果。其他 EWAS 相关的暴露信息，包括人口统计学信息都可以影响暴露。传感器的使用可以帮助人们从人群水平确认暴露的存在，个体监测可以获得生理因素和空间位置。这些方法的综合应用可以更好地帮助人们从整体角度评估研究对象的暴露，从而开展环境健康研究。

3.1.8　人类生命早期暴露组学项目

人类生命早期暴露组学（Human Early-life Exposome，HELIX）项目是欧洲一项新的研究计划，将妊娠期和儿童期（即"生命早期"）作为整个生命历程暴露组的起点[26]。该项目旨在应用暴露组学的研究工具和方法（生物标志物、遥感技术、地理信息系统、个体暴露设备、暴露组学统计工具等），描绘生命早期广泛的物理、化学等环境因素暴露，并分析其与主要儿童健康结局之间的关系（生长发育、肥胖、神经发育、呼吸系统健康等），并建立起生命早期暴露组学的研究方法。下面将对 HELIX 的整体设计和可能面临的问题进行介绍。

3.1.8.1　项目的设计

HELIX 将通过 3 个阶段的实施，建立生命早期暴露组学研究方法和数据库。第一阶段将通过测量外暴露组估计大量的物理和化学暴露信息；第二阶段将测量内暴露组并整合多维的暴露信息（多种暴露、多时间点、个体内部差异）；第三阶段将开发出有效的工具和方法用于评价暴露组对儿童健康的影响。以上 3 个阶段的研究将基于欧洲 6 个地区的出生人口队列研究开展。

3.1.8.2　项目的目标

1) 第一阶段

项目第一阶段的目标是检测和评估外暴露组。具体包括：

（1）估计妊娠期和儿童期食品、消费品、水和室内空气中持久或非持久的污染物暴露水平。

（2）估计妊娠期和儿童期室外环境中物理和化学暴露的水平，包括环境空气污染、环境噪声、紫外线辐射、温度、建筑环境/绿化带。

2) 第二阶段

项目第二阶段的目标是检测内暴露组,整合外暴露组和内暴露组。具体包括:

(1) 定义个体和室外环境中的多种暴露特征,描绘他们的预测因子以及暴露评估的不确定性和变异性。

(2) 通过检测队列儿童生物样本中的代谢物、蛋白质、转录本和 DNA 甲基化描绘环境暴露相关的分子特征。通过生物学通路分析,找到关键的生物学通路,以解释多种暴露因素与儿童健康之间的关系。

3) 第三阶段

项目第三阶段的目标是研究生命早期暴露组对儿童健康的影响。具体包括:

(1) 开发一种新型统计分析方法,分别运用 EWAS、结构方程模型(structural equation modeling,SEM)和贝叶斯概要回归来评估混合暴露特征与儿童健康结局之间的关系。

(2) 重点关注儿童生长发育、肥胖、神经发育和呼吸系统健康,提供暴露与健康效应关系的估计方法。

(3) 估计欧洲普通人群在儿童期由于多种环境暴露所导致的疾病负担。

(4) 为欧洲儿童环境健康领域的风险管理、预防措施等相关政策的制定提供理论依据。

3.1.8.3　队列成员

欧洲现有的 6 个基于人群的出生人口队列研究是 HELIX 项目的基础,包括英国布拉德福德出生队列(BiB)[27]、法国伊甸园母婴队列研究(EDEN)[28]、西班牙婴儿期和儿童期环境队列研究(INMA)[29]、立陶宛考纳斯出生队列(KANC)[30]、挪威亲子队列研究(MoBa)[31]和希腊瑞亚亲子队列(Rhea)[32]。选择这 6 个队列的原因是:① 这 6 个队列都积累了大量从妊娠早期至儿童期的纵向数据;② 它们都可以在 6~9 岁的儿童中开展随访检查,在这一年龄段的儿童中已经能够进行 HELIX 感兴趣的表型的精确测量;③ 每个队列都可以在新的随访研究中,根据 HELIX 标准整合新的问卷、样本采集和临床检查。这几个队列之前已经开展了广泛的合作研究,并将部分数据提交给了欧洲共同体项目。同时,队列的选择也增添了对于地域的考虑,队列研究在欧洲的不同地区采集数据。

3.1.8.4　研究方法

在整体设计上,大规模研究对象的暴露估计将采用问卷和暴露模型的方法。考虑到成本原因,组学生物标志物的测量将在相对较小规模的人群中开展。对个体暴露可变性的评估和验证需要密集地进行数据采集,因此这一部分研究也只能在较小规模人群中开展。因此,HELIX 项目将会实施一种多水平的研究设计,在整体人群中巢式选择子人群,从 4 个不同的水平进行数据采集。

研究者将利用从 6 个队列中 32 000 对母亲和儿童已采集的数据,基于土地利用回归模型的空气污染效应欧洲队列研究(European Study of Cohorts for Air Pollution Effects,ESCAPE)、饮用水消毒副产物暴露模型的健康效应研究、混杂因素和结局变量,产生基线资料。室外环境暴露评估也将在总人群中开展。不同队列的结局数据将根据不同的年龄段进行融合,包括出生结局、出生后生长发育和 BMI、自评的喘息、医生诊断的哮喘、肺功能测定。神经发育将被融合成 5 个方面的数据:整体认知、语言发育、运动能力、社会情绪行为、注意缺陷多动障碍(attention deficit hyperactivity disorder,ADHD)。

HELIX 中的 1 200 对母亲和儿童将组成一个子队列用于全面描绘外暴露组和内暴露组,评估内容包括妊娠期和儿童期基于组学技术的生物标志物检测。这部分研究将评估生命早期暴露组对 1 200 对研究对象的健康影响。每个队列将巢式选择 200 对母亲和儿童组成最终的研究人群。纳入标准包括:① 年龄在 6~9 岁或 7~8 岁,将年龄区间尽可能控制在较窄的范围,以确保组学检测结果和暴露相关行为的可比性;② 保存妊娠期采集的血液和尿液样本,并使样本体积满足后续的组学分析使用需求;③ 从纳入到随访终点均有完整的住址信息;④ 根据医生的判断,研究对象不存在可能影响临床检查或者威胁其自身生命安全的严重健康问题。此外,研究对象纳入时还将考虑协变量信息(如遗传、饮食、社会经济学因素等)的完整性。

研究者将开展定群研究,检测一部分研究对象的暴露标志物或组学标志物,以此估计短期随时间变化的个体行为信息(体力活动、流动性、活跃时间)和室内暴露信息。"儿童定群研究"将按照上述纳入标准,共纳入 HELIX 子队列中的 150 名研究对象(每个队列 25 名)。还有一项必要条件是儿童不会破坏穿戴的设备。所有子队列的家庭都会被邀请参加这部分研究。但考虑到这部分研究需要密集地采集信息,研究人员只选择纳入了依从性最好的家庭,因此样本的随机性得不到保证。"孕妇定群研究"将从队列外重新纳入 150 名孕妇进行研究,因为 HELIX 队列中的孕妇在若干年前已经分娩。纳入标准为暴露单胎妊娠,妊娠时年龄不小于 18 岁,第一次面访在妊娠 20 周之前,住址在 HELIX 队列的研究地区之内。

根据 HELIX 研究中的暴露基线资料和剂量-反应关系,结合文献或者欧洲其他卫生信息登记系统或出生人口队列的数据,研究人员将在更大规模的欧洲人群中评估生命早期暴露的健康效应。

3.2　出生人口队列中的基因-环境暴露组学应用

3.2.1　基因组学在优生优育方面的应用

生育是一个永恒的话题,健康的生殖是子孙后代健康发展的必要条件。1978 年,世界上第一个试管婴儿的到来是人类生殖史的一个里程碑。优生优育是计划生育特定内涵的延伸。中国人口众多，巨大的人口压力将限制社会发展，所以优生优育不仅是提高人口素质的重要手段，也是限制人口发展的重要手段，对全社会有重要的意义。遗传优生学起源于英国，意为"健康遗传"，主要对如何有效降低胎儿畸形发生率进行研究。现在，优生学政策已经成为一项全球性政策，其主要内容是控制新生儿先天性疾病的发生，以达到逐步完善和提高人群遗传素质的目的。

由于中国出生缺陷高发，优生优育的实现面临严峻考验，这已引起相关部门的高度重视。导致出生缺陷的重要原因之一就是遗传因素。自2001年以来，中国已经建立了预防出生缺陷的三级预防体系。一级预防的主体为出生缺陷，通过妊娠前和妊娠早期的健康教育，指导和减少出生缺陷的发生，包括遗传咨询、婚前检查、妊娠早期保健和育龄期选择。二级预防是出生缺陷预防系统的重点，主要包括必需的产前检查和诊断。三级预防是对前两级的补充，主要用于治疗有缺陷的儿童，包括新生儿遗传缺陷筛查及早期干预和治疗。随着基因组学和测序技术的发展，在传统的三级预防出生缺陷系统基础上，应用基因组学研究和新一代遗传检测方法，可以更好地改善产前和产后护理工作[33]，在预防遗传性出生缺陷方面发挥了重要作用[34]。

在出生缺陷预防方面，无创检测胎儿DNA是实现胎儿染色体非整倍体检测的一个新的应用方向。有研究组利用母体血液中游离的胎儿mRNA检测染色体非整倍体，使得通过非侵入性基因检测对胎儿染色体中的非整倍体进行检测成为可能。也有研究组成功地利用高通量测序技术实现了胎儿染色体非整倍体的检测，开启了通过无创基因检测检测胎儿染色体非整倍体的时代[35]。大规模的临床应用也证实了基于母体血液的胎儿游离DNA大规模测序技术检测胎儿染色体非整倍体的可能性。目前，在欧洲、美国、亚洲等地均已开展胎儿染色体非整倍体无创基因检测服务，为传统的唐氏综合征筛查提供了更多的信息。胎儿染色体非整倍体的无创检测具有非常高的灵敏度和极低的假阳性率，这使其成为目前唐氏综合征筛查系统的有力补充。

流产最常见的原因是染色体非整倍体，其次是多倍体和其他染色体异常。基于新一代高通量测序技术的遗传分析也可用于分析导致流产的遗传因素。其优点是所需样品较少，不需要无菌样品，可以分析一些由流产等引起的微缺失和片段重复。利用这种基因检测技术可以分析流产的原因，在某些情况下也可实现生育指导，如夫妻之间有平衡易位的情况。通过各种基因检测技术可以分析和鉴定由染色体的微缺失和片段重复引起的各种遗传缺陷，如通过新一代高通量测序技术和微阵列比较基因组杂交技术都能准确地分析染色体缺陷。

3.2.2 基因组学在遗传性疾病的预防、诊断和治疗中的应用

由于包含遗传信息的基因发生异常改变，导致蛋白质合成受到影响的疾病被称为

预防。

3.2.4 基因组学在人类早期胚胎发育研究中的应用

人类植入前胚胎发育,从受精开始到胚胎在子宫内膜着床,大概需要一个星期的时间。在这个重要的发展阶段,胚胎在细胞和分子水平发生了一系列变化。在细胞水平,卵子经过第二次减数分裂后细胞有丝分裂开始,细胞经历极性化并伴随凋亡和增殖。而在分子水平,受精后第4天到第8天胚胎自身基因开始表达。细胞增殖、分化和凋亡的分子基础是胚胎基因的表达。尤其对于胚胎细胞分化,关键基因的表达是决定其分化的重要因素。基因表达的时间和空间特性决定了器官和组织形成的顺序。因此,阐明基因表达调控模式对人类早期胚胎发育的研究具有重要的意义。

科学家已经开始使用高通量、大规模基因表达检测方法来阐明胚胎发育的分子机制。目前已经对多种模式生物发育过程进行的基因组表达谱鉴定,发现了许多发育过程的有趣现象。例如,对于黑腹果蝇的芯片研究,通过 DNA 芯片监测了数千个果蝇的基因,采用生物信息学技术进行聚类分析,发现许多未知基因可能与果蝇变态相关。小鼠功能基因组学研究也较为深入,在不同阶段卵母细胞、植入前胚胎和胚胎干细胞信号转导途径基因表达的研究中,通过多组织和器官的微阵列研究鉴定了许多组织的特异性基因表达可能与器官发育有关,是功能基因组学和器官发育研究较好结合的实例。

人类胚胎在着床时已经形成了3个胚层:原始内胚层、滋养层和原始外胚层。原始外胚层将发育成胚胎;原始内胚层和滋养层将发育成胚外组织,即卵黄囊和胎盘。胚胎的第一个分化事件——滋养层和内细胞团的形成一直是胚胎发育分子机制研究中的热点。目前,较成熟的研究主要来自小鼠胚胎。由于技术条件、实验材料等方面的限制,人类胚胎细胞早期分化的研究比较少见。随着时代的发展,对植入前胚胎进行体外培养和实验研究的技术已经相对成熟,因此对人类胚胎的研究主要集中在植入前胚胎的研究上。1997年,英国科学家在体外培养人类体外受精卵并建立 cDNA 文库。同年,法国科学家建立了一个人类胚胎的 cDNA 文库。许多研究组已经利用生物芯片、原位杂交和基因表达系列分析(SAGE)技术对胚胎干细胞的不同阶段、人类卵母细胞、早期胚胎及单个器官的发育进行了系统的分析[42]。现在,分子生物学家一直致力于研究基于模式生物形态学事件的潜在机制。然而,对于该模型能否应用于人类胚胎发育仍有保留。人类胚胎发育的分子机制仍有待科学家们进行深入研究。

在21世纪,科学家们不仅利用胚胎的特征对胚胎进行分类,而且在不同组织中引入基因或蛋白质表达分类,以促进基因和蛋白质形态发生的特定时间作为分类标准,即引入"分子标尺"。同时,出生人口队列研究的发展也为人们对早期胚胎发育进行进一步研究提供了可能。

3.2.5　基因组学在母亲妊娠合并症的预测与机制探索中的应用

妊娠合并症是在妊娠之前或妊娠期间发生的非妊娠直接引起的疾病。妊娠合并症是由环境、生活方式、遗传和其他多种因素共同作用引起的一种复杂疾病。妊娠被终止,疾病并不一定消失。严重的妊娠合并症有心脏病、高血压病、糖尿病、肝炎、贫血等。随着人类基因组计划的完成、功能基因组学研究的发展和高通量测序技术的进展,人们发现了许多与妊娠合并症相关的基因,并从遗传学角度揭示了妊娠合并症的机制。

先兆子痫是严重威胁孕产妇的妊娠合并症。随着人类基因组计划的完成和相关理论及技术的发展,对这一疾病在遗传学方面的解析有较大进展。基因组研究发现,先兆子痫的遗传易感性是母体和胎儿基因相互作用的结果。研究人员通过研究鉴定的先兆子痫染色体片段有 20 多处,报道的易感基因有 50 多种,这些染色体片段和易感基因的功能可分为调节脂质代谢和氧化应激、调节血管功能和血管重塑、调节免疫和炎症、调节内皮损伤、调节胎盘植入和遗传印记、调节血栓形成和生长因子六大类[43,44]。

其他妊娠合并症如妊娠糖尿病等在基因组学层面的研究报道较少。基因组学研究已经进入"后基因组时代"[45],高通量测序也为复杂疾病如妊娠合并症的基因研究开辟了新的道路,并提供了新的研究策略。深入探索妊娠合并症的遗传学病因,既有利于对妊娠合并症进行病理生理学解析,又为其临床治疗和预防提供了有力的理论依据。

3.2.6　表观遗传修饰对出生结局的影响

正常的胚胎发育过程伴随着表观遗传修饰的改变。从胚胎的起源即受精作用开始,表观遗传修饰伴随胚胎和胎儿发育的整个过程。成熟的配子基因组与正常体细胞基因组相比呈高度甲基化状态,精子和卵子结合后来自双亲的基因组发生不同程度的主动和被动去甲基化,即亲代甲基化印记的去除。

在过去几十年里,越来越多的研究发现,胎儿生长发育不良与多种疾病如高血压、心脏病、2 型糖尿病等的发病风险增加有关。在这些研究的基础上,Barker 的成人疾病的胎儿起源假说形成并受到广泛关注。胎源性学说的主要观点是宫内的营养状况对胎儿和胎盘的编码过程有重要影响,这些改变可能与成年期的疾病有关。后来,这一观点扩充为生命早期的各种暴露,包括母体压力、环境内分泌干扰物、药物、营养等对胚胎发育可塑性的影响。妊娠期任何微环境的变化都可能会使细胞增殖分化相关的表观遗传修饰发生改变。这种调控的紊乱可能引起基因表达改变和表型差异,引起胚胎发育异常,甚至与成年期的各种慢性病有关。目前,研究最多的是妊娠期营养和环境暴露引起的 DNA 甲基化和组蛋白修饰改变对出生结局的影响。

3.2.6.1　表观遗传修饰与环境

妊娠期胎儿处于宫内环境中,外界环境因素如妊娠期有毒有害物质暴露、母体心理压力和感染等都可以通过多种方式改变胎儿的表观遗传修饰,进而影响其出生结局。外界环境因素一方面可以直接通过胎盘屏障或者改变胎盘的物质交换功能影响胎儿;另一方面可以通过影响母体功能间接作用于胎儿。

胎盘不仅是营养物质从母体循环到胎儿循环的导管,还能促进废弃物的清除,使胎儿免受母体免疫系统攻击及抵抗不利的环境暴露。作为母体与胎儿之间的主要界面,胎盘易受各种环境暴露的影响,妊娠期感染和吸烟等不良环境因素可以通过胎盘表观遗传修饰的改变影响出生结局。例如,妊娠期直肠弯曲菌感染能够引起胎盘胰岛素样生长因子 2(insulin-like growth factor 2, IGF2)基因的表达,不同的感染类型会引起不同的甲基化表现[46]。母亲妊娠期吸烟会使胎盘中 *CYP1A1* 基因启动子区出现低甲基化、AluYb8 重复序列甲基化水平降低,影响子代出生体重和分娩妊娠周数[47]。脐带是母体和胎儿连接的纽带,脐带血在一定程度上能够反映胎儿的宫内生长情况,妊娠期不良环境因素的暴露能够改变脐带血的甲基化水平,间接反映了环境因素对胎儿表观遗传修饰的影响。研究人员认为,妊娠期重金属元素暴露与出生体重有关,但是其表观遗传学机制研究并不多。一项妊娠期镉暴露与子代出生体重的相关性研究发现,妊娠期镉暴露与子代出生体重呈负相关,同时妊娠期镉暴露能够改变脐带血中的甲基化水平,而且这种甲基化水平的改变具有性别差异[48]。此外,母亲妊娠期吸烟者与不吸烟者相比,胎儿脐带血的整体甲基化水平更低,而且这种甲基化水平的改变可能会持续到儿童和成年期,这就是"表观记忆"现象,然而其具体机制尚不清楚。

此外,母亲妊娠期的心理变化也可以通过表观遗传修饰影响子代的出生体重。研究发现,母亲妊娠期抑郁会导致子代低出生体重的风险增加,同时与脐带血中 *MEG3*、*IGF2* 等基因的甲基化水平有关[49]。一项关于妊娠期压力与出生体重的动物实验研究表明,即使是隔代的妊娠期压力也能够缩短妊娠周数、减缓子代的发育速度、延缓神经行为的发育[50]。这些改变与胎儿和子宫中压力相关的 miRNA-200 家族的表达情况有关。

3.2.6.2　表观遗传修饰与营养

叶酸、维生素 B$_{12}$、维生素 B$_6$、胆碱、甜菜碱、甲硫氨酸等均可参与 S-腺苷甲硫氨酸的产生过程,而后者是 DNA、蛋白质和脂质甲基化的重要甲基供体。许多 DNA 甲基化谱在胚胎发育过程中建立起来,妊娠期微量营养素缺乏可能引起胎儿甲基供体摄入不足,从而导致与成年期代谢性疾病相关的表观遗传改变的发生。人类妊娠期微量营养素的水平与先天性心脏病、神经管畸形、低出生体重等不良出生结局密切相关。

整个基因组的 DNA 甲基化改变或者特定位点的甲基化改变可能导致胎儿适应性或者胎盘适应性及功能不良,导致成年期疾病的发生。在冈比亚进行的一个随机对照试验中,实验组给予补充叶酸、维生素 B$_{12}$ 和维生素 B$_6$ 等微量元素,与对照组相比婴儿脐带血中 2 个印记基因的甲基化水平显著降低[51]。此外,脐带血白细胞的整体甲基化水平与母体血清中的维生素 B$_{12}$ 浓度呈显著负相关[52]。虽然关于微量元素补充和

DNA甲基化的研究很多,但结论并不完全一致。同时,目前缺乏叶酸等微量元素过度补充对甲基化影响研究的相关报道。

妊娠期能量摄入不足能够限制胎儿生长,在这一过程中表观遗传发挥了重要作用。胎儿的发育过程需要大量能量供应,饮食中的宏量元素是胎儿生长过程中主要的能量来源。因而糖类、蛋白质、脂质等的平衡对于满足母体和胎儿的能量供应是必需的。营养物质缺乏如蛋白质限制性饮食可以引起胎儿编码过程的关键基因肾上腺糖皮质激素受体基因或者 *IGF2* 基因发生异常甲基化改变。妊娠期蛋白质摄入受限可降低子代肝脏的重量,导致血液中胆固醇的含量增加,而这一改变与 *Cyp7a1* 基因启动子区组蛋白的修饰有关,引起染色质沉默和 *Cyp7a1* 基因表达水平降低[53]。荷兰在1944—1945年经历了大饥荒,这一时期出生的人口(即使是在60多年后)印记基因 *IGF2* 上的DNA甲基化水平仍然比对照组低。这表明生命早期的环境状况可以引起表观遗传改变,而且这种改变可以持续性传递[54]。此外,妊娠期能量摄入过度也会产生不良出生结局,表观遗传在其中也发挥作用。

母体妊娠期疾病、环境暴露、营养等因素都可以改变胎儿的宫内生长环境。这些因素在引起母体表观遗传改变的同时,也影响子代的表观遗传修饰。这种表观遗传修饰异常不仅与出生体重、早产等出生结局有关,而且可能对出生后整个生命阶段的健康有深远影响。生命早期的胚胎发育具有高度的可塑性,遗传和环境因素使得胚胎产生不同的适应性表现,直接影响出生结局和后期健康。随着人们对表观遗传研究的深入,相信利用表观遗传修饰预防、诊断及治疗疾病将不再遥远。

3.2.7　表观遗传学在人类健康中的应用

越来越多的研究发现,表观遗传学在复杂疾病的发生发展中起着重要作用,表观遗传修饰的异常可能会引起机体功能失调甚至疾病的发生[55]。特定的疾病或者环境暴露会引起特征性的表观遗传改变,而且这种改变在一定程度上是可逆的,因而表观遗传修饰在疾病的诊断、治疗和预后中发挥重要作用。

3.2.7.1　表观遗传与肿瘤

肿瘤是导致死亡的主要原因之一,与遗传和环境因素密切相关。正常细胞的恶性转化和转移是肿瘤发生和进展的主要原因,表观遗传在其中起到重要的调控作用。肿瘤细胞常常有抑癌基因CpG岛的过度甲基化,导致抑癌基因的正常功能丧失[17,56]。启动子区CpG岛的过度甲基化同时与组蛋白的修饰状态有关[57],常伴随组蛋白 H4K16 乙酰化和 H4K20 三甲基化的减少[58]。同时,肿瘤细胞伴随着重复序列、组织特异性和印记基因整体水平的低甲基化表现,导致基因印记丢失和基因组的不稳定,进而引起恶性肿瘤的发生。在肿瘤转移的过程中,抑制转移相关的基因呈现高甲基化状态,活性被抑制。一些肿瘤抑制相关的基因如 *p21* 在CpG岛高度乙酰化和高度甲基化的 H3 和 H4 存在时出现转录抑制。

肿瘤发生、发展的不同阶段伴随着不同的甲基化表现,可以从血液、唾液、尿液中检测基因组 DNA 的甲基化水平,从而进行肿瘤的诊断和预后判断。例如,在膀胱癌中,*SFRP1*、*IRF8* 和 *RASSF1A* 基因的甲基化与肿瘤的恶性程度相关,在膀胱癌恶性程度的预测中具有较高的敏感性和特异性[59]。肿瘤患者体内的表观遗传改变常和预后密切相关。例如,*DACT1* 和 *DACT2* 基因启动子区的异常高甲基化发生在食管鳞状细胞癌的进展阶段,是预后不良的标志[60],因此,可以将其作为食管鳞状细胞癌患者预后的评价指标。此外,DNA 去甲基化和去乙酰化抑制剂作为可能逆转肿瘤表观遗传改变的药物,在肿瘤治疗中的作用正在被发掘[61]。

3.2.7.2 表观遗传与 2 型糖尿病

2 型糖尿病是胰岛素敏感性降低伴随胰岛素分泌减少导致的代谢性紊乱。2 型糖尿病患者常因为多种并发症如尿毒症、糖尿病足、糖尿病眼病等导致生活质量下降,2 型糖尿病严重危害中老年人健康。2 型糖尿病的发病原因尚未完全阐明,其中基因和环境因素导致的表观遗传改变占据十分重要的位置。即使是生命早期的环境因素仍然能够影响成年期 2 型糖尿病的发生。一项关于荷兰饥荒的研究发现,宫内生长受限的胎儿成年后,与正常人相比,其 *IGF2* 基因启动子区甲基化水平升高,导致 *IGF2* 表达下降,胰岛素分泌不足[54]。此外,表观遗传可能是高糖导致的微血管病变在血糖降低后仍然进展(即"代谢性记忆")的主要原因[62]。

表观遗传解释了环境因素导致基因表达改变的原因,使人们对 2 型糖尿病的发生有了更加深入的了解,为 2 型糖尿病的预防和治疗提供了新的方案。在疾病预防方面,规避妊娠期的不良环境因素以减少胎源性疾病的发生;在疾病治疗方面,针对 2 型糖尿病患者发生的表观遗传修饰改变设计靶向药物。目前,用于糖尿病治疗的药物在一定程度上影响表观遗传修饰,如以抑胃肽和葡萄糖依赖性促胰岛素分泌多肽处理胰岛细胞能增加组蛋白 H3 的整体乙酰化水平[63]。

3.2.7.3 表观遗传与自身免疫病

自身免疫病是遗传与多种环境因素共同作用的结果,环境因素能够改变 DNA 甲基化表达谱。环境因素影响下的表观遗传修饰紊乱能够引起特定细胞基因的异常表达,导致其自身耐受性丧失。自身耐受性是正常的免疫功能所必需的,自身耐受性缺失会引起自身免疫病。例如,类风湿关节炎、系统性硬化患者 CD4$^+$ T 细胞中 *FOXP3* 基因增强子区域过度甲基化[64];外周血单个核细胞中 miRNA-146a 和 miRNA-155 表达增加,并且与疾病的活动度有关[65]等。这些都是表观遗传修饰在疾病中的特征性表现。表观遗传通过调控基因的表达影响多种自身免疫病的发生和发展。年龄、性别、吸烟、饮酒等多种环境因素也能够通过影响表观遗传改变基因的表达。

针对表观遗传修饰在自身免疫病发病中的作用,部分药物能够通过改变表观遗传修饰治疗或者缓解疾病。例如,全反式视黄酸是一种维生素 A 的衍生物,能够增加 *Foxp3*

基因启动子区组蛋白乙酰化和甲基化,促进调节性 T 细胞的分化[66]。氨甲蝶呤是一种常见的类风湿关节炎治疗药物,能够增加患者外周血中单个核细胞的甲基化水平。

3.2.7.4　表观遗传与产前诊断

优生优育是提高人口素质的重要方法。目前常用绒毛活检、羊水穿刺等方法获得胎儿染色体,进行染色体和基因诊断等,以减少先天性疾病新生儿的出生。目前已经知道许多表观遗传改变和出生结局相关,因而采用表观遗传学检测方法有助于发现胎儿染色体异常和妊娠相关疾病。胎儿和孕妇存在微嵌合情况[67],即胎儿的细胞和游离 DNA 可以经过胎盘屏障进入母体外周血,通过检测母体外周血中游离的胎儿 DNA 可以避免对羊膜腔的侵入性操作。

母体和胎儿基因组 DNA 的甲基化位点存在差异,可以通过这些差异识别胎儿 DNA。通过寻找不同染色体上关键位点的甲基化情况,明确该染色体的甲基化数量,进而诊断染色体非整倍体疾病。例如,唐氏综合征发病率较高,是产前诊断的重要关注点,第 21 号染色体上 *AIRE*、*SIM2* 和 *ERG* 基因的甲基化表现在母体和胎儿之间存在差异,可以作为胎儿的标志物诊断唐氏综合征[68]。

总之,随着疾病领域表观遗传改变研究的深入,导致疾病发生的关键分子机制得以阐明,因而表观遗传修饰有望作为分子标志物,用于疾病的筛查和诊断,同时作为治疗预后判断的标志物。此外,针对发病机制的表观遗传治疗也是疾病治疗的一个新思路,主要为针对 DNA 甲基化和组蛋白去乙酰化的药物治疗。然而表观遗传机制尚未清楚,因而表观遗传治疗目前仅处于起始阶段,远远没有达到成熟。

3.2.8　基因组学在妊娠前、产前、新生儿护理中的应用

遗传研究使人类步入前所未有的生物医学大数据时代,基于遗传信息的精准医学带动了医疗行业的转型。精准医学依靠遗传检测技术和大数据分析了解个人健康状况和潜在疾病,对个人的健康进行干预,最大限度地发挥治疗效果,并通过应用靶向药物在疾病诊断和治疗过程中减少不良反应[69]。

随着基因组学和大数据时代的到来,医护人员的理念和行为将发生深刻的变化,现有的护理培训课程不能满足新时代的护理工作要求。从基因组学和基因组学的最新研究进展可以预测未来护理的发展方向和工作领域的变化。例如,精准护理强调对护理对象进行个性化和精细的护理,特别是妊娠前、产前孕妇和新生儿,许多评估标准和实施指南是基于成人的,存在一些限制。如何为患者提供最优质的护理服务,精准护理将是未来护理发展的方向。

在临床护理工作中使用基因组学知识的例子有很多。研究人员通过进行 DNA 甲基化和维生素 D 相关蛋白质表达的全基因组研究与先兆子痫之间的关系,发现妊娠期间缺乏维生素 D 供应是先兆子痫的一种危险因素[70]。此外,围生期表观遗传学研究结

果显示,围生期使用合成催产素、抗生素和接受剖宫产手术可导致后代哮喘、婴儿细支气管炎、湿疹、2型糖尿病、多发性硬化和肥胖等疾病发病率增高。

随着基因组学逐渐渗透到护理学,人们应该更加重视基因组学在妊娠前、产前和新生儿护理中的重要性,加强对护士的强化训练。

3.2.9 基因组学在辅助生殖技术中的应用

从1978年第一例试管婴儿露易丝·布朗出生开始,人类辅助生殖技术(assisted reproductive technology,ART)经历了一系列发展过程,如卵巢刺激、体外受精-胚胎移植、植入前遗传诊断、卵胞浆内单精子注射、体外培养、未成熟卵培养等(见图3-4)。经过近30年的发展,现在每年世界上有超过40万个ART婴儿出生。截至2007年6月,中国已核准95个ART中心,常规ART在临床应用中普遍存在,但基础研究存在严重不足[71]。2001年,6个国家联合发表了人类基因组图谱和初步分析结果,生命科学开始进入“后基因组时代”,即功能基因组学时代。ART是近几十年来最有效的治疗不孕不育症的方法,这是一个跨学科研究的新领域。近年来,许多研究都指出,ART子代不良健康后果风险高于自然妊娠后代,但相关机制尚不明确。妊娠期间,ART女性的流产风险较正常妊娠女性增加20%～33%,分娩极低出生体重儿风险为正常妊娠女性的1.70～1.77倍,分娩小于胎龄儿风险增加1.50倍;而围生期荟萃分析结果显示,通过卵胞浆内单精子注射(intracytoplasmic sperm injection,ICSI)或体外受精(in vitro fertilization,IVF)治疗后分娩严重畸形患儿,尤其是罕见疾病患儿的风险远高于自然妊娠,而且越来越多的研究数据增加了人们对ART安全性的担忧[72]。

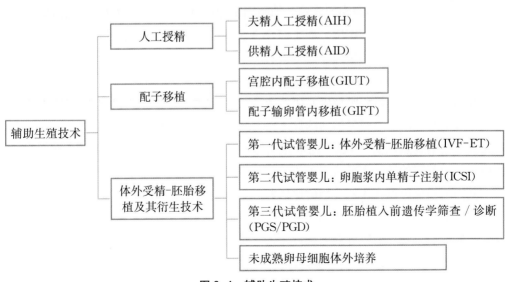

图3-4 辅助生殖技术

随着基因组学的发展，人类配子、合子形成和着床前胚胎在生长发育不同阶段的基因表达和相互作用机制逐渐被认识，ART 也取得了进步和发展。

3.2.9.1　精子的检测

睾丸分化是否正常和精子能否顺利生成是正常男性生育能力的基础，而任何环节的问题都可能导致不育。辅助生殖技术与显微外科技术的结合，将福音带给许多具有精子活力、功能和形态异常的男性不育患者，但仍然存在一定局限性。基因诊断技术在研究男性不育症病因中具有重要意义。以往的研究只探索几个基因的表达或功能，基因组学使人们可以发现与男性不育相关联的新的功能基因，并结合现有技术进行研究。

研究者通过基因芯片探索精子发生的机制，扩增和纯化约 10 000 个商品化的人睾丸 cDNA 文库片段。结果发现 GenBank 中一些表达差异尚未记录的 cDNA 克隆，具有进一步的研究价值[73]。Mclean 等发现了在大鼠睾丸支持细胞中由促卵泡激素（follicle-stimulating hormone，FSH）调控的基因，为进一步研究精子生成和睾丸支持细胞的信号转导途径提供了相关的生物信息[74]。为了探索与精子发生相关基因的表达，研究人员使用 cDNA 微阵列研究了从小鼠睾丸组织分离的精母细胞、圆精子细胞、长精子细胞等 6 个不同发育阶段的生精细胞中 1 176 个已知基因的表达谱。结果共检测到 260 个基因在生精细胞 6 个不同发育阶段的表达，其中一些基因的表达存在差异。这些数据为精子发生相关基因的进一步研究提供了新的信息，部分基因可作为精子发生细胞不同阶段的分子标记[75]。

3.2.9.2　卵母细胞和卵丘颗粒细胞的相关研究

随着辅助生殖技术的逐渐发展，人类对卵子的研究也日益增多。卵子的成熟包括核的成熟、细胞质的成熟和膜的成熟。细胞周期蛋白、脂质、Ca^{2+}、生长因子在卵子成熟过程中发挥了不可替代的作用。卵子 cDNA 文库的建立使得研究人员可以研究凋亡蛋白、减数分裂相关蛋白、膜蛋白、分泌蛋白、卵子成熟相关的基因表达[72]。基因组学的发展为探索卵子成熟的确切机制和发现新的功能基因提供了潜在可能。

在卵母细胞成熟过程中特定基因的上调或下调对了解卵母细胞生物学特性及为发育型卵母细胞的潜力检测提供新的标志物有重要帮助。有研究使用高通量测序检测体外卵母细胞的成熟程度[73]，在不同培养条件下，卵母细胞的基因转录水平存在差异，因此检测关键基因的转录水平可用于改善体外培养成功率。

基因组学也可以在体外受精前评估卵母细胞的受精潜能。有研究从遗传水平分析成熟卵母细胞的异常表现[74,75]，选择全基因组中的 3 000 个基因，并将成熟卵母细胞体外受精失败与正常受精卵母细胞进行比较。结果观察到未经处理的成熟卵母细胞出现与受精失败类似的基因突变，伴随细胞生长因子、减数分裂和凋亡相关基因表达的缺失。通过体外受精形态观察筛选的高质量卵母细胞也有可能携带与成熟卵母细胞活化失败相关的异常表达基因,并且这些特异性基因的表达可能导致受精失败。

围绕卵母细胞的颗粒细胞层被称为卵丘颗粒细胞。一方面,卵丘颗粒细胞可通过间隙连接向卵子提供氨基酸、核糖核酸或其他代谢物,并且卵丘颗粒细胞可以释放和储存特定蛋白质和生长因子。这些物质在卵母细胞成熟和胚胎发育过程中有一定的表达顺序,或通过选择性释放调节胚胎每个时期的发育[76]。另一方面,卵母细胞分泌的一些重要因子可通过旁分泌促进卵丘颗粒细胞增殖和分化[77]。

3.2.9.3 植入前胚胎的研究

目前,体外受精胚胎植入率和临床妊娠率仍然不高,许多学者认为缺乏选择潜力胚胎的标准。在体外受精中,早期胚胎的一般形态和裂解率在一定程度上反映了胚胎发育和种植的潜力。但许多在形态上品质较高的胚胎没有获得良好的妊娠结局,因此,植入前胚胎的简单形态学分析不能用作植入潜力量度的唯一标准。一些研究表明,某些基因的表达水平可以用作标志信号评估卵母细胞和胚胎的发育潜力。近年来,基因组学的出现可以为选择高质量的胚胎提供更合适的标志基因。基因组学已经用于寻找与胚胎移植和胎盘形成有关的基因,并且一些重要的基因已经被发现。有研究表明,子宫活化后 27 个基因在植入部位上调,差异表达的基因主要参与细胞因子信号转导和免疫调节等过程,为探索适宜的种植前内膜环境提供了极为重要的依据[78,79]。

基因组学在短短数十年时间里显示出巨大的发展潜力。尽管仍然存在很多问题,但随着科学技术的飞速发展,基因组学将不断完善并显现其特有的优越性。辅助生殖技术在过去几十年的发展过程中为众多不孕不育的患者带来巨大福音,具有非常良好的发展前景,但同时也面临着极其严峻的挑战[80]。如何提高卵子的质量、选择具有较高发育潜能的胚胎、获得更高的妊娠率、进行更完善的胚胎植入前遗传诊断等,都是目前的研究重点。随着技术的不断完善,辅助生殖领域面临的难题也会逐步被攻克,最终实现人类对生殖的调控。

3.2.10 出生人口队列中的环境暴露组学应用

生命早期是组织器官快速生长发育的时期。与成年期相比,这一时期人体对环境中的物理、化学、生物等有害因素更加易感。因此,生命早期的环境暴露可能在出生时直至远期造成严重的健康危害,包括早产、低出生体重、先天畸形等不良出生结局,以及肥胖、呼吸系统疾病、儿童期癌症、学习障碍和神经行为异常等问题。

3.2.10.1 环境暴露组学研究成为一种研究取向

世界范围内的学者都积极开展流行病学研究,探索生命早期环境暴露对妊娠结局和儿童健康的影响。然而,先前的研究大多采用回顾性研究的设计,缺乏完整的暴露和结局测量信息。因此,出生人口队列被认为是这一研究领域的理想工具,它可以前瞻性、多时点地采集暴露和结局信息,从而确证因果关系。此外,出生人口队列在实施过程中还可以采集生物样本,以开展易感标志物、暴露标志物和早期效应标志物的检测。近 20 年,欧洲、北美和亚洲相继建立了多个出生人口队列。目前,还有更多的出生人口队列研究正在筹备中。部分队列之间还开展了合作研究,为生命早期环境暴露的健康效应研究做出巨大贡献。随着暴露组学概念的提出和完善,越来越多的学者摒弃了此前"一种暴露-一种疾病"的研究方法,更加重视多种暴露的共同效应,以暴露组学的视野解决这一科学问题。

3.2.10.2　应用实例

1) 金斯顿过敏反应出生队列:通过暴露组学的视野研究呼吸系统结局

金斯顿过敏反应出生队列(Kingston Allergy Birth Cohort,KABC)是首个研究过敏性疾病的前瞻性出生人口队列[81]。队列建立在加拿大西南部城市金斯顿的金斯顿综合医院。在妊娠中期或者妊娠晚期纳入年龄在 18 周岁以上的孕妇。纳入标准包括:可以提供脐带血,没有先兆子痫或者胰岛素依赖型糖尿病,可以通过英文沟通并提供手写《知情同意书》。

研究者最终共纳入 560 名孕妇,分别在妊娠晚期及儿童出生后 6、12、24 个月进行问卷调查,收集暴露和结局信息。问卷所涉及的信息包括人口统计学信息,父母过敏性疾病、哮喘、吸烟情况,家庭和外环境暴露,以及儿童呼吸系统症状(如非感冒的喘息或咳嗽)。通过暴露因素的非参数相关性分析建立暴露组学网络,利用多元 Cox 比例风险回归模型分析儿童早期呼吸系统症状与暴露组的关系。

结果发现金斯顿过敏反应出生队列在 3 个暴露组区域呈现多样性,分别是整体外部(社会经济学特征、农村或城市居住地)、特定外部(吸烟、母乳喂养、真菌或潮湿)及内部(呼吸系统健康、妊娠周数)。来源于不同暴露组区域的暴露因素之间也有显著关联。儿童非感冒的喘息或咳嗽症状的发生与出生前烟草暴露、室内真菌或潮湿空气以及空气清新剂的使用显著相关;而母乳喂养、年长的兄弟姐妹、较长的妊娠周数则可以显著降低呼吸系统症状的发生。

2) 布拉德福德出生队列:饮用水中三卤甲烷及卤乙酸混合暴露和不同种族出生体重

2007 年布拉德福德出生队列(BiB)在英国的第六大城市布拉德福德建立[82]。这项队列研究的目标是探索遗传、营养、环境、行为和社会因素对儿童健康和生长发育的影响。研究者在布拉德福德皇家医院招募研究对象。潜在对象为妊娠 26~28 周的妇女,唯一的排除标准是计划在分娩之前离开布拉德福德。在纳入者提供《知情同意书》之后研究人员就开始采集信息和收集生物样本。

在排除了信息不完整的记录后,该项研究最终共纳入 13 525 名儿童。种族、出生体重、妊娠周数和妊娠期健康相关的信息均通过临床记录得到。饮用水消毒副产物(disinfection by-products,DBP)——三卤甲烷(trihalomethanes,THM)和卤乙酸

(haloacetic acids，HAA)在饮用水中的含量由约克郡水务公司提供。该公司的水供应覆盖整个研究区域。问卷中的自来水使用信息被用于估计自来水使用习惯和用量。结合以上信息建立预测模型评估个体单独的 THM 暴露、HAA 暴露和 THM-HAA 混合暴露。采用多元线性回归模型分析 DBP 暴露、种族和出生体重之间的关系。

结果发现 THM 高暴露组的巴基斯坦婴儿的出生体重显著低于低暴露组的婴儿，而在英国白种婴儿中没有观察到类似的关联。此外，无论是 HAA 单独暴露还是与THM 混合暴露都与出生体重有关。在调整饮用水暴露后，研究者还发现通过淋浴、沐浴、游泳途径暴露于 THM 可以显著降低巴基斯坦婴儿的出生体重。这项研究首次利用大样本的出生人口队列探讨了 THM-HAA 混合暴露对后代生长发育的影响，为广泛全面的暴露组学研究开拓了道路。

3）INMA-阿尔萨德出生队列：妊娠期暴露组

INMA 是西班牙覆盖 7 个地区的出生人口队列研究，旨在探索妊娠期和儿童早期环境污染物暴露对生长发育的影响。阿尔萨德出生队列是位于加泰罗尼亚地区 INMA的子队列[83]。2004—2006 年间，研究者从总人群中纳入处于妊娠早期的 728 名孕妇。纳入标准包括年龄不小于 16 岁、计划在开展出生人口队列研究的医院分娩、单胎妊娠和非辅助生殖妊娠且交流没有障碍。

研究者评估了整个妊娠期的 81 种暴露。监测数据包括：孕妇血清中的氯代有机物（农药）、多氯联苯（polychlorinated biphenyls，PCB）和全氟/多氟烷基化合物（per-and poly-fluoroalkyl substances，PFAS）；脐带血中的汞；母乳中的多溴联苯醚（polybrominated diphenyl ethers，PBDE）；孕妇尿液中的金属、邻苯二甲酸、双酚 A（bisphenol A，BPA）（妊娠早期和妊娠晚期测量值的均值）和可替宁（妊娠晚期）；大气污染物（氮氧化合物、$PM_{2.5}$、PM_{10}、炭黑、多种元素组分）、建筑环境、噪声和地表温度的地理空间模型与遥感数据；妊娠晚期问卷信息，包括 4 个家庭环境相关的二元变量——烹饪油烟、家庭和花园农药使用、环境烟草暴露。85% 样本中未检出的物质｛包括脐带血铅、PCB28、PCB52、PCB101、PCB118、双氯二苯三氯乙烷[2,2-bis(p-chlorophenyl)-1,1,1-trichloroethane，DDT]、PBDE17、PBDE28、PBDE66、PBDE71、PBDE138、PBDE190｝被排除。饮水习惯用于计算饮用水消毒副产物（总三卤甲烷、溴化三卤甲烷、三氯甲烷）。统计方法采用配对皮尔森相关和多元相关分析以及主成分分析，评估暴露之间的关联。

结果发现 9 种暴露因素（11%）至少与一种其所在家族之外的暴露因素之间存在相关性，相关系数在 0.05 以上。整个暴露数据集的变异可以被 40 个主成分所解释（解释度为 99.5%）。以上结果提示，未来的暴露组学研究应当考虑暴露因素之间的相关性。这种相关性可以用于暴露组学研究中混杂因素的调整。

3.3 基因-环境暴露组学与出生人口队列结合助推精准预防

基因-环境暴露组研究对环境健康标准、干预靶标和选择性治疗等政策的制定具有重要意义,可以降低人口疾病负担,减少社会成本,进一步提高出生人口素质和健康水平。例如,美国环境保护署(U. S. Environmental Protection Agency,EPA)的《清洁空气法案》为保护遗传易感人群制定了多项标准。通过出生人口队列确认生命早期暴露组与不良出生结局及远期健康效应之间的关联,结合系统生物学的高通量检测技术鉴定易感基因、筛选潜在的生物标志物,将为我国制定相应的出生人口干预措施提供科技支撑。

由于暴露组贯穿个体的一生,具有不稳定性和多变性,研究中还需要考虑复杂混合暴露及可能的基因-环境交互作用的影响。在生命早期的产检或体检中安排易感标志物、暴露标志物、效应标志物的筛查,推测有害环境暴露的来源,在个体未进入患病阶段就进行疾病预警和防治。

然而到目前为止,人们对于基因-环境暴露组交互作用的认识有限,把科学认识转化成风险评估的依据并制定可靠预防策略的进展仍然非常缓慢。制定切实可行并且完善的环境健康研究路线图将是未来的重大战略问题。由于出生人口的健康问题主要由环境因素、遗传因素以及环境-基因交互作用所致,仍有很多问题尚待解决,包括:① 各种环境因素单独或联合作用对出生人口健康的影响程度、影响时效如何? ② 如何追溯历史暴露、如何建立不同环境暴露与出生人口队列人口健康的完整因果关系? ③ 如何清晰区分混杂因素的影响? ④ 如何深入分析环境因素影响出生人口队列人口健康的机制? 新一代的测序技术、系统生物学方法以及有针对性的生物信息学分析技术的开发也是未来基因-环境暴露组学研究至关重要的环节。

3.4 小结与展望

以往,生物学家认为个体的性状是由基因决定的,来自双亲的遗传物质决定了机体的基因型,进而决定了机体的表型。随着人类基因组计划和表观基因组计划的先后启动,人们发现了复杂疾病发生过程中的异常遗传信息改变,并且这种改变并非全部来源于亲代遗传,生命早期和后天的环境因素同样发挥着重要作用。由于生命早期和后天的环境因素能够改变基因的表达和功能,进而影响疾病的发生,在疾病发生过程中个体基因的检测和暴露的评估对疾病的起源和发展研究十分重要。人类基因组中大部分的遗传变异或单核苷酸多态性都是低度外显的。但是在特定环境暴露存在的前提下,某种单核苷酸多态性的高频发生,也意味着即便是低度外显,这些环境暴露也能从根本上增加人群的疾病发生风险。人们公认,环境暴露在常见慢性病的发生发展过程中起着重要作用,是经济发达国家疾病负担的主要来源。对于环境暴露,特别是环境化学物质暴露的检测,也从最初的单纯依赖调查表和单个暴露指标检测转变为依靠暴露组学全面检测多种复杂化合物的内暴露和外暴露,以及通过个体监测、动态监测等多种更加精确的手段进行检测。

尽管如此,人们仍然缺乏对环境暴露相关疾病的认识,对出生人口队列研究中环境暴露与遗传易感性相互作用的探索还处于初始阶段。随着二代测序的迅猛发展和三代测序的崛起,人类遗传物质得到了更加快速且详细的分析,疾病的发生能够得到分子水平的精确定位。通过人类基因组测序,阐明了与慢性病的自然发生相关的基因表达、蛋白质功能和生物化学途径,从而有助于人类进一步开发有效的治疗手段和改善患者管理措施。随着基因-环境暴露组学的发展,人们开发了高效、有前景的工具和技术手段,这为开展环境与出生人口队列人口健康相关的研究工作提供了技术支持,为环境问题、人口质量等重要社会发展问题探索了解决方案,为精准预防的实施提供了可能。基因-环境暴露组学研究必将成为未来具有重大科学意义和实际应用价值的研究领域。

参考文献

[1] Alivisatos A P, Jonsson K P, Peng X, et al. Organization of "nanocrystal molecules" using DNA [J]. Nature, 1996, 382(6592): 609-611.

[2] Berman H M. Crystal studies of B-DNA: the answers and the questions[J]. Biopolymers, 1997, 44(1): 23-44.

[3] Buckle V J, Edeards J H, Evans E P, et al. Chromosome maps of man and mouse Ⅱ[J]. Clin Genet, 1984, 26(1): 1-11.

[4] Carver E A, Stubbs L. Zooming in on the human-mouse comparative map: genome conservation re-examined on a high-resolution scale[J]. Genome Res, 1997, 7(12): 1123-1137.

[5] Holmquist G P. Chromosome bands, their chromatin flavors, and their functional features[J]. Am J Hum Genet, 1992, 51(1): 17-37.

[6] König P, Rhodes D. Recognition of telomeric DNA[J]. Trends Biochem Sci, 1997, 22(2): 43-47.

[7] Wagner A. How to reconstruct a large genetic network from n gene perturbations in fewer than n(2) easy steps[J]. Bioinformatics, 2001, 17(12): 1183-1197.

[8] De Smet R, Marchal K. Advantages and limitations of current network inference methods[J]. Nat Rev Microbiol, 2010, 8(10): 717-729.

[9] 刘万霖,李栋,朱云平,等. 基于微阵列数据构建基因调控网络[J]. 遗传,2007,29(12):1434-1442.

[10] 赵红. 利用动态贝叶斯网构建基因调控网络的研究进展[J]. 数学建模及其应用,2012,1(4):

5-11.

[11] Wild C P. The exposome: from concept to utility[J]. Int J Epidemiol, 2012, 41(1): 24-32.

[12] Lim S S, Vos T, Flaxman A D, et al. A comparative risk assessment of burden of disease and injury attributable to 67 risk factors and risk factor clusters in 21 regions, 1990-2010: a systematic analysis for the Global Burden of Disease Study 2010[J]. Lancet, 2012, 380(9859): 2224-2260.

[13] Manier S, Park J, Capelletti M, et al. Whole-exome sequencing of cell-free DNA and circulating tumor cells in multiple myeloma[J]. Nat Commun, 2018, 9(1): 1691.

[14] Kornberg R D, Lorch Y. Twenty-five years of the nucleosome, fundamental particle of the eukaryote chromosome[J]. Cell, 1999, 98(3): 285-294.

[15] Lennartsson A, Ekwall K. Histone modification patterns and epigenetic codes[J]. Biochim Biophys Acta, 2009, 1790(9): 863-868.

[16] Murrell A, Rakyan V K, Beck S. From genome to epigenome[J]. Hum Mol Genet, 2005, 14 (Spec No 1): R3-R10.

[17] Jones P A, Martienssen R. A blueprint for a human epigenome project: The AACR Human Epigenome Workshop[J]. Cancer Res, 2005, 65(24): 11241-11246.

[18] Wild C P. Complementing the genome with an "exposome": the outstanding challenge of environmental exposure measurement in molecular epidemiology[J]. Cancer Epidemiol Biomarkers Prev, 2005, 14(8): 1847-1850.

[19] Vrijheid M. The exposome: a new paradigm to study the impact of environment on health[J]. Thorax, 2014, 69(9): 876-878.

[20] DeBord D G, Carreón T, Lentz T J, et al. Use of the "exposome" in the practice of epidemiology: a primer on-omic technologies[J]. Am J Epidemiol, 2016, 184(4): 302-314.

[21] Rappaport S M. Biomarkers intersect with the exposome[J]. Biomarkers, 2012, 17(6): 483-489.

[22] Nuckols J R, Ward M H, Jarup L. Using geographic information systems for exposure assessment in environmental epidemiology studies[J]. Environ Health Perspect, 2004, 112(9): 1007-1015.

[23] Patel C J, Chen R, Kodama K, et al. Systematic identification of interaction effects between genome- and environment-wide associations in type 2 diabetes mellitus[J]. Hum Genet, 2013, 132 (5): 495-508.

[24] Patel C J, Cullen M R, Ioannidis J P, et al. Systematic evaluation of environmental factors: persistent pollutants and nutrients correlated with serum lipid levels[J]. Int J Epidemiol, 2012, 41 (3): 828-843.

[25] Patel C J, Manrai A K. Development of exposome correlation globes to map out environment-wide associations[J]. Pac Symp Biocomput, 2015: 231-242.

[26] Vrijheid M, Slama R, Robinson O, et al. The human early-life exposome (HELIX): project rationale and design[J]. Environ Health Perspect, 2014, 122(6): 535-544.

[27] Wright J, Small N, Raynor P, et al. Cohort Profile: the Born in Bradford multi-ethnic family cohort study[J]. Int J Epidemiol, 2013, 42(4): 978-991.

[28] Drouillet P, Kaminski M, De Lauzon-Guillain B, et al. Association between maternal seafood consumption before pregnancy and fetal growth: evidence for an association in overweight women. The EDEN mother-child cohort[J]. Paediatr Perinat Epidemiol, 2009, 23(1): 76-86.

[29] Guxens M, Ballester F, Espada M, et al. Cohort profile: the INMA — INfancia y Medio Ambiente — (Environment and Childhood) Project[J]. Int J Epidemiol, 2012, 41(4): 930-940.

［30］Grazuleviciene R，Danileviciute A，Nadisauskiene R，et al. Maternal smoking，GSTM1 and GSTT1 polymorphism and susceptibility to adverse pregnancy outcomes［J］. Int J Environ Res Public Health，2009，6(3)：1282-1297.

［31］Magnus P，Birke C，Vejrup K，et al. Cohort profile update：the Norwegian Mother and Child Cohort study（MoBa）［J］. Int J Epidemiol，2016，45(2)：382-388.

［32］Chatzi L，Plana E，Daraki V，et al. Metabolic syndrome in early pregnancy and risk of preterm birth［J］. Am J Epidemiol，2009，170(7)：829-836.

［33］中华人民共和国卫生部.《中国出生缺陷防治报告(2012)》问答［J］.中国实用乡村医生杂志,2012, 19(20)：3-5.

［34］de la Paz M P，Villaverde-Hueso A，Alonso V，et al. Rare diseases epidemiology research［J］. Adv Exp Med Biol，2010，686：17-39.

［35］Zhang K，Huang K，Luo Y，et al. Identification and functional analysis of long non-coding RNAs in mouse cleavage stage embryonic development based on single cell transcriptome data［J］. BMC Genomics，2014，15：845.

［36］Bergner A L，Bollinger J，Raraigh K S，et al. Informed consent for exome sequencing research in families with genetic disease：the emerging issue of incidental findings［J］. Am J Med Genet A， 2014，164A(11)：2745-2752.

［37］Saunders C J，Miller N A，Soden S E，et al. Rapid whole-genome sequencing for genetic disease diagnosis in neonatal intensive care units［J］. Sci Transl Med，4(154)：154ra135.

［38］Stocks N P，Broadbent J L，Lorimer M F，et al. The Heart Health Study — increasing cardiovascular risk assessment in family practice for first degree relatives of patients with premature ischaemic heart disease：a randomised controlled trial［J］. BMC Fam Pract，2015， 16：116.

［39］Myers R E，Ruth K，Manne S L，et al. Effects of genetic and environmental risk assessment feedback on colorectal cancer screening adherence［J］. J Behav Med，2015，38(5)：777-786.

［40］Superko H R，Roberts R，Agatston A，et al. Genetic testing for early detection of individuals at risk of coronary heart disease and monitoring response to therapy：challenges and promises［J］. Curr Atheroscler Rep，13(5)：396-404.

［41］Ganna A，Magnusson P K，Pedersen N L，et al. Multilocus genetic risk scores for coronary heart disease prediction［J］. Arterioscler Thromb Vasc Biol，2013，33(9)：2267-2272.

［42］Joshi A，Beck Y，Michoel T. Multi-species network inference improves gene regulatory network reconstruction for early embryonic development in Drosophila［J］. J ComputBiol，2015，22(4)： 253-265.

［43］Ornaghi S，Mueller M，Barnea E R，et al. Thrombosis during pregnancy：risks，revention，and treatment for mother and fetus — harvesting the power of omic technology，biomarkers and in vitro or in vivo models to facilitate the treatment of thrombosis［J］. Birth Defects Res C Embryo Today，2015，105(3)：209-225.

［44］Kim M，Cooper B A，Venkat R，et al. GEneSTATION 1.0：a synthetic resource of diverse evolutionary and functional genomic data for studying the evolution of pregnancy-associated tissues and phenotypes［J］. Nucleic Acids Res，2016，44(D1)：D908-D916.

［45］Kumar A，Thotakura P L，Tiwary B K，et al. Target identification in Fusobacterium nucleatum by subtractive genomics approach and enrichment analysis of host-pathogen protein-protein interactions［J］. BMC Microbiol，2016，16：84.

［46］Barros S P, Offenbacher S. Epigenetics: connecting environment and genotype to phenotype and disease[J]. J Dent Res, 2009, 88(5): 400-408.

［47］Suter M A, Anders A M, Aagaard K M. Maternal smoking as a model for environmental epigenetic changes affecting birthweight and fetal programming[J]. Mol Hum Reprod, 2013, 19 (1): 1-6.

［48］Kippler M, Engström K, Mlakar S J, et al. Sex-specific effects of early life cadmium exposure on DNA methylation and implications for birth weight[J]. Epigenetics, 2013, 8(5): 494-503.

［49］Liu Y, Murphy S K, Murtha A P, et al. Depression in pregnancy, infant birth weight and DNA methylation of imprint regulatory elements[J]. Epigenetics, 2012, 7(7): 735-746.

［50］Yao Y, Robinson A M, Zucchi F C, et al. Ancestral exposure to stress epigenetically programs preterm birth risk and adverse maternal and newborn outcomes[J]. BMC Med, 2014, 12: 121.

［51］Cooper W N, Khulan B, Owens S, et al. DNA methylation profiling at imprinted loci after periconceptional micronutrient supplementation in humans: results of a pilot randomized controlled trial[J]. FASEB J, 2012, 26(5): 1782-1790.

［52］McKay J A, Groom A, Potter C, et al. Genetic and non-genetic influences during pregnancy on infant global and site specific DNA methylation: role for folate gene variants and vitamin B12[J]. PLoS One, 2007, 7(3): e33290.

［53］Sohi G, Marchand K, Revesz A, et al. Maternal protein restriction elevates cholesterol in adult rat offspring due to repressive changes in histone modifications at the cholesterol 7alpha-hydroxylase promoter[J]. Mol Endocrinol, 2011, 25(5): 785-798.

［54］Heijmans B T, Tobi E W, Stein A D, et al. Persistent epigenetic differences associated with prenatal exposure to famine in humans[J]. Proc Natl Acad Sci U S A, 2008, 105(44): 17046-17049.

［55］Li J, Chen L, Tang Q, et al. The role, mechanism and potentially novel biomarker of microRNA-17-92 cluster in macrosomia[J]. Sci Rep, 2015, 5: 17212.

［56］Herman J G, Baylin S B. Gene silencing in cancer in association with promoter hypermethylation [J]. N Engl J Med, 2003, 349(21): 2042-2054.

［57］Esteller M. Cancer epigenomics: DNA methylomes and histone-modification maps[J]. Nat Rev Genet, 2007, 8(4): 286-298.

［58］Fraga M F, Ballestar E, Villar-Garea A, et al. Loss of acetylation at Lys16 and trimethylation at Lys20 of histone H4 is a common hallmark of human cancer[J]. Nat Genet, 2005, 37(4): 391-400.

［59］Chen P C, Tsai M H, Yip S K, et al. Distinct DNA methylation epigenotypes in bladder cancer from different Chinese sub-populations and its implication in cancer detection using voided urine [J]. BMC Med Genomics, 2011, 4: 45.

［60］Guo Y L, Shan B E, Guo W, et al. Aberrant methylation of DACT1 and DACT2 are associated with tumor progression and poor prognosis in esophageal squamous cell carcinoma[J]. J Biomed Sci, 2017, 24(1): 6.

［61］Miyamoto K, Ushijima T. Diagnostic and therapeutic applications of epigenetics[J]. Jpn J Clin Oncol, 2005, 35(6): 293-301.

［62］Yun J M, Jialal I, Devaraj S. Epigenetic regulation of high glucose-induced proinflammatory cytokine production in monocytes by curcumin[J]. J Nutr Biochem, 2011, 22(5): 450-458.

［63］Pinney S E, Simmons R A. Epigenetic mechanisms in the development of type 2 diabetes[J].

Trends Endocrinol Metab，2010，21（4）：223-229.

［64］Wang Y Y，Wang Q，Sun X H，et al. DNA hypermethylation of the forkhead box protein 3 (FOXP3) promoter in CD4$^+$ T cells of patients with systemic sclerosis［J］. Br J Dermatol，2014，171(1)：39-47.

［65］Stanczyk J，Pedrioli D M，Brentano F，et al. Altered expression of microRNA in synovial fibroblasts and synovial tissue in rheumatoid arthritis［J］. Arthritis Rheum，2008，58（4）：1001-1009.

［66］Lu L，Ma J，Li Z，et al. All-trans retinoic acid promotes TGF-β-induced Tregs via histone modification but not DNA demethylation on Foxp3 gene locus［J］. PLoS One，2011，6(9)：e24590.

［67］Bianchi D W，Zickwolf G K，Weil G J，et al. Male fetal progenitor cells persist in maternal blood for as long as 27 years postpartum［J］. Proc Natl Acad Sci U S A，1996，93(2)：705-708.

［68］Zhang M，Li T，Chen J，et al. Non-invasive prenatal diagnosis of trisomy 21 by dosage ratio of fetal chromosome-specific epigenetic markers in maternal plasma［J］. J Huazhong Univ Sci Technolog Med Sci，2011，31(5)：687-692.

［69］Edelman E A，Lin B K，Doksum T，et al. Implementation of an electronic genomic and family health history tool in primary prenatal care［J］. Am J Med Genet C Semin Med Genet，2014，166C(1)：34-44.

［70］Anderson C M，Ralph J L，Johnson L，et al. First trimester vitamin D status and placental epigenomics in preeclampsia among Northern Plains primiparas［J］. Life Sci，2015，129：10-15.

［71］Peltonen L，McKusick V A. Genomics and medicine. Dissecting human disease in the postgenomic era［J］. Science，2001，291(5507)：1224-1229.

［72］吴斌，沈自尹. 基因表达谱芯片的数据分析［J］. 世界华人消化杂志，2006，14(1)：68-74.

［73］Garrido N，Remohí J，Martínez-Conejero J A，et al. Contribution of sperm molecular features to embryo quality and assisted reproduction success［J］. Reprod Biomed Online，2008，17（6）：855-865.

［74］McLean D J，Friel P J，Pouchnik D，et al. Oligonucleotide microarray analysis of gene expression in follicle-stimulating hormone-treated rat Sertoli cells［J］. Mol Endocrinol，2002，16（12）：2780-2792.

［75］Guo R，Yu Z，Guan J，et al. Stage-specific and tissue-specific expression characteristics of differentially expressed genes during mouse spermatogenesis［J］. Mol Reprod Dev，2004，67(3)：264-272.

［76］Gasca S，Reyftmann L，Pellestor F，et al. Total fertilization failure and molecular abnormalities in metaphase Ⅱ oocytes［J］. Reprod Biomed Online，2008，17(6)：772-781.

［77］王国云，姜虹，晁岚，等. 人卵丘颗粒细胞凋亡与卵子发育潜能关系的研究［J］. 生殖与避孕，2006，26(2)：91-94.

［78］Zhang X，Jafari N，Barnes R B，et al. Studies of gene expression in human cumulus cells indicate pentraxin 3 as a possible marker for oocyte quality［J］. Fertil Steril，2005，83（Suppl 1）：1169-1179.

［79］Bilodeaugoeseels S. Effect of oocyte quality on the relative abundance of specific gene transcripts in bovine mature oocytes and 16-cell embryos［J］. Can J Vet Res，2003，67(2)：151-156.

［80］Qin J，Takahashi Y，Imai M，et al. Use of DNA array to screen blastocyst genes potentially involved in the process of murine implantation［J］. J Reprod Dev，2003，49(6)：473-484.

[81] North M L, Brook J R, Lee E Y, et al. The Kingston Allergy Birth Cohort: exploring parentally reported respiratory outcomes through the lens of the exposome[J]. Ann Allergy Asthma Immunol, 2017, 118(4): 465-473.

[82] Smith R B, Edwards S C, Best N, et al. Birth weight, ethnicity, and exposure to trihalomethanes and haloacetic acids in drinking water during pregnancy in the Born in Bradford cohort[J]. Environ Health Perspect, 2016, 124(5): 681-689.

[83] Robinson O, Basagaña X, Agier L, et al. The pregnancy exposome: multiple environmental exposures in the INMA-Sabadell birth cohort[J]. Environ Sci Technol, 2015, 49 (17): 10632-10641.

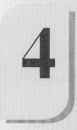

出生人口队列与发育源性疾病

20世纪80年代开始,对低出生体重和饥荒研究发现宫内生长受限乃至生命早期的不良经历是成年后心血管疾病、糖尿病、严重的精神障碍、癌症等众多慢性病的危险因素,从而形成成人疾病的胎儿起源假说并最终形成健康与疾病的发育起源学说。显然,出生人口队列是评价生命早期暴露与终身健康关联效应的平台,成为研究健康促进与疾病早期干预和精准预防的重要抓手。

4.1 健康与疾病的发育起源学说的发展

生长受限或发育受损并度过新生儿期的婴儿终身健康风险较高,健康风险包括一系列代谢性疾病、神经系统疾病、行为和发育障碍等。这一现象称为健康与疾病的发育起源或发育编程。

健康与疾病的发育起源(developmental origins of health and disease, DOHaD)学说来自成人疾病的胎儿起源假说,后者基于婴儿期和成年期病死率的流行病学研究。南安普顿大学临床流行病学教授 David Barker 及其同事在《柳叶刀》(*The Lancet*)杂志相继发表3篇文章。这3篇文章成为该领域最有影响力的早期文献[1-3],从而建立了成人疾病的胎儿起源假说(通常称为"Barker 假说")。

4.1.1 从流行病学观察结果到胎儿起源假说

20世纪80年代初,Barker 教授在英国的英格兰和威尔士各州开展了疾病地理分布特征的流行病学研究,结果提示 1921—1925 年间婴儿标化死亡率与 1968—1978 年间缺血性心脏病发病率之间呈现很大的地理性正相关关系(相关系数约为0.7)。这一关联可从以下理论获得部分解释:1920年,新生儿死亡率与低出生体重相关联,此关联更依赖于不良宫内环境,而非产后因素、母亲与婴儿营养因素等。这些解释是婴儿期死亡率和成年期死亡率地理性相关假说的铺垫,生命早期发生的程序性生理和结构变化,在出生后受到不良饮食或生活方式的影响，导致个体发生慢性病的危险明显增加。该研究促使 Hales 和 Barker 形成了"节俭表型"（thrifty phenotype）假说[4]，Bateson 和 Gluckman 等提出了"发育可塑性"（developmental plasticity）理论[5]。

1990 年以后，Barker 率领的南安普顿大学临床流行病学研究小组，通过对 Forsdahl 等在 1977 年开展课题的追踪性调查，从研究提供的大量流行病学证据中总结出"胎儿和婴儿期间的营养不良可预置（predispose）个体成年后多种疾病风险"。这一潜在的机制被冠名为"编程"，如图 4-1 所示[6]。在生命早期发育关键窗口期的环境刺激对机体结构、功能有永久性效应[7]。

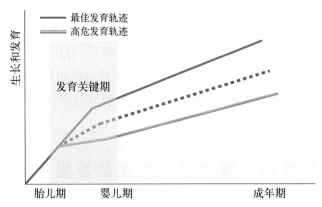

图 4-1 健康与疾病的发育关键期编程

（图片修改自参考文献[6]）

Barker 教授等又选择了有完整出生记录的成年群体[1911—1930 年在赫特福德郡（Hertfordshire）出生的男性]，进行了后续研究。研究内容包括出生时体格、婴儿期体重和因缺血性心脏病死亡的资料。该研究进一步确证了之前的研究假说：出生体重最低的男性死亡率最高，出生体重最高的男性死亡率最低，标化死亡率随着 1 岁时体重的增加快速下降。这一结果促进了"胎儿和婴儿期生长环境不良会造成成年后缺血性心脏病风险增加"假说的形成。其中南安普顿妇女研究是由 Barker 教授及其同事开展的，该研究观察胎儿期死亡率和成年期死亡率的关联在不同地域的表现以及出生体重与缺血性心脏病导致的死亡率在不同个体间的关联。

为完善该假说，该研究小组进行了有关"妊娠不同阶段的胎儿期营养如何影响出生表型"研究的全面梳理。将该理论进行梳理和整合后研究人员指出，"妊娠期营养不良重构（reprogram）葡萄糖与胰岛素的关联及生长激素与胰岛素样生长因子（insulin-like growth factor，IGF）的关联"，这些重塑关联持续影响机体的结构、功能和代谢，继而增加日后冠心病的发病风险。

4.1.2 从成人疾病的胎儿起源假说到健康与疾病的发育起源学说

Barker 教授等的成人疾病早期起源假说最初的研究重点是出生体重。但越来越多的研究发现，生命早期暴露与多种成年期疾病存在关联，且这一关联取决于暴露的类型和发生时间。出生体重仅是反映宫内效应的指标之一。2000 年，剑桥大学生态学家 Patrick Bateson 首次提出综合性的假说，将 DOHaD 学说置于发育可塑性的进化框架中。

2001 年在印度孟买、2003 年在英国布莱顿召开的"成人疾病胎儿起源世界大会"中，基于对以下几点的共识，与会专家一致认为应采用"健康与疾病的发育起源"(DOHaD)学说代替"成人疾病的胎儿起源假说"：① 重新审视有关发育线索(developmental cues)更广泛的内在定义；② 从婴儿期起源拓展至卵母细胞期甚至更早期；③ 使"生命早期环境对成年期健康有广泛的远期影响"这一理论概念化[8]。

DOHaD 协会之后又于 2005 年在加拿大安大略省的多伦多、2006 年在荷兰的乌德勒支、2007 年在澳大利亚的珀斯、2009 年在智利首都圣地亚哥分别主办了 4 次会议。这些国际大会为这一快速发展的领域提供了交流的重要平台，也总结了 4 条"健康与疾病早期起源"未来研究的趋势和优先领域：① 环境线索的多样性诱发的胎儿预测性适应性应答以及产前-产后环境的失匹配的概念是理论形成的基础；② 强调妊娠期和婴儿期肥胖与营养不良是童年期乃至成年期肥胖的可能机制；③ 评价妊娠期应激对胎儿发育及日后结局的心理-生物效果；④ 表观遗传机制对理解部分 DOHaD 现象的贡献。

4.1.3 健康与疾病的发育起源学说的拓展

目前，DOHaD 学说在众多研究的推动下内涵更加丰富，也涌现了大量新颖的理论或假说[9]，主要包括：① 由 Hales 和 Barker 提出的"节俭表型"(thrifty phenotype)补充其节俭基因学说[10]；② 由 Hanson 和 Gluckman 提出的"预测性适应性应答"(predictive adaptive responses)指出，宫内发育线索引发的胎儿期编程将在宫内环境中以最短时间达到最优体格和器官功能，但如果这些适应性应答与出生后环境失匹配会使个体在童年期及成年期面临更大的疾病风险[11]；③ 表观遗传机制假说可能部分解释了"预测性适应性应答"的生理基础，这一假说认为在同一基因型下存在生理可塑性、发育调控和一系列表型的表达[12,13]。

4.1.4 健康与疾病的发育起源学说对公共政策的影响

DOHaD 学说起源之际就关注了慢性病的病因，特别是心血管疾病和代谢性疾病。当今全球人群死亡的 60% 归因于慢性病，包括糖尿病、心血管疾病、慢性肺病和常见癌症。Barker 教授等一批 DOHaD 学说支持者均提出，需要用生命历程观审视肥胖与慢性病流行的病因及预防措施。

2011年,联合国大会批准了一项题为"非传染性疾病预防与控制联合国大会高层会议政治宣言"的决议,首次肯定了生命早期暴露对终身健康的不良效应。这一宣言也促使世界卫生组织(WHO)及各地区机构开始重视生命历程生物学。2014年,WHO总干事宣布成立消除儿童肥胖专业委员会(Commission to End Childhood Obesity, ECHO)。该委员会提供的背景报告中明确指出采用生命历程策略,所有干预方案将基于DOHaD学说进行设计。

4.2 出生人口队列在健康与疾病的发育起源学说中的应用与发展

出生人口队列研究的逐渐成熟,在探讨成年期健康与疾病的理论框架中越来越多地纳入生命历程的策略。出生人口队列为生命历程中体格、认知、情感等各维度的功能评价提供了平台。未来将涌现更多的出生人口队列研究,必将更深入理解成年期健康与疾病的发育起源(DOHaD)学说的本质。

4.2.1 出生人口队列研究对健康与疾病的发育起源学说的贡献

发育起源研究的主要动力来自20世纪80年代的一系列低出生体重研究。这些研究发现,低出生体重作为宫内生长不良的指标与成年期慢性病,包括心血管疾病和糖尿病风险增加密切相关。21世纪早期,越来越多研究者的兴趣逐渐倾向于早期环境影响个体的特定结构与功能,从而增加个体的死亡风险[14]。然而,胎儿起源假说代表30多年间研究思路的转变,从主要强调成年期生活方式与慢性病的关联,转变为探讨广泛的早期环境对终身健康结局的影响,以及在2003年成立了国际健康与疾病发育起源协会(International Society for Developmental Origin of Health and Disease)[15]。

出生人口队列研究是验证发育起源学说的最佳模型,反之,这些学说也为各种出生人口队列的建立提供了精神源泉。当前,在英国、新西兰、芬兰等全球各地广泛建立了出生和婴儿队列,其中部分队列已经经历了50多年的随访。无论是新建队列还是持续了半个多世纪的经典队列,均收集了父母、社会与家庭背景信息,同时也涵盖了妊娠期和童年早期的相关特征。而且,很多经典队列还评价了研究对象的体格、认知、行为和情感发育以及社会地位、生活方式和与疾病风险相关的多种影响因素[11]。

4.2.1.1 英国的赫特福德郡出生队列与发育起源学说的提出

1911年,英国赫特福德郡助产士艾瑟尔·玛格丽特·伯恩赛德(Ethel Margaret Burnside)(见图4-2),也是该地区首位健康巡视员和助产士巡视员,组织了一支助产士和护士队伍,参与记录和促进当地儿童健康。这些助产士将新生儿出生体重记录在一张卡片上,随后开展家庭访视,询问并记录婴儿期疾病、发育和婴儿喂养信息。如图 4-2 所示,这些儿童健康信息被整理成记录卡(ledgers),从 1911 年至今一直很好地保存在赫特福德郡政府。

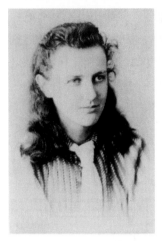

图 4-2　英国赫特福德郡出生队列研究创始人艾瑟尔·玛格丽特·伯恩赛德女士及其倡导的出生与婴儿期健康记录卡

1992 年南安普顿大学英国医学研究理事会(MRC)环境流行病学中心将这些记录卡输入电脑,将 1911—1930 年出生个体的信息与英国国家卫生服务中心登记系统相连接。结果发现,心血管疾病死亡风险升高与低出生体重密切相关,心血管疾病死亡风险在出生体重为 2.5～4.3 kg 的个体中逐渐降低;心血管疾病死亡风险还与男性在 1 岁时的低体重相关。这是首次基于个体水平(而非生态学)数据证实这一关联。随后在这一人群中还陆续发现了早期因素与多种疾病的关联。20 世纪 90 年代初,Barker 教授还对 20 世纪 20—30 年代出生、当时依然健在的 468 名男性和 306 名女性开展了一系列生理指标的收集。出生和婴儿期时体格较小与成年后冠心病、2 型糖尿病、代谢综合征、胰岛素抵抗、骨质疏松症等多种疾病密切相关,这些研究结果支持"发育起源学说",即胎儿在宫内经历的营养环境、婴幼儿期营养和健康状况决定了成年后疾病发生的风险。

4.2.1.2　丰富健康与疾病的发育起源学说的表观遗传学出生队列研究

表观遗传学越来越多地解释发育暴露与成年期疾病风险的分子生物学机制。近年来的研究提示,人群对环境暴露的不同应答部分源于个体间的遗传学差异[16]。而探讨这些个体差异成为表观基因组学研究的重要内容。根据 DOHaD 学说,出生前与出生后发育过程中的环境暴露会影响成年后健康。联结暴露与健康结局的机制包括表观遗传学的改变或重编程(reprogramming)[17]。

与基因组学不同的是,表观基因组学随细胞和组织类型、发育阶段的变化有所不同。这些机制代表着一种对环境刺激做出的适应性应答,导致基因表达的改变。因此,表观遗传学和表观基因组学特征在儿童环境健康研究中的应用逐渐兴起,特别是妊娠期和生命早期环境暴露与儿童期和成年期健康及疾病结局相关性队列研究蓬勃发展。当前出生人口队列研究开展了一系列发育关键期的环境暴露,包括应激[18]、社会经济地位[19]、环境毒物(铅、砷、汞、双酚 A 和烟草等)[20-23]、营养因素[24]、父母 BMI[25,26]、妊娠糖尿病[27]和母亲抗生素使用[28]对发育轨迹的影响,引起表型表达永久性改变、慢性病发生风险增高。如图 4-3 所示,英国埃文郡亲子纵向队列研究(ALSPAC)发现,母亲妊娠前高 BMI 和妊娠期过度增重与新生儿脐带血 CpG 位点甲基化水平有关,并且提示这些位点的甲基化与儿童期肥胖度密切相关,且妊娠前高 BMI 或妊娠期过度增重可引起子代不同阶段 DNA 甲基化改变[28]。

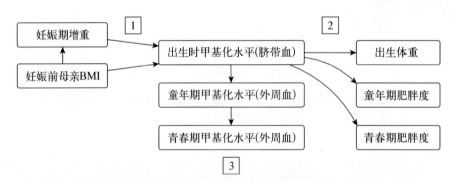

图 4-3　英国埃文郡亲子纵向队列研究关于妊娠期增重和母亲妊娠前 BMI 与儿童肥胖及 DNA 甲基化关联假说的理论框架

(图片修改自参考文献[28])

DOHaD 学说是基于生命早期暴露与成年期疾病的大量流行病学研究证据提出的。干扰发育的环境因素包括营养因素、内分泌干扰物、生理和心理应激。胚胎与胎儿发育需要复杂编程的关键结构形成,这一过程主要受表观遗传修饰的影响[29]。如图 4-4 所示,在配子形成期 DNA 甲基化在原生殖细胞(primordial germ cells, PGC)中被消除,逐渐形成性别依赖的新的甲基化过程,其中包括印记基因的甲基化。在哺乳动物的生殖细胞发育时期和植入前胚胎期,其基因组范围内的甲基化模式通过大规模的去甲基化和接下来的再甲基化过程发生重编程,从而产生具有发育潜能的细胞。多数观点认为,在这些重编程与快速生长发育的阶段,基因组甲基化程度处于一个高度动态的过程,体现了易损性窗口期,也成为环境暴露健康危害效应的潜在机制。

基于多个国家与地区开展的出生人口队列研究,当前形成了很多大型的合作联盟(consortia),这些联盟将不同出生人口队列数据库有效合并,增加效应关联的效力。全

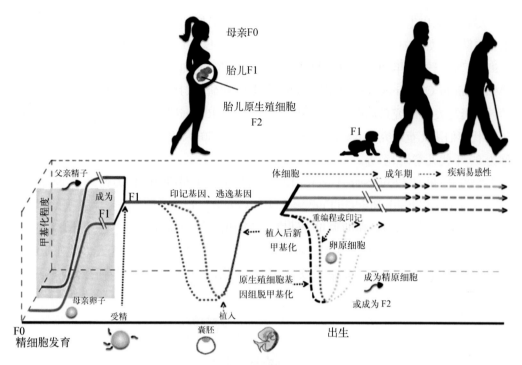

图 4-4　人类生命周期的 DNA 甲基化

（图片修改自参考文献[29]）

基因组关联分析(GWAS)相关联盟包括儿童孤独症风险的遗传与环境病因(Childhood Autism Risks from Genetics and Environment，CHARGE)联盟、妇女健康倡导(Women's Health Initiative，WHI)联盟、人体测量学指标遗传学研究(Genetic Investigation of Anthropometric Traits，GIANT)联盟等。妊娠与儿童表观遗传(Pregnancy and Child Epigenetics，PACE)联盟成立于 2013 年，目前已成功合并了来自 20 多个出生人口队列的数据[30]。近期，该联盟发表了第一篇论文，关注母亲妊娠期吸烟对脐带血中 Illumina DNA 甲基化芯片(Infinium Human Methylation 450 Bead Chip，450K)45 万个甲基化位点的影响。这一研究来自 13 个出生人口队列。该研究识别出达到全基因组显著性水平的 6 073 个位点存在不同程度的甲基化，包括 2 965 个新发现的发生了 DNA 甲基化的 CpG 岛，同时该研究也成功验证了以往队列发现的主要结果。

4.2.1.3　欧洲出生队列研究关注健康与疾病的环境病因学研究

英国生命研究(UK's Life Study)曾寄望于招募上万名受试对象，但由于招募难度过大，2016 年这项计划宣告终止；而抱有同样宏大愿望的美国国家儿童研究(National Children's Study，NCS)则因项目的可行性与费用问题，已于 2014 年由美国国立卫生研究院主任宣告结束[31, 32]。

　　尽管国家出生人口队列研究难度较大,但英国仍然拥有数量最多、历史最悠久的出生人口队列,如 1946 年出生人口队列研究(1970BCS)、1958 年出生人口队列研究(1958BCS)、1970 年出生人口队列研究(1970BCS)和新千年出生人口队列研究(Millennium Cohort Study)、赫特福德郡出生队列研究(1931—1939 年出生)、但尼丁多学科健康与发展研究(Dunedin Multidisciplinary Health and Development Study)、20 世纪 50 年代阿伯丁儿童研究(Aberdeen Children of the 1950s)、埃文郡亲子纵向队列研究(又称为 90 年代儿童研究)等。

　　2009 年,欧盟(European Union,EU)资助成立了欧洲出生队列环境健康风险(Environmental Health Risks in European Birth Cohorts,ENRIECO)研究计划,整合欧洲地区探索早期环境暴露对妊娠期和儿童健康影响的出生人口队列研究[33]。ENRIECO 研究意识到协作、计划和有效利用数据的重要意义。项目共纳入 37 项出生人口队列研究,总研究对象超过 350 000 个,分布于欧洲 19 个国家,主要位于北欧与西欧(见图 4-5)。

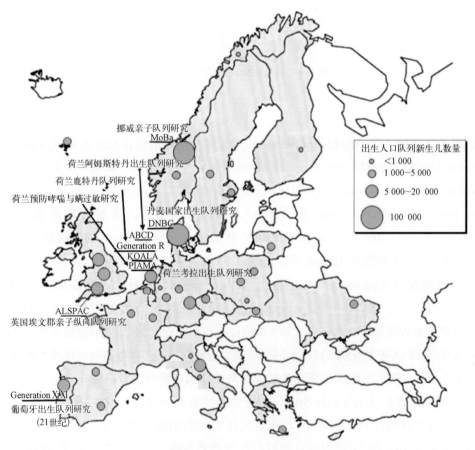

图 4-5　欧洲出生队列环境健康风险(ENRIECO)研究计划纳入的 37 项出生人口队列

(图片修改自参考文献[33])

5个出生人口队列来自欧洲东部,7个出生人口队列来自欧洲南部。其中,6个出生人口队列为全国有代表性样本的出生人口队列,丹麦国家出生队列(Danish National Birth Cohort,DNBC)和挪威亲子队列研究(Norwegian Mother and Child Cohort Study,MoBa)均招募了超过10万个亲子对,10项出生人口队列研究的样本量为5 000~20 000个亲子对,18项出生人口队列研究的样本量为1 000~5 000个亲子对。

当前,已有部分国际项目开展了针对被动吸烟、母亲职业、空气污染、变应原暴露的联合研究计划,包括欧洲空气污染效应队列(European Study of Cohorts for Air Pollution Effect,ESCAPE)、全球过敏与哮喘欧洲网络(Global Allergy and Asthma European Network,GA2LEN)和空气污染与妊娠结局国际协作组(International Collaboration on Air Pollution and Pregnancy Outcomes,ICAPPO)。一些重金属(铅、汞)和持续有机污染物(多氯联苯和二氯乙烯)的生物标志物研究已经在相当数量的出生人口队列中开展,但样本量偏小,生物样本的类型与收集时间也差别较大。因此,出生人口队列研究间相互协作,整合数据,可以获得更为可信的结果。来自7项出生人口队列的研究系统性分析了铅暴露与出生结局的关联[34]以及对12项欧洲地区多氯联苯和二氯乙烯关联出生人口队列研究的荟萃分析[35]。

4.2.2 出生人口队列研究面临的挑战

新建立的出生人口队列意识到早期发育里程碑和发育轨迹的重要性,已经开始在妊娠期或出生后即刻收集或评价相关指标,且在童年早期增加随访频率。经典的出生人口队列研究可探讨不同发育维度(体格、认知与情感)的影响因素与终身健康的关联,依靠生命周期不同阶段的信息,这些逐渐成熟的出生人口队列可从生命历程的视角审视成年期疾病。而流行病学中生命历程观的目标就是探讨生命周期不同阶段或不同代际的社会与生物因素对成年期健康与疾病发挥的效应[36]。因为考虑了不同年龄段,生命历程研究试图理解生命早期暴露或发育对疾病结局的效应及其可能的中间通路。因此,生命历程流行病学拓展了成年期疾病的发育起源观,更关注童年期、青春期及宫内潜在敏感期。这一思路通过了解生活方式早期获得及其累积效应,拓展了慢性病成年期生活方式理论;同时通过关注童年期与成年期社会经济环境的影响,也延伸了成年期慢性病社会因素理论;通过评价早期暴露与日后暴露的联合效应,进一步发展了发育起源理论和成年期疾病病因理论。

出生人口队列为追踪成年期疾病和功能性结局的病因提供了一个独特视角,如肥胖、心血管疾病生物标志物、呼吸系统功能、认知功能和精神卫生等,单独的成年期因素只能解释病因的"冰山一角"。越来越多的研究发现生命早期因素(如社会经济地位、脂肪含量、心理健康)与成年期健康和疾病的关联。

4.2.2.1 生物学嵌入或关键期/敏感期效应

生物学嵌入(biological embedding)是指不同生命阶段接触的外在因素通过"渗透皮肤"改变生物学功能或结构的机制。这些机制与关键期、习惯化、学习、损伤或修复密切相关。生物学作用机制的探索需要借助创新性的生物标志物或功能学指标。在理想的情况下,这些指标具有年龄特异性,可以在生命周期不同阶段进行比较,深入理解个体健康发生发展的轨迹。出生人口队列纵向设计最富特色的一点是各种暴露的社会背景较为明确。例如,早期出生人口队列中十分强调准确记录婴幼儿期母乳喂养的持续时间,但随着婴幼儿配方奶粉的引入与普及,母乳喂养持续时间这一指标的重要性逐渐降低;妊娠期吸烟、成长于三代同堂大家庭的意义在早期与当前大相径庭。

4.2.2.2 生命历程策略

只有通过生命历程的研究,才能阐明生命早期暴露的终身效应机制,以及评价这些通路是否可以改变或逆转;并且阐明出生后可塑性窗口、代际间疾病风险传递的比例、不同人群主要疾病负担的发育学进程、生命历程不同阶段个体或群体干预的方法[36]。从政策角度识别生命早期不良经历与成年期不良健康结局间的关联是否可以转变、何时干预效果最佳,还需要更多新颖的方法更好地阐明因果关联。例如,当前广泛使用的遗传学研究手段可以区分病因与非病因关联[37],随着遗传学发展这些遗传学研究手段必将进一步推动DOHaD学说中的病因学研究。

随着研究数量的增加和随访持续时间的延长,出生人口队列将会绘制出不同的蓝图。一些新建的队列旨在更广的社邻与社会环境背景下理解早期发育[38],而经典的出生人口队列常常基于不同时期的信息,探讨功能指标与疾病风险的人群效应,同时已开始出现对老龄化生命历程视角的研究。很多出生人口队列目前纳入了遗传因素,通过GWAS,为发现重要表型(如肥胖)相关的遗传变异提供了重要平台。而且,这些队列为深入理解表观遗传对发育轨迹的影响效应及其与环境因素的交互作用奠定了重要基础。

在当前时代背景下,出生人口队列研究已逐渐发展成为阐述一系列社会、经济和健康问题的手段,在不断发展的理论框架指导下开展成年期疾病的病因研究。在此基础上涌现出阐释健康问题的综合模型,同时代际效应、发育维度(认知、情感和生理)、社会因素、健康行为方式、环境因素等也被纳入健康与疾病影响效应研究中。

图4-6展示了当前探索生命早期暴露与成年期健康关联的综合模型框架。

(1)出生人口队列研究在总体上可关注人群健康与疾病谱的决定因素。

(2)人体功能(如肌肉功能、肺功能)生命历程轨迹是一种动态途径,可用于研究健康与疾病在生命周期中的影响因素。这些轨迹捕捉了生物体在子宫内、青春期前和青春快速生长发育、成熟期达到峰值、随年龄逐渐降低的自然规律,如图4-7所示[40]。这种成熟的渐进、广泛的功能退化(deterioration in function)可视为生物老化

子是肥胖合并代谢综合征患者,一名 20 岁男子不育,一名 9 岁女童患有哮喘,一名 6 岁男童患有学习困难……这些不同的疾病在生命不同时间出现,它们有共同之处吗? 从遗传学角度,答案是否定的。尽管这些疾病受到遗传因素如突变和多态性的影响,但这些因素只能解释一小部分风险。相反,这些非传染性疾病的共同关联是可能源于早期发育中环境因素的暴露,如营养变化、应激、药物、感染或环境化学物质。

4.4 小结与展望

支持 DOHaD 学说的证据越来越充分,在不同人群中得到成功验证,这提示需要在临床领域更加重视这一理论。肥胖、糖尿病、心血管疾病患病率和神经退行性疾病也可以被视为儿童疾病,不是因为这些疾病在儿童中的发病率,而是因为这些疾病起源于早期发育过程。儿科医师的重要性体现在其在敏感发育窗口的作用,不仅包括宫内暴露,也包括童年早期。就大脑和免疫系统而言,发育期应该延至青春期。因此,对疾病预防关键期的概念越来越清晰。宫内和出生后早期开展干预,因为处于组织形成期,也是表观遗传系统对环境因素最敏感的阶段,将会为改善终身健康带来无穷的意义。生命历程研究以及代际间降低疾病风险的目标人群应该是孕妇与其处于婴、幼儿期和青春期前后的子代。最近也有研究提示,父亲暴露会影响精子的表观遗传修饰[44],提示父亲对疾病易感性的作用不容忽视。临床医师最终将处于这场终身、跨代际预防疾病战斗的舞台中央。

精准医学研究目标扩展至公共卫生领域的一个重要原因是承诺疾病的预测和预防,这与公共卫生的使命——在人群中预防健康问题的出现和传播——是相互呼应的。通过整合人群科学、改善临床医学,精准医学研究也从个体化健康保健的预防转变为人群水平的精准预防。正如美国疾病预防与控制中心公共卫生基因组学项目执行官 Muin J. Khoury 博士所说:"尽管精准医学当前关注治疗,一个首要的任务却应该是早期发现和预防疾病。虽然个体化治疗可以治疗患者的疾病,但疾病预防可造福普通民众。相信精准预防通过整合科学研究与有限资源,会对人群疾病预防策略做出贡献。"这段话很好地阐述了精准预防的意义。

公共卫生风险分层包括建立预测模型,区分特定健康结局不同风险的亚人群[45]。进一步扩展的精准预防风险降低策略,将基因组学标志物视为指示风险因子,试图调节预测模型,校正其他可能的危害因素,如环境污染物或职业危害因素暴露、与体力活动或进食相关的健康行为,或这些因素的交互效应。由此,精准预防合并了关键的遗传学思路与其他数据形式,展示了降低疾病患病率与死亡率的新的机遇[46]。

这些模型的总体目标是针对高风险亚人群开展干预以降低疾病发生风险,而不是开展代价更高的普遍性干预使收益均等化,但可能增加治疗过度的现象[20]。这一思路可以剖析为两部分：① 通过筛查，了解个体健康问题的遗传指标，从而对亚人群进行干预，是由下而上的策略；② 通过由上而下的策略，识别健康负担过重的亚人群，通过基因组变异方法区分高危人群。每种策略可达到不同目标，但结合在一起，它们可提供一种"裁切"（scissoring movement），从而使精准预防更具效力。然而，精准预防"由上而下"和"由下而上"两种策略都有各自的伦理学和社会学风险，如何在安全保障大众福利的前提下合理使用是未来需要阐明的重要问题。

参考文献

[1] Barker D J, Osmond C. Infant mortality, childhood nutrition, and ischaemic heart disease in England and Wales[J]. Lancet, 1986, 1(8489): 1077-1081.

[2] Barker D J, Winter P D, Osmond C, et al. Weight in infancy and death from ischaemic heart disease[J]. Lancet, 1989, 2(8663): 577-580.

[3] Barker D J, Gluckman P D, Godfrey K M, et al. Fetal nutrition and cardiovascular disease in adult life[J]. Lancet, 1993, 341(8850): 938-941.

[4] Hales C N, Barker D J. The thrifty phenotype hypothesis[J]. Br Med Bull, 2001, 60: 5-20.

[5] Bateson P, Gluckman P, Hanson M. The biology of developmental plasticity and the Predictive Adaptive Response hypothesis[J]. J Physiol, 2014, 592(11): 2357-2368.

[6] Wells J C. The thrifty phenotype hypothesis: thrifty off-spring or thrifty mother[J]. J Theor Biol, 2003, 221(1): 143-161.

[7] Lucas A. Programming by early nutrition in man[J]. Ciba Found Symp, 1991, 156: 38-50.

[8] Gillman M W, Barker D, Bier D, et al. Meeting report on the 3rd International Congress on Developmental Origins of Health and Disease (DOHaD)[J]. Pediatr Res, 2007, 61(5 Pt 1): 625-629.

[9] Swanson J M, Entringer S, Buss C, et al. Developmental origins of health and disease: environmental exposures[J]. Semin Reprod Med, 2009, 27(5): 391-402.

[10] Hales C N, Barker D J. Type 2 (non-insulin-dependent) diabetes mellitus: the thrifty phenotype hypothesis[J]. Diabetologia, 1992, 35(7): 595-601.

[11] Hanson M A, Gluckman P D. Early developmental conditioning of later health and disease: physiology or pathophysiology[J]. Physiol Rev, 2014, 94(4): 1027-1076.

[12] Jirtle R L, Skinner M R. Epigenetics: a window on gene dysregulation and disease[J]. Nat Rev Genet, 2007, 8(4): 253-263.

[13] Waterland R A, Michels K B. Epigenetic epidemiology of the developmental origins hypothesis [J]. Annu Rev Nutr, 2007, 27: 363-388.

[14] De Stavola B L, Daniel R M. Commentary: incorporating concepts and methods from causal inference into life course epidemiology[J]. Int J Epidemiol, 2016, 45(4): 1006-1010.

[15] Singhal A, Lucas A. Early origins of cardiovascular disease: is there a unifying hypothesis[J]. Lancet, 2004, 363(9421): 1642-1645.

[16] Barrett J R. Programming the future: epigenetics in the context of DOHaD[J]. Environ Health Perspect, 2017, 125(4): A72.

[17] Bakulski K M, Fallin M D. Epigenetic epidemiology: promises for public health research[J]. Environ Mol Mutagen, 2014, 55(3): 171-183.

[18] Vidal A C, Benjamin Neelon S E, Ying L, et al. Maternal stress, preterm birth, and DNA methylation at imprint regulatory sequences in humans[J]. Genet Epigenet, 2014, 6(6): 37-44.

[19] Olden K, Lin Y S, Gruber D, et al. Epigenome: biosensor of cumulative exposure to chemical and nonchemical stressors related to environmental justice[J]. Am J Public Health, 2014, 104(10): 1816-1821.

[20] Cardenas A, Koestler D C, Houseman E A, et al. Differential DNA methylation in umbilical cord blood of infants exposed to mercury and arsenic in utero[J]. Epigenetics, 2015, 10(6): 508-515.

[21] Goodrich J M, Sánchez B N, Dolinoy D C, et al. Quality control and statistical modeling for environmental epigenetics: a study on in utero lead exposure and DNA methylation at birth[J]. Epigenetics, 2015, 10(1): 19-30.

[22] Joubert B R, Håberg S E, Nilsen R M, et al. 450k epigenome-wide scan identifies differential DNA methylation in newborns related to maternal smoking during pregnancy[J]. Environ Health Perspect, 2012, 120(10): 1425-1431.

[23] Koestler D C, Avissar-Whiting M, Houseman E A, et al. Differential DNA methylation in umbilical cord blood of infants exposed to low levels of arsenic in utero[J]. Environ Health Perspect, 2013, 121(8): 971-977.

[24] Hoyo C, Murtha A P, Schildkraut J M, et al. Methylation variation at IGF2 differentially methylated regions and maternal folic acid use before and during pregnancy[J]. Epigenetics, 2011, 6(7): 928-936.

[25] Liu X, Chen Q, Tsai H J, et al. Maternal preconception body mass index and offspring cord blood DNA methylation: exploration of early life origins of disease[J]. Environ Mol Mutagen, 2014, 55(3): 223-230.

[26] Soubry A, Murphy S K, Wang F, et al. Newborns of obese parents have altered DNA methylation patterns at imprinted genes[J]. Int J Obes, 2015, 39(4): 650-657.

[27] Finer S, Mathews C, Lowe R, et al. Maternal gestational diabetes is associated with genome-wide DNA methylation variation in placenta and cord blood of exposed offspring[J]. Hum Mol Genet, 2015, 24(11): 3021-3029.

[28] Sharp G C, Lawlor D A, Richmond R C, et al. Maternal pre-pregnancy BMI and gestational weight gain, offspring DNA methylation and later offspring adiposity: findings from the Avon Longitudinal Study of Parents and Children[J]. Int J Epidemiol, 2015, 44(4): 1288-1304.

[29] Breton C V, Marsit C J, Faustman E, et al. Small-magnitude effect sizes in epigenetic end points are important in children's environmental health studies: the Children's Environmental Health and Disease Prevention Research Center's Epigenetics Working Group[J]. Environ Health Perspect, 2017, 125(4): 511-526.

[30] Joubert B R, Felix J F, Yousefi P, et al. DNA methylation in newborns and maternal smoking in pregnancy: genome-wide consortium meta-analysis[J]. Am J Hum Genet, 2016, 98(4): 680-696.

[31] Landrigan P J, Baker D B. The National Children's Study — end or new beginning[J]. N Engl J Med, 2015, 372(16): 1486-1487.

[32] Hudak M L, Park C H, Annett R D, et al. The National Children's Study: an introduction and historical overview[J]. Pediatrics, 2016, 137(Supplement): S213-S218.

[33] Gehring U, Casas M, Brunekreef B, et al. Environmental exposure assessment in European birth cohorts: results from the ENRIECO project[J]. Environ Health, 2013, 12: 8.

[34] Lanphear B P, Richard H, Jane K, et al. Low-level environmental lead exposure and children's intellectual function: an international pooled analysis [J]. Environ Health Perspect, 2005, 113(7): 894-899.

[35] Govarts E, Nieuwenhuijsen M, Schoeters G, et al. Birth weight and prenatal exposure to polychlorinated biphenyls (pcbs) and dichlorodiphenyldichloroethylene (DDE): a meta-analysis within 12 European birth cohorts[J]. Environ Health Perspect, 2012, 120(2): 162-170.

[36] Gluckman P D, Hanson M A, Bateson P, et al. Towards a new developmental synthesis: adaptive developmental plasticity and human disease[J]. Lancet, 2009, 373(9675): 1654-1657.

[37] Schatzkin A, Abnet C C, Cross A J, et al. Mendelian randomization: how it can — and cannot — help confirm causal relations between nutrition and cancer[J]. Cancer Prev Res, 2009, 2(2): 104-113.

[38] Morton S M, Atatoa Carr P E, Grant C C, et al. Cohort profile: growing up in New Zealand[J]. Int J Epidemiol, 2013, 42(1): 65-75.

[39] Power C, Kuh D, Morton S. From developmental origins of adult disease to life course research on adult disease and aging: insights from birth cohort studies[J]. Annu Rev Public Health, 2013, 34(1): 7-28.

[40] Ben-Shlomo Y, Kuh D. A life course approach to chronic disease epidemiology: conceptual models, empirical challenges and interdisciplinary perspectives[J]. Int J Epidemiol, 2002, 31(2): 285-293.

[41] Kirkwood T B, Austad S N. Why do we age[J]. Nature, 2000, 408(6809): 233-238.

[42] De Stavola B L, Leon D A, Koupil I. Intergenerational correlations in size at birth and the contribution of environmental factors: The Uppsala Birth Cohort Multigenerational Study, Sweden, 1915-2002[J]. Am J Epidemiol, 2011, 174(1): 52-62.

[43] Hertzman C, Power C, Matthews S, et al. Using an interactive framework of society and lifecourse to explain self-rated health in early adulthood [J]. Soc Sci Med, 2001, 53 (12): 1575-1585.

[44] Campos E I, Stafford J M, Reinberg D. Epigenetic inheritance: histone bookmarks across generations[J]. Trends Cell Biol, 2014, 24(11): 664-674.

[45] Garciaclosas M, Gunsoy N B, Chatterjee N. Combined associations of genetic and environmental risk factors: implications for prevention of breast cancer[J]. J Nat Cancer Inst, 2014, 106(11): 107-110.

[46] Winston F K, Puzino K, Romer D. Precision prevention: time to move beyond universal interventions[J]. Inj Prev, 2016, 22(2): 87-91.

5 出生人口队列与优生优育

优生优育是新的历史条件下计划生育政策的具体体现。我国是人口大国，巨大的人口压力制约社会发展，优生优育是提高人口素质的重要手段，对未来社会、整个民族的发展具有至关重要的作用。

20世纪90年代初，英国学者David Barker基于大规模流行病学调查结果，提出低出生体重儿成年后高血压、糖尿病的发病率增加和成人疾病的胎儿起源(fetal origins of adult disease，FOAD)假说。近10年来，国内外学者开展了大量有关妊娠期不良环境、新生儿出生体重与成年期慢性病之间的相关性研究，并基于循证研究的结果，提出人类疾病起源的新概念——"健康与疾病的发育起源"(developmental origins of health and disease，DOHaD)[1]。越来越多的出生人口队列研究表明，肥胖、青春期生长突增与性发育提前、认知功能异常和心理行为问题等与生命早期生长和经历相关。无论是在理论上探讨环境暴露(environmental exposure)、遗传因素和早期生长在生长发育和终身健康方面的影响，还是在实践上对儿童保健、学校卫生和成年期疾病的早期精准预防给予指导，其意义十分明显，也必将助力实现优生优育的目标。

5.1　各类疾病基于出生人口队列的发育起源研究进展

受精及胚胎期处于表观遗传重编程和细胞快速分化及器官形成期，是环境干扰致病最敏感的阶段，配子/胚胎阶段对不利因素做出的适应性反应更易诱发机体器官功能和结构的永久损害，从而出现程序性的、与生长发育相关的不良健康状态。发育源性疾病和功能不良的生命早期病因研究已成为现代医学关注的焦点。出生人口队列通过搭建产科和儿科两大随访平台，构建完善的人群资料、临床资料和生物样本相结合的生命早期数据集，形成系统的可利用的结构化信息库，探索生命早期编程与发育源性疾病易感性的关联，形成一系列发育源性疾病的早期筛查、诊断、遗传咨询和临床决策，从而实现疾病的早期预警和精准干预。

5.1.1　肥胖

儿童、青少年和成年期肥胖发生率的不断上升已成为世界范围的公共卫生问题。WHO 在 2016 年关于肥胖和超重的报道中指出,1980 年以来,全球肥胖人数增长已超过一倍。2014 年,在全球 18 岁及以上成人中有约 19 亿人超重(男性占 38%,女性占 40%),其中有超过 6 亿人肥胖(男性占 11%,女性占 15%);同时有 4 100 万 5 岁以下儿童超重或肥胖[2]。2009—2010 年,美国疾病控制与预防中心(Centers for Disease Control and Prevention,CDC)全国健康和营养调查结果显示,12～19 岁青少年超重发生率和肥胖发生率分别为 15.2% 和 18.4%[3]。通过对 1980—2013 年全球儿童和成人超重及肥胖的调查发现,2013 年发达国家 2～19 岁儿童青少年的超重及肥胖发生率分别为 23.8% 和 22.6%,发展中国家 1980—2013 年间儿童青少年的超重及肥胖增长率从 8.1% 和 8.4% 分别上升到 12.9% 和 13.4%[4]。1985—2014 年中国 7～18 岁学生超重及肥胖率呈持续增长趋势,1985 年 7～18 岁学生肥胖检出率为 0.1%,2014 年肥胖检出率为 7.3%;男生、女生的超重/肥胖发生率分别为 24.2% 和 14.6%[5]。

5.1.1.1　母源性因素

肥胖的发生是遗传、表观遗传和环境因素间复杂作用的结果。多项出生人口队列研究表明,生命早期环境因素和肥胖的发生存在关联。苏格兰生长发育队列(Growing Up in Scotland,GUS)是苏格兰政府对儿童进行长期健康监测和评估儿童发展战略的中心组成部分,特别关注生命早期环境因素和服务利用对儿童长期发展的影响。研究人员对队列内儿童在 3～4 岁、5～6 岁和 7～8 岁时采集身高和体重的数据,以探讨不同生长模式下儿童生命早期的影响因素。结果发现,孕母肥胖和母亲在妊娠期吸烟显著增加儿童肥胖型生长轨迹的概率(OR 值分别为 2.89 和 1.56),提示肥胖可能存在一定的代际效应[6]。法国伊甸园母婴队列研究分析了 5～6 岁儿童肥胖与母亲妊娠前和妊娠期体重指数(body mass index,BMI)之间的关联,显示了 5～6 岁儿童的 BMI 与母亲妊娠前的 BMI 呈正相关,且这种非线性关联主要集中在体型较为瘦小的母亲与其子代之间。妊娠期增重与儿童体重指数 Z 分(body mass index Z-score,BMIZ)呈正相关。同样,这种相关性在瘦小母亲和子代间更为显著。在脂肪重积聚发生之前,母亲妊娠前体型瘦小对儿童 BMI 会产生影响。但由于这种关联通常在儿童处于较大年龄阶段才能表现出来,这就给疾病的早期预防带来困难[7]。

5.1.1.2　脂肪重积聚

1) 脂肪重积聚时间与生命后期肥胖的关联

除了对母源性因素的关注,很多研究在探讨肥胖的风险因素时都不约而同地将视角落在脂肪重积聚上。儿童 2 岁时 BMI 值降低,约在 6 岁时降至最低值,继而又重新上升。BMI 到达最低值的年龄即脂肪重积聚的年龄[8]。脂肪重积聚是在 20 世纪 80 年代由 Rolland-Cachera 等首次提出,脂肪重积聚发生时间较早与生命后期肥胖的发生密切相关[9-12]。澳大利亚基于社区的前瞻性研究——家长教育和支持计划(Parenting Education and Support,PEAS)发现,脂肪重积聚提前(<5 岁)的儿童在 6.5 岁时具有较高的 BMI 和体脂百分比[13]。另外两项队列研究在研究脂肪重积聚时间和生命后期肥胖的关联时,对儿童进行了更长期的随访。立陶宛纵向生长研究(Lithuanian Longitudinal Growth Study)调查了出生体重、脂肪重积聚时间和儿童 17 岁时超重和肥胖的关联,结果显示出生体重较大的儿童在生命后期发生超重或肥胖的风险较高;与非超重儿童相比,17 岁时超重的女孩脂肪重积聚发生时间较早(超重女孩脂肪重积聚年龄为 5 岁,非超重女孩脂肪重积聚年龄为 6～7 岁)。英国埃文郡亲子纵向队列研究(Avon Longitudinal Study of Parents and Children,ALSPAC)发现脂肪重积聚年龄与 15 岁时儿童肥胖间存在显著的剂量-反应关系。脂肪重积聚年龄极早(3.5 岁)、脂肪重积聚年龄提早(3.5～5 岁)的儿童 BMI 值显著高于脂肪重积聚发生较晚者(5 岁),对体脂含量的描述也呈现相同的趋势[14]。

(1)生长轨迹与肥胖。脂肪重积聚时间提前是后期超重的危险因素,但在发生超重的进程中,BMI 的变化模式是多样的。主要存在两种代表性的生长轨迹:一种是从出生开始,在所有年龄段 BMI 值均较高,瘦体重和脂肪水平也较高;另一种是在婴儿期 BMI 保持低值或正常,在脂肪重积聚提前发生后 BMI 值快速上升,脂肪含量的上升超过了瘦体重的上升。前者虽然体重较高,但较高的瘦体重使代谢水平增加,从而使总体代谢功能正常,健康风险降低;后者在低 BMI 值后出现的脂肪含量快速上升则与胰岛素抵抗和冠心病的发生有关。在大部分肥胖的人群中都能观察到脂肪重积聚时间的提前,说明肥胖发生的影响因素在生命早期就开始发挥作用。早期识别促发肥胖和代谢性疾病发生的生长轨迹,对于完善干预措施具有非常重要的公共卫生意义。但家庭生活方式、运动和饮食(Family Lifestyle,Activity,Movement and Eating,FLAME)研究进一步发现,脂肪重积聚发生较早的儿童 BMI 呈明显上升趋势,这种趋势的出现主要也归因于体重的增加而不是身高的增加[15]。另外,体重增加模式还存在性别差异,在男童主要表现为瘦体重的增加,在女童则主要表现为脂肪含量的增加[16],这也提示预防策略需要更多地向女童倾斜。

(2)早期营养的代谢编程。早期营养的代谢编程可解释晚期肥胖和相关成年期疾病的发展。虽然儿童肥胖的发病率正在上升,但在美国、英国、德国和法国等国家儿童的能量摄入实际呈现下降的趋势[17],这种长期趋势在儿童和青少年中均存在。能量摄入减少主要是由于脂肪摄入减少所致,蛋白质的能量百分比上升,糖类所占百分比不变。导致这种现象的原因是全脂奶被低脂奶取代[17]。在 1973 年的法国,大多数 2 岁儿童都用全脂牛奶喂养,13 年后对小年龄儿童供应的奶制品大多是低脂的,人们相信低脂奶对婴儿健康有益[18]。低脂奶的成分与人乳中高脂肪、低蛋白质的成分完全不同,这种低能量、高蛋白质的喂养方式造成了能量摄入的下降。

1995 年，法国营养与儿童发育纵向研究（Etude Longitudinale Alimentation Nutrition et Croissance des Enfants，ELANCE）就报道生命早期高蛋白质摄入与后期发育中体脂增加之间的关联[19]。高蛋白质摄入与脂肪重积聚提前有关。脂肪重积聚对应于 BMI 曲线的最低点，平均发生年龄为 6 岁；脂肪重积聚提前者在后期会发展为超重（见图 5-1）。

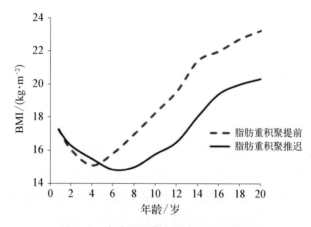

图 5-1　脂肪重积聚年龄与 BMI 的关联

（图片修改自参考文献[17]）

起初阶段高蛋白质摄入与较低的 BMI 值相关，但是在脂肪重积聚提前发生后，BMI 值的上升速度更快[20]（见图 5-2）。

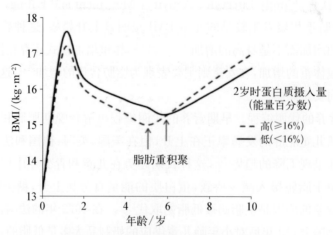

图 5-2　儿童蛋白质摄入量与 BMI 的关联

（图片修改自参考文献[20]）

　　ELANCE 研究通过纵向观察发现,儿童早期脂肪摄入较少,随年龄增长摄入量逐渐增多。由脂肪产生的能量百分比在 10 月龄时为 28%,2 岁时为 32%,8 岁到成年期为 38%(见图 5-3)。这与推荐的比例和趋势正好相反。生命早期低脂肪而后期高脂肪摄入的"失匹配"现象可能促进了肥胖和代谢性疾病的发展[21,22]。对 0~18 岁儿童蛋白质摄入的研究发现,2 岁以前高蛋白质摄入与生长加速和随后的 BMI 升高有关;有限的不确定证据表明,儿童期和青春期的蛋白质摄入与后期超重风险相关。同时,生命早期低脂肪摄入与成年期超重和血清较高的瘦蛋白浓度有关[17,21],虽然缺乏早期脂肪摄入对生长过程影响的证据,但这些依然凸显了早期营养因素在超重发展中的特殊作用。生命早期高蛋白质低脂肪的营养模式可能会产生不良影响,但发生时序存在差异。高蛋白质摄入对生长产生的影响似乎是短期的,表现为快速的生长和脂肪重积聚时间提前,其作用类似于生长促进因素[23,24];脂肪摄入受限对身体成分的影响是长期的,表现为成年期体脂含量增加,可能是由于早期血清瘦蛋白含量较低引起的渐进性瘦蛋白抵抗。

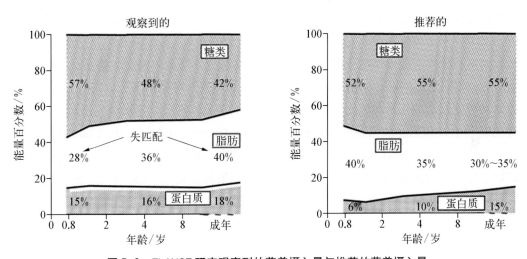

图 5-3　ELANCE 研究观察到的营养摄入量与推荐的营养摄入量

(图片修改自参考文献[21])

2) 脂肪重积聚的影响因素研究

(1) 早期生长模式。脂肪重积聚发生的年龄在个体间差异非常大,目前尚不清楚其具体的决定因素。芬兰赫尔辛基出生队列研究(Helsinki Birth Cohort Study,HBCS)显示,脂肪重积聚年龄较早与婴儿期体重增长慢以及 1 岁时 BMI 值较低有关[11]。研究人员进一步对 1937—1944 年在赫尔辛基两家公立医院出生的 2 877 名单胎儿童进行了研究,发现出生时小头围、母亲妊娠前 BMI 值较高和母亲身高较高与脂肪重积聚时间提前有关,尤其是出生时头围和双顶径较小与脂肪重积聚发生年龄较早有关。头围不大于 33 cm 的儿童脂肪重积聚发生的平均年龄为 5.8 岁,头围大于 36 cm 的儿童脂肪重积聚发生的平均年龄为 6.2 岁。婴儿期较瘦与脂肪早期积聚的关联在婴儿 6 个月时就能显著体现[25]。挪威人群队列[26]报道了类似结果,出生时头围较小与母亲身高较高和成年期较高的 BMI 相结合,增加了冠心病死亡的风险。日本 21 世纪新生儿纵向调查(21st Century Longitudinal Survey in Newborns)纳入了 2001 年 1 月 10 日—17 日以及 2001 年 7 月 10 日—17 日期间在日本出生的所有新生儿,每年收集其人体测量数据,发现在 5.5 岁的肥胖儿童中,39.6% 在 4.4 岁时就经历了脂肪重积聚;肥胖儿童发生脂肪重积聚提前的风险比非肥胖儿童升高 48.5%[27]。

(2) 父母的体型。父母的体型是脂肪重积聚发生年龄的重要决定因素。一项回顾性队列研究表明,男童脂肪重积聚发生的年龄和母亲体型有较大关联,女童脂肪重积聚发生的年龄与父母体型均有关。这项研究还发现,脂肪重积聚提前与男、女成年期 BMI、腰围测量上升及代谢综合征的发病增加密切相关;女性脂肪重积聚提前还与甘油三酯、低密度脂蛋白、胆固醇水平升高以及收缩压和舒张压上升有关[8]。英国 ALSPAC 队列研究也发现,23.3% 脂肪重积聚极早(<3 岁)儿童的父母中至少有 1 名肥胖者[28]。美国北卡罗来纳州拉脱维亚农民工家庭儿童的研究表明,母亲 BMI 每增加 1 个单位,儿童脂肪重积聚提前的可能性增加 15%。研究同时彰显了环境因素在脂肪重积聚发生中的作用,如限制热量摄入可延缓脂肪重积聚发生的年龄并降低未来肥胖的发生风险;体力活动程度较高的儿童与活动较少的儿童相比,脂肪重积聚发生年龄平均推迟 1 年[29]。智利纵向生长和肥胖队列研究(the Longitudinal Growth and Obesity Chilean Cohort Study)基于妊娠前 BMI 和妊娠期增重对儿童肥胖和心血管疾病发生风险的预测作用,评估了母亲妊娠前 BMI 和妊娠期增重对脂肪重积聚的影响,结果显示 33% 的孕妇存在妊娠前超重和肥胖,45% 的儿童脂肪重积聚发生时间提前;脂肪重积聚提前与妊娠前 BMI 均值显著相关,但与妊娠期增重无关[30]。促进正常妊娠前 BMI 的预防策略,特别是在初产的妇女,可能会延迟脂肪重积聚的时间,并对子代具有代谢保护作用。

5.1.1.3　其他环境因素

FLAME 研究对队列内 3～7 岁的儿童观察发现,睡眠不足增加超重的风险,3～5 岁儿童夜间多睡 1 小时,BMI 平均降低 0.48,7 岁时超重发生的风险比对照组下降 61%;男童和女童的体重增加均是由于脂肪的过多沉积。虽然从个体层面来看,每天增加 1 小时夜间睡眠时间收效甚微,但从公共卫生和整个人群的角度考虑,它所带来的效益不可估量[31]。

日本 21 世纪新生儿纵向调查显示,接受非家庭成员照料的儿童 BMI 值较高,初级看护人的选择是影响儿童体格发育的重要社会人口学因素。长子和独生子、社会经济地位低、父母教育水平较低、妊娠期间母亲吸烟被认为是以后肥胖的独立危险因素[27]。

另外,学龄前儿童看电视时间长、体力活动较少等仍是影响青少年肥胖的经典因素。

5.1.1.4　出生人口队列研究中的组学证据

在肥胖发生的问题上,队列研究和一些试验设计的前瞻性研究也提供了丰富的遗传学和表观遗传学信息,进一步提供了流行病学病因与结局之间关联的"黑箱"证据。

1) 脂肪和肥胖相关基因研究

脂肪和肥胖相关(fat mass and obesity-associated,FTO)基因是全基因组关联分析(genome-wide association study,GWAS)发现的第一个与肥胖相关的基因,也是目前较为公认的遗传性肥胖的关键预测因素。FTO 基因内含子中的单核苷酸多态性(single nucleotide polymorphism,SNP)位点与肥胖的发生具有很强的关联性。不同等位基因在不同人群中的影响不同,Parthasarthy 等[32]观察了不同 BMI 指数下 FTO 基因变异的分布情况,对印度 56 名平均年龄为(10.3±2.2)岁儿童的研究发现,正常组和肥胖组儿童等位基因 AA 的频率分别为 35% 和 57%。研究特别关注 FTO 风险等位基因 AA 和 AT 的频率,发现等位基因为 AA 的肥胖组儿童体育活动频率最低;与等位基因为 AT 的正常组儿童相比,等位基因为 AA 的肥胖组儿童热量摄入更高。体脂百分比与等位基因 AA 的频率和垃圾食品的摄入量呈正相关,与健康饮食摄入量及适度的体育锻炼呈负相关。锻炼及低热量饮食会在一定程度上减轻 FTO 基因对儿童产生的不良影响。马尔默饮食与癌症队列研究(Malmö Diet and Cancer Cohort study)对22 799 名研究对象的观察发现,与携带 TT 等位基因者相比,肥胖易感等位基因 AA 携带者对饼干、糕点和果汁的摄入更多,显示 FTO AA 等位基因可能与对某种特定食物的偏爱相关,尤其是高热量食物[33]。欧洲 Food4Me 随机对照试验试图了解告知受试者 FTO 基因型风险情况是否有助于降低高风险携带者的肥胖相关性状,结果显示,在同样被告知基因分型的两组受试中,携带 FTO 风险等位基因(AA/AT)者 6 个月后体重和腰围的变化比携带 FTO 非风险等位基因(TT)者下降更为明显[34],提示基因分型咨询相较于传统的健康教育咨询,可在一定程度上有助于人群控制体重、降低肥胖风险。

2) 皮下脂肪转录组学与表观遗传学研究

对脂肪生成机制的深入了解可为肥胖的预防和治疗提供新的靶点。芬兰研究人员对从 10 个出生人口队列筛选出的 26 对 BMI 指数相差较大(双生子间 BMI 差值≥3 kg/m²)的芬兰青少年同卵双生子进行了研究,首次对其皮下脂肪组织进行全基因组 DNA 甲基化和基因表达研究。结果发现,17 种新型肥胖相关基因在双生子 BMI 指数较高者和较低者中甲基化反应不同,且其中 9 个基因的表达水平也有差异,说明在某种程度上皮下脂肪组织对于肥胖的病理性适应是由表观遗传机制调控的;与有害脂肪组织(如腹部脂肪)代谢有关的 CpG 岛甲基化同时也与胰岛素抵抗、血脂异常及低水平炎症反应有关,这也说明皮下脂肪表观遗传调控的改变与肥胖相关。组蛋白去乙酰化酶

(histone deacetylase，HDAC)通过辅酶I(NAD$^+$)水平反映的细胞能量状态调节细胞代谢和线粒体功能。芬兰双生子队列研究对这26对同卵双生子进行了皮下脂肪组织的转录组学研究，发现在BMI指数较高的双生子中，*SIRT1*、*SIRT3*、*SIRT5*、*NAMPT*、*NMNAT2*、*NMNAT3*和*NRK1*基因的表达上调，主要细胞NAD$^+$消耗和总皮下脂肪组织多聚腺苷二磷酸核糖聚合酶[poly(ADP-ribose) polymerase，PARP]增加；BMI指数较高的儿童线粒体解折叠蛋白反应相关的基因表达显著下调[35]。芬兰双生子队列研究进一步发现，在脂肪细胞和脂肪组织中分别有2538个和2135个基因在同卵双生子间存在显著差异；BMI指数较高者脂肪细胞中线粒体DNA转录水平(12S rRNA、16S rRNA、*COX1*、*ND5*、*CYTB*)、线粒体核糖体蛋白转录水平和主要线粒体调控因子PGC 1α[过氧化物酶体增殖物激活受体γ辅激活因子1α(peroxisome proliferator-activated receptor γ coactivator 1α，PPARGC 1α)]的表达均下降[36]。

3) 脂肪前体细胞的分化

有研究观察了DNA甲基化在调控3T3-L1脂肪前体细胞分化过程中所发挥的双向作用：在分化早期，通过5-氮杂-2-脱氧胞嘧啶(5-aza-dC)作用抑制DNA甲基化，从而显著抑制脂肪形成；相反地，在分化后期通过5-氮杂-2-脱氧胞嘧啶抑制DNA甲基化则会促进脂肪生成。5-氮杂-2-脱氧胞嘧啶在脂肪形成中的这种差异效应主要是由DNA甲基转移酶1(DNMT1)功能的获得和缺失实现的[37]。溴区包含蛋白-2(Brd2)可抑制脂肪细胞的分化。研究显示，*Brd2*基因的启动子区6个CpG位点在脂肪前体细胞中存在去甲基化，而在成熟的脂肪细胞中呈高度甲基化；*Brd2*基因启动子区去甲基化与不同分化程度3T3-L1细胞中*Brd2* mRNA的表达一致。*Brd2*基因启动子区DNA去甲基化可诱导3T3-L1细胞分化为脂肪细胞时*Brd2*的表达[38]。另外，研究也发现FTO对6-甲基腺苷(6mA)的去甲基化修饰是抑制脂肪前体细胞分化所必需的[39]。5-羟色胺转运蛋白基因(*SLC6A4*)在调控进食、体重及能量平衡中发挥着至关重要的作用。越南双生子研究显示，*SLC6A4*启动子区平均甲基化水平与BMI、体重和腰围呈正相关，平均甲基化水平每增加1%，BMI值增加0.33 kg/m^2，体重增加1.16 kg，腰围增加0.78 cm。上述结果提示*SLC6A4*启动子区超甲基化与肥胖的增加显著相关[40]。

4) 肠道微生物组学研究

饮食与肥胖的关联研究让肠道微生物逐渐进入人们的视野。肠道微生物与宿主能量代谢、脂肪堆积以及免疫功能的相互作用已经被证实；肠道微生物的特异性构成可能会导致某些个体更易肥胖，且具有某些特定共生肠道菌群的个体，与具有其他菌群的个体相比，更易从食物中获取更多的能量。Sen等[41]研究了低脂/高糖饮食(low fat/ high sugar diet，LF/HSD)和高脂/高糖饮食(high fat/high sugar diet，HF/HSD)对肠道微生物组成、肠道炎症反应、肠-脑迷走神经以及体内脂肪堆积的影响。结果显示，与低脂/低糖饮食(low fat/low sugar diet，LF/LSD)模式相比，HF/HSD 和 LF/HSD 组大鼠体重和体脂肪量明显增加，同时出现肠道菌群紊乱，表现为梭菌属和芽孢杆菌属增多、乳酸杆菌属显著减少的典型特征。HF/HSD 和 LF/HSD 组小鼠的盲肠促炎性细胞因子(IL-6、IL-1β 和 TNF-α)表达均上调，盲肠和血清中脂多糖(LPS)水平上升。在 HF/HSD 和 LF/HSD 组，包含迷走神经的结状神经节具有明显的小神经胶质细胞活化现象。数据提示，与 HF/HSD 类似，LF/HSD 的饮食模式也会引起肠道菌群紊乱、增加肠道炎症反应以及改变肠道迷走神经走向，而这些变化都与体内脂肪堆积有关。Collado 等[42]开展母婴研究发现，母亲妊娠期 BMI、体重以及妊娠期增重影响胎儿体内微生物的组成和发育，母亲较重的体重和高 BMI 指数与胎粪中高浓度拟杆菌属、梭菌属、葡萄球菌属和低浓度双歧杆菌属有关，而正常体重组和妊娠期增重较少组的胎粪中葡萄球菌属和梭菌属浓度较低。目前，在啮齿动物和人类研究中均观察到，饮食因素、抗生素、益生菌或益生元会改变肠道微生物的生态学，也进一步证实了肠道微生物在宿主肥胖及代谢综合征发生中的关键调控作用。外部因素(如饮食、压力、年龄、饮酒以及昼夜节律等)如何影响肠道微生物组成以及肠道微生物对啮齿动物及人类影响的持久性目前仍不清楚。在出生人口队列设计中推荐自上而下的分析方法，从整合妊娠期饮食调查数据开始，收集新生儿出生前后相关环境因素、药物或抗生素的使用史，并将儿童肥胖作为结局变量，有助于揭示肠道微生物与宿主代谢连接缺失的原因，优化预防和治疗策略，以重塑肠道微生物生态学。

至此，生命早期环境因素、生长模式和表观遗传学调控等，共同构成生命后期肥胖的预测因素(见图 5-4)[43]。

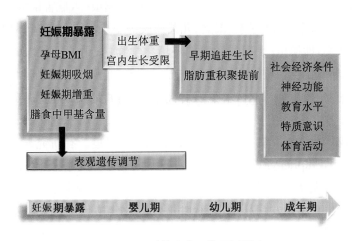

图 5-4　肥胖的生命早期预测因素

(图片修改自参考文献[43])

5.1.2　青春发动提前

近半个世纪以来,不断有青春发动时相的长期趋势研究报道。青春发动时相是一个相对的概念,描述的是个体处在某一参考人群背景下,或者与某一常规模式进行比较时,其青春发育过程属于相对较早、适时还是相对较晚[44]。一般以人群肾上腺皮质功能出现、性腺功能出现、月经初潮等相关事件出现时间的前1/4位数(P_{25})作为青春发动时相提前的划界值[45]。

在全球范围内,青少年青春发动时相总体呈提前趋势[46]。与20世纪中期和后期的研究发现相比,美国女童的乳房发育和阴毛发育年龄有所提前[47]。通过对丹麦1991—1993年和2006—2008年两个队列中女童的乳房发育时间进行比较发现,女童乳房发育年龄从10.88岁提前到了9.86岁[48]。Sørensen等[49]开展的关于伊朗男童发育的研究发现,2006—2008年男童青春发动时相(平均年龄11.66岁)早于1991—1993年(平均年龄11.92岁)。1985—2010年中国青少年青春期发动呈提前趋势。在这期间,汉族女生月经初潮年龄从13.41岁提前到12.47岁[50];少数民族女生月经初潮年龄提前时间不一致,哈萨克族、朝鲜族和傈僳族女生月经初潮年龄分别提前1.69年、1.57年和1.79年[51]。

5.1.2.1　环境内分泌干扰物

人类青春期性征发育或性功能发育年龄提前,既有个体遗传背景、宫内发育受限、营养改善、生活水平提高、压力增大的原因,也有环境污染物暴露和儿童肥胖流行的因素。环境因素对青春发动时相提前的影响正日益受到关注,也是出生人口队列研究关注的焦点之一。在环境问题中,化学污染物约占70%,其中以环境内分泌干扰物(environmental endocrine disruptors, EED)对环境质量和人类健康影响最广,危害最大[52]。

根据对动物雌激素、甲状腺素、睾酮、儿茶酚胺等呈现的干扰效应不同,环境内分泌干扰物可分为4类,即模拟/干扰雌激素的环境化学物质、干扰甲状腺素的环境化学物质、干扰睾酮的环境化学物质和干扰其他内分泌功能的环境化学物质[53]。人群流行病学调查显示,人类生殖障碍、出生缺陷、发育异常、代谢紊乱及某些癌症等与环境内分泌干扰物有关[54]。

环境内分泌干扰物与青春发动时相的关联也多有报道。有研究显示,铅、多溴联苯醚(polybrominated diphenyl ethers, PBDE)等暴露会延迟青春发动时相[55,56],而雌激素类似物会使青春发动时相提前[57]。研究者在调查中发现暴露于环境内分泌干扰物的儿童并不都会发生青春期发育异常,只有少量环境内分泌干扰物被证实与青春发动时相提前有关,如多溴联苯(polybrominated biphenyls, PBB)、4-壬基酚(4-onylphenol, 4-NP)、邻苯二甲酸酯类(phthalate esters, PAE)、DDT及其代谢产物双氯二苯二氯乙烯[1,1-dichloro-2,2-bis(p-chlorophenyl)ethylene, p'-DDE]等[58]。DDT能够促进下丘脑成熟,在青春期前能对发挥最有效的垂体水平起抑制作用[59]。

人类原始器官的发育均在妊娠期完成,如脑、内分泌系统、生殖系统等。由于胎儿血脑屏障发育不完善,代谢酶缺乏,胎儿对环境内分泌干扰物暴露更易感[60],宫内暴露于环境内分泌干扰物与青春期发育密切相关。美国加利福尼亚孕妇研究表明,植物雌激素可以通过胎盘到达胎儿体内,妊娠中期 96% 的羊水样本中包含一定量的通过饮食进入体内的植物雌激素[61]。英国埃文郡亲子纵向队列研究收集了孕妇妊娠 12 周第一天清晨的尿样,测量其中 6 种植物雌激素即染料木黄酮、大豆苷元、雌马酚、去氧甲基安哥拉紫檀素(O-desmethylangolensin, O-DMA)、肠二醇、肠内酯的浓度。在儿童 8~17 岁时由研究人员每年通过问卷调查收集子代青春期发育信息,父母报告或者自我报告月经初潮时间。调整孕妇月经初潮年龄、孕妇受教育水平、妊娠前体重指数、母乳喂养持续时间以及收集样本的妊娠周数等混杂因素,分析宫内暴露于植物雌激素与子代月经初潮时间的关联。结果发现宫内暴露于 O-DMA 和肠二醇与女童月经初潮年龄提前有关[62]。另外,Vasiliu 等[63]在一项队列研究中探讨了 151 对受试对象宫内暴露于多氯联苯(polychlorinated biphenyls, PCB)和 DDE 与月经初潮年龄的关联,发现宫内暴露于高水平的 DDE 与月经初潮年龄提前有关,而 PCB 水平与月经初潮年龄无关。Christensen 等[64]所实施的一项巢式病例-对照研究表明,宫内暴露于氟烷基化学物和月经初潮无关。出生后植物雌激素的暴露与月经初潮年龄的关联尚无定论。例如,针对婴儿大豆基配方奶粉和月经初潮年龄之间相关性的研究表明婴儿大豆基配方奶粉与女童月经初潮过早(≤10 岁)和月经初潮过晚(≥15 岁)有关[65-67]。

墨西哥城市出生队列对 113 对母亲及其女童的数据进行了分析,发现宫内暴露于邻苯二甲酸酯和邻苯二甲酸丁基苄酯通过影响吻素(kisspeptin,启动青春发动的神经肽)的分泌,影响肾上腺功能初现和青春发动提前,宫内暴露于双酚 A(bisphenol A, BPA)与青春期血清性激素和性成熟程度无关[68,69]。

移民可能会中断对环境内分泌干扰物的暴露,性早熟也可能是由于环境内分泌干扰物的负反馈效应撤退或其加速下丘脑成熟效应的撤退所导致[70]。研究发现,移民到比利时的国外儿童性早熟发病率高,在其血浆中检测到的 DDT 残留物表明了环境内分泌干扰物在青春发动提前中的作用[71]。此外,在移民到西欧国家的儿童中也发现有青春发动提前和性早熟增加的现象[72]。这些迁移自不同大陆并属于多个族群的儿童研究表明,不论其遗传易感性如何,青春发动时间差异似乎更是由环境因素相互作用产生的[72]。

5.1.2.2 早期生长模式

儿童早期生长模式与青春发动的关联研究较多[73,74],婴儿早期的快速生长与青春发动年龄提前有关。德国多特蒙德营养与人体测量纵向研究(Dortmund Nutritional and Anthropometric Longitudinally Designed Study)显示,出生体重在 2 500~3 000 g

的婴儿,到达青春期生长突增的年龄大约早 7 个月;从出生到 2 岁期间经历体重快速增长的儿童,与体重增长正常的儿童相比,到达生长突增的年龄大约早 4 个月。生命早期体重快速增长与身高发育峰值年龄(age at peak height velocity,APHV)较早和女童月经初潮年龄提前有关[75]。美国儿童健康和发育研究招募了 1959—1966 年居住在美国加利福尼亚州奥克兰市附近的凯撒(Kaiser)基金会健康计划的孕妇,通过招募初期的问卷调查和医疗记录收集孕妇信息,标准化测量婴儿的出生体重和身长,采用临床访视的方式收集儿童身高和体重信息,通过电话采访收集女童月经初潮年龄和母亲的家族史等信息。结果显示,相比于常规生长模式的女童,在儿童早期(婴儿期和出生后 4 年内)经历体重快速增长的女童月经初潮时间提前了 4.6 个月;月经初潮年龄较早的女童在各个年龄段体重都较重且更有可能经历体重快速增长[76]。这项研究由于缺乏婴儿喂养方式信息,在用于解释早期生长模式和青春发动时相关联时还需慎重,但它依然为监护人提供了宝贵的早期养育指导,因此应合理控制儿童早期的体重增长水平。

中国香港九七儿女出生队列(Hong Kong's Children of 1997 Birth Cohort)通过构建儿童从出生到 12 月龄时性别特异性的体重增长轨迹,并与男童生殖器发育年龄和女孩乳房发育的 Tanner Ⅱ期年龄相关联,发现与体重增长遵循常规模式的儿童相比,从出生到 12 月龄时体重呈快速增长的男童与青春发动时相提前有关,出生时体重呈缓慢增长的女童与青春发动时相推迟有关。在女童中,身高和 BMI 作为中介因素影响上述两者的关联,在男童中仅身高可作为中介因素影响上述关联[77]。英国埃文郡亲子纵向队列研究也显示,从出生到 3 岁时的生长与 8 岁时性发育指标呈正相关[78]。菲律宾宿务岛纵向健康和营养调查发现,从出生到 6 月龄时体重快速增长和男童总睾酮浓度的增高及青春发动提前有关,与女童月经初潮的年龄无关[79]。

1990 年开始于南非最大的乡镇——索韦托的出生到 20 岁的队列研究(the Birth-to-Twenty Cohort),招募 1990 年最初 6 周内出生的 3 273 名儿童,参与人群主要是黑种人和社会经济地位较低的家庭[80]。在 5 岁和 8 岁时分别测量儿童的身高和体重,在儿童 9~16 岁时,每年记录男童生殖器、女童乳腺和男女童阴毛的发育情况。结果显示,女童 5 岁时的年龄别身高 Z 评分(height-for-age Z-score,HAZ)和体重指数 Z 分(BMIZ)与阴毛发育和乳房发育水平呈正相关;女童 5~8 岁时,BMIZ 快速增长与青春期更快的发育速度有关。男童 5 岁时的 HAZ 和 BMIZ 与阴毛发育水平呈正相关,且 5 岁时 HAZ 和生殖器发育水平相关。另一项队列研究发现,女童在 6~8 岁时 BMI 值越高,其乳腺发育处于 Tanner Ⅱ期的年龄越早[81]。Lee 等[82]研究发现,36 月龄测量所得的 BMI 值与女童乳房发育有关。

5.1.2.3　早期营养

营养在青春发动时相中可能发挥关键作用,至少可以部分解释青春发动提前的长期趋势。Tam 等在对出生人口队列内 156 名女孩进行评估时,发现出生时身长较长、体重较轻以及童年期脂肪含量较高者月经初潮时间出现较早[83]。青少年期高热量饮食和体重加速增长明显促进了青春发动提前,血清瘦蛋白水平在月经初潮之前升高[84]。瘦蛋白是连接脂肪组织和生长发育的纽带,由白色脂肪组织产生和分泌,在青春发动时间、青春期发育过程和青春期生长中具有关键作用[85]。在青春发动前瘦蛋白水平升高可能会诱发骨骼生长板中软骨细胞的增殖和分化[86]。尽管瘦蛋白在许多情况下作为青春期开始的信号,但是瘦蛋白本身并不是青春发动的代谢性触发因素[87]。

5.1.2.4　父爱缺失

英国埃文郡亲子纵向队列研究特别针对女童进行随访,定期询问儿童是否与亲生父亲居住在一起,对家庭社会经济状况、母亲年龄、母亲受教育程度和妊娠期抑郁进行评价,在儿童 6 岁和 8 岁时评价母亲抑郁状况,并在儿童 6～9 岁时评估家庭是否经历重大经济问题。在控制系列社会经济因素和母亲自身特征后,对 2 750 名数据完整的家庭分析发现,亲生父亲的父爱缺失和女童月经初潮时间提前相关;与出生后 5～10 年内父爱缺失者相比,出生后 5 年内父爱缺失和女童月经初潮年龄提前更相关。路径分析进一步显示,除了两者之间的直接关联,母亲抑郁和重大经济问题的出现在一定程度上可以解释儿童早期父爱缺失和月经初潮时间提前的关联[88]。这项研究提供了家庭环境因素对青春期发育影响作用的重要证据,也有非常重要的预防医学意义。青春期生理发育的提前由于与社会心理发育之间存在分离现象,快速的激素波动可导致下丘脑-垂体-肾上腺(hypothalamic-pituitary-adrenal,HPA)轴功能失调和情绪问题的风险增加[89],即使月经初潮年龄很细微的改变都会使青春期女童受到各种不利社会心理因素和不良健康结局的影响。虽然父爱缺失不能作为预防的直接目标,但是对于受孕产妇抑郁和社会经济不良影响的家庭而言,可以通过基于家庭的针对性干预降低不良结局的发生风险。

5.1.2.5　空气污染

中国香港九七儿女出生队列针对空气污染对青春发动时相的影响做了探讨[90]。该队列研究人员在妊娠期和生命早期,在离孕妇住所最近的空气监测站每年获取不同时间段空气污染物如 PM_{10}、一氧化氮(NO)、二氧化硫(SO_2)、二氧化氮(NO_2)等的浓度。将生命早期划分为 2 个阶段,即婴儿期(<2 岁)和儿童期(2～8 岁)。在儿童 9～12 岁时,从学生健康服务中心获取学生青春期发育(Tanner 分期)信息。研究显示,男童宫内、婴儿期和儿童期 SO_2 和 NO_2 暴露与青春发动时相有关,暴露的 SO_2 和 NO_2 浓度越高,青春期发育延迟越久;女童宫内和婴儿期 PM_{10} 暴露与乳房发育有关,暴露的 PM_{10} 浓度越高,乳房发育延迟越久。另外,由于有研究报道空气污染物与儿童期肥胖有关[91],研究人员也关注到 BMI 对空气污染物暴露与青春期发育关联的调节作用。

5.1.2.6　体力活动

英国埃文郡亲子纵向队列研究分别在儿童 11 岁和 13 岁时收集其身高、体重等信息,根据当前年龄、身高、体重以及父母的平均身高,使用 Khamis-Roche 法预测其生物性成熟时的身高[92],并将达到预测身高的百分比作为评价其生物性成熟度的客观指标,该方法假定:在相同的实足年龄的儿童中,越接近其预测成熟身高的儿童,其生物性成熟越早[93]。同时,在每个时间点评价儿童一周的体力活动时间和久坐时间。结果显示,男童 11~13 岁时生物性成熟度与轻微体力活动时间呈负相关,与久坐时间呈正相关;尤其是 11 岁时生物性成熟的提前和高强度体力活动时间较少有关。女童相应的生物性成熟和体力活动以及久坐行为之间的关联不明确[94]。

5.1.2.7　早期感染

中国香港九七儿女出生队列研究发现,以因感染入院次数为标志的生命早期感染与儿童青春发动提前有关,并存在性别差异。女童 6 个月内因感染住院 2 次及以上者,与未因感染入院的女童相比,青春发动时间推迟了 8 个月。早期感染发生率与青春发动延迟的关联可能是性腺轴受抑制所致。生命早期减少女童感染的次数和社会经济水平的提高可能是引起青春发动提前的"非主流"证据[95]。

5.1.2.8　出生人口队列研究中的组学证据

虽然青春发动时相具有高度的遗传特性,在一般人群中已知的调节青春发动时相的基因还很少。已经发现的几种基因,当其发生突变时,可引起青春期延迟或缺失相关的疾病,如促性腺激素功能低下型性腺功能减退症(hypogonadotropic hypogonadism,HH)等。Gajdos 等[96]从夏威夷和洛杉矶多种族队列中选取了 1 801 名研究对象,对初潮年龄较早者(<11 岁)和较晚者(>14 岁)检测 10 个 HH 相关基因的遗传变异。研究人员未发现测定的遗传变异与月经初潮之间的关联,提示这 10 个 HH 相关基因位点的常见遗传变异在一般人群月经初潮的发生中未发挥关键作用。

GWAS 对可能调控青春发动时相的 32 个新的基因位点进行了研究[97-101]。已经识别的基因变异,包括 RNA 结合蛋白的基因 LIN28B,对月经初潮的时间也只能解释 7%[98]。研究人员发现的与青春发动相关的两个位点的遗传变异(LIN28B 内或附近的 6q21 和 9q31.2)在解释一般人群青春发动时的贡献也很小[102]。值得注意的是,在这 32 个位点中,19 个距离与基因组表观遗传调控直接相关的基因位置最近。目前,表观遗传对青春发动的调控报道较少[103-106],与表观遗传相关的基因和基因调控网络(gene regulatory networks,GRN)在青春发动时相中的作用研究还处于起步阶段。然而,对下丘脑-垂体-性腺(hypothalamic-pituitary-gonadal,HPG)轴的活化机制说明表观遗传参与了神经内分泌基因转录的调控,青春期的发动需要由表观遗传机制所介导的对 HPG 轴的调控作用,如动物研究和体外研究发现多梳抑制复合物 2(polycomb repressive complex 2,PRC2)在青春发动的调控中具有关键作用。要在人群中对调控 HPG 轴的基因网络进行深入理解,这将为与青春发动年龄相关的临床结局(如心血管疾病、糖尿病、肿瘤等)提供预防和治疗思路[107]。

哺乳动物青春期的开始由吻素(KISS1)信号增加启动和支撑,这种信号的增强经由其受体(KISS1R/GPR54)对促性腺激素释放激素(gonadotropin-releasing hormone,GnRH)神经元的作用来实现。动物和人类 *KISS1* 或 *KISS1R* 基因的失功能性突变会导致青春期不发育。青春发动时相依赖于环境因素,青春发动的过程贯穿着将环境信号转换成 *KISS1 / KISS1R* 基因表达模式的机制。Wyatt 等研究发现 *KISS1* 和 *KISS1R* 基因在第三脑室端部周围区(rostral periventricular zone of the third ventricle,RP3V)和视前区(preoptic anterior,POA)细胞内均显示出青春发动特异性的不同启动子区的甲基化模式,为进一步研究性激素和其他环境因素通过表观遗传机制对这两种基因转录调节的作用提供研究起点,也为探讨 KISS1 在青春发动期和女性整个生殖周期中在 RP3V 和弓状核(arcuate nucleus,ARC)中不同转录调节作用的表观遗传机制创造了机会[108]。

原发性生长与青春发动延迟(constitutional delay of growth and puberty,CDGP)是青春期延迟的最常见原因。CDGP 是指青春发动年龄比一般人群晚至少 2 个标准差,约占所有青少年的 2.3%。虽然 CDGP 青少年可自发进入青春期,但他们存在身材矮小、骨密度下降以及出现社会心理问题的风险。目前,绝大多数 CDGP 在生物学上难以解释,也没有可靠的检测方法区分 CDGP 和青春期缺失。研究人员调查了 2 号染色体的着丝粒区域和芬兰家庭 CDGP 之间的联系,发现 *DNAH6* 基因存在 6 种蛋白质改变的低频变异(在芬兰人口中小于 6%)。对另外 135 名芬兰非 CDGP 受试者的研究表明,这些变异中的 5 种既在 CDGP 组存在,也在正常人群中存在,未显示出目标区域的特异性改变[109]。

5.1.3 精神心理发育异常

美国卫生及公共服务部(Department of Health and Human Services)将精神心理性疾病(mental illness)定义为"在各种内外致病因素的影响下,大脑功能发生紊乱,导致认知、情感、行为与意志等精神活动不同程度障碍的一类疾病"[110]。多项出生人口队列研究显示,生命早期不良环境暴露不仅会影响妊娠结局,而且还会造成子代的认知、行为、情绪等的障碍,增加罹患精神疾病的可能性,加重社会和家庭的生活负担。

5.1.3.1 情绪障碍

根据美国药物滥用和精神卫生服务管理局(Substance Abuse and Mental Health Services Administration,SAMHSA)报道,2013 年美国有超过 1 570 万人患有重性抑郁,超过同期美国成年总人口的 6.6%。在中国台湾地区的调查研究发现,青少年的抑郁患病率为 12.3%,重性抑郁和轻性抑郁的患病率分别为 12.0% 和 18.0%[111,112]。由于对焦虑障碍定义的差别,焦虑的报道率从 1.6% 到 28.8% 不等[113]。通过对全球范围内 1990—2010 年焦虑情况的分析发现,东亚焦虑流行率(2.8%)最低,南美、南非及中东地区焦虑流行率(7.7%)最高[114]。焦虑障碍也是儿童、青少年中普遍存在的心理健康问题。乌干达地区报道的儿童、青少年焦虑障碍发病率为10%～20%[115]。通过对美国10 123名13～18岁青少年面对面调查发现,在最近的6个月内,3%的青少年有焦虑症状,9%的青少年有社交恐惧障碍[116,117]。国内报道的青少年焦虑障碍流行率为4.76%～10.9%。分离焦虑障碍在所有焦虑障碍中发病最早,其流行率会随着年龄的增长而下降,儿童(6～12岁)的流行率估计为4%,而青少年(12～18岁)的流行率为2.35%。社交焦虑障碍在6～12岁儿童中的发病率为2.2%,在12～18岁青少年中的发病率为5%。16岁的青少年中约有68%经历过潜在的创伤事件,13～18岁的青少年中创伤后应激障碍(post-traumatic stress disorder,PTSD)的患病率为5%左右[114,115]。

1) 环境内分泌干扰物

由哥伦比亚儿童环境健康中心(Columbia Center for Children's Environmental Health,CCCEH)开展的针对多米尼加和非裔美国人的纽约城市队列研究(New York City-based cohort,NYC)调查了妊娠晚期BPA暴露与10～12岁儿童自我报告的抑郁和焦虑症状的关系,发现妊娠期BPA暴露水平与男童抑郁和焦虑症状的自我报告率呈显著正相关,在女童中未观察到显著关联;出生后BPA暴露与焦虑和抑郁症状的发生无显著关联。这提示胎儿发育期是BPA对男童情绪障碍产生影响的关键窗口期[118]。

2) 孕期心理应激

Kingsbury等[119]研究了妊娠期母亲应激与子代抑郁症之间的关联,在调整潜在混杂因素后,母亲产前应激事件(prenatal stressful life events,SLE)评分与后代增加的抑郁症状和重性抑郁相关。高水平SLE与10～11岁和18～19岁高水平抑郁有关。但也有矛盾报道,Zohsel等[120]追踪了一项有307名参与者的研究,在婴儿出生3个月后测量母亲的抑郁症状,以及子代19岁、22岁、23岁和25岁的抑郁情况,结果显示,产后母亲抑郁不仅未增加子代抑郁风险,反而比对照组风险更低。

3) 儿童期不良经历

但尼丁多学科健康和发展研究(the Dunedin Multidisciplinary Health and Development Study,DMHDS)提示,内化型障碍(包括抑郁、广泛性焦虑障碍、创伤后应激障碍等)与白细胞端粒长度较短有关,而较短的端粒长度与儿童期虐待紧密相关[121]。

5.1.3.2 行为问题

儿童行为问题也越来越普遍,如注意缺陷多动障碍(attention deficit hyperactivity disorder,ADHD)、孤独症谱系障碍(autistic spectrum disorder,ASD)等。根据《国际疾病分类第10版》(ICD-10),儿童青少年ADHD的患病率为1.4%～3.0%[46]。根据美国精神病协会制定的《诊断与统计手册:精神障碍(第四版)》(DSM-Ⅳ)的诊断标准,世界范围内儿童青少年ADHD的患病率为5.01%～5.56%[47]。2009—2014年德国儿童青少年及成人 ADHD 的患病率呈上升趋势,2009 年 0~17 岁儿童 ADHD 的患病率为 5.0%(男童为 7.2%,女童为 2.8%),2014 年 0~17 岁儿童 ADHD 的患病率为 6.1%(男童为 8.4%,女童为 3.6%)[50]。2012 年,孤独症与发育障碍性疾病监测网络(ADDM)公布了 2008 年美国 14 个州的监测数据,8 岁儿童 ASD 的患病率为 11.3/1 000 [(4.8~21.2)/1 000][122]。2014 年公布的 2012 年美国 11 个州的监测数据中,8 岁儿童 ASD 的患病率为 14.6/1 000[(8.2~24.6)/1 000],并且男童患 ASD 的风险(1/42)约为女童(1/189)的 4.5 倍[123]。Ouellette-Kuntz 等[124]对加拿大流行病学监测数据的调查结果显示,2~14 岁儿童 ASD 的患病率由 2008 年的 9.7% 上升至 2010 年的 14.6%。2014 年 Kim 等[125]对韩国 7~12 岁儿童的流行病学调查发现,根据 *DSM-V* 诊断标准,儿童 ASD 的患病率达 2.2%。

1) 环境内分泌干扰物

NYC 队列对城市污染物,包括多环芳烃(polycyclic aromatic hydrocarbons,PAH)对儿童心理和精神运动发展的影响开展了研究,提示产前暴露于高水平多环芳烃与 3 岁以下儿童的精神发育指数相关,儿童认知发育延迟的风险也明显增加[126]。中国浙江一项队列研究显示,出生前高铅暴露的孕妇子女 6 个月和 12 个月的智力和行为发育指数均低于低铅暴露组,虽然差异无统计学意义,但仍然提示了宫内铅暴露与儿童智力和行为发育问题的剂量-反应趋势[127]。

环境内分泌干扰物对儿童行为问题的影响存在性别特异性。NYC 队列研究发现,母亲尿 BPA 浓度与 7~9 岁男童内、外化行为得分呈正相关,而与女童得分呈负相关[128,129]。另一项西班牙裔队列研究报道,孕妇产前尿液 BPA 浓度与 7 岁男童的内化行为(包括焦虑和抑郁症状等)呈正相关,而与女童的内化行为无显著相关[130]。美国 4 个城市的多中心队列研究观察到,学龄期男童的行为问题增加与母亲的尿液 BPA 浓度有关,而在女童中无此关联[131]。相反,辛辛那提队列研究发现,母亲的产前尿 BPA 浓度与 2~3 岁男童的多动行为减少有关,而与 2~3 岁女童焦虑、抑郁、多动和外化行为症状的增加有关[132]。

2) 妊娠期生活方式和心理应激

1960—1966 年美国妊娠期母亲吸烟率最高,妊娠期母亲吸烟对新生儿神经行为产生不良影响[133]。韩国一项人群队列研究表明,妊娠期母亲饮酒使儿童患 ADHD 的风险增加 1.55 倍,妊娠期母亲吸烟使儿童患 ADHD 的风险增加 2.64 倍,妊娠期父亲吸烟使儿童患 ADHD 的风险增加 1.17 倍[134]。

另外,母亲妊娠期存在应激的儿童发生 ADHD、行为障碍及 HPA 轴功能改变的风险增加[135]。朱鹏等[136]研究发现,母亲妊娠早期应激性生活事件可独立影响子代的神经行为发育,并且神经行为的损伤存在特异性。这种影响可能依赖于妊娠早期母亲心理应激对胎儿 HPA 轴发育的远期编程效应。另一项研究显示,妊娠晚期应激与儿童

ASD 的发生风险增加相关[137]。

3) 早期带养和教养方式

荷兰 R 代研究(Generation R Study)是前瞻性、以人群为基础的队列研究,该研究收集了儿童 3 岁时父母教养与 6 岁时儿童情绪和行为问题的信息,提示父亲和(或)母亲的严厉教养方式会增加儿童发生行为问题的风险;这种相关性体现在主要带养人所提供的儿童行为和情绪问题上,而与儿童自我报告的行为和情绪问题关联较弱。高要求的教养方式使得父母对于儿童由于压力而产生的行为问题持低容忍的态度,教养方式相对宽松的父母往往在儿童极端行为出现时才会发现[138]。

英国埃文郡亲子纵向队列研究收集了 7 852 个家庭婴儿在 8 月龄、15 月龄、24 月龄时的带养信息、母亲特征、家庭特征等,并评价儿童 4 岁时的行为问题,发现母亲年龄越小,祖父母带养儿童的时间越久,受教育程度越高的母亲接受来自祖父母帮助的可能性越小,祖父母带养的儿童在 4 岁时多动问题及同伴问题发生率增加[139]。埃文郡亲子纵向队列研究还对母亲童年期的教养方式做了追溯性调查,发现了母亲教养经历与子代18 岁时的抑郁发生风险间的关联;母亲在童年期缺少关爱者,其子代在 18 岁时抑郁发生的风险增加了 14%[140]。该队列还对婴儿期亲子互动和 7 岁时儿童破坏性行为问题的关联做了巢式病例-对照研究,发现积极的母婴互动与破坏性行为问题的发生呈负相关;母亲对婴儿的低反应性和儿童破坏性行为问题有关。年轻的母亲表现出较高的消极亲子互动行为和较低的积极亲子互动行为;男童更有可能面对消极的教养方式[141]。由于 ADHD、孤独症等在男性更为常见,如果消极教养的确与精神病理学有关,提示可以通过改善父母教养方式预防男童行为问题的发生[142]。埃文郡亲子纵向队列研究还进一步对父亲的教养方式进行了探讨,发现幼儿期父亲的消极带养态度与儿童 16 岁时的抑郁发生风险上升有关;父亲在照顾儿童期间面对更多的挫折感,在儿童早期干预比婴儿期干预更为重要[143]。

5.1.3.3　认知障碍

认知障碍主要指涉及学习、记忆、言语、思维、精神及情感等一系列功能的损伤。研究发现,约有 17% 的儿童(18 岁以前)有发育或行为障碍,而其中仅有 30% 会在学龄前被诊断[144]。埃及姆努西亚大学的一项横断面研究发现,根据年龄与发育进程问卷(ASQ)结果,儿童总疑似发育迟缓率(SDD)为 3.4%,而沟通、粗大运动、精细运动、解决问题及个人社会能力疑似发育迟缓率分别为 2.4%、0、2.2%、3% 和 1%。同时,在疑似发育迟缓儿童中,男生多于女生(73.% 与 26.5%)[145]。

学习障碍(learning disabilities, LD)是一组异质性障碍的总称,主要表现在听、说、读、写、推理及数学能力获取与应用上有明显障碍。儿童学习障碍较为常见,其患病率为 3%～28%[146]。有报道指出幼儿在 8～10 月龄时,约有 30% 存在早期的沟通障碍,并且 50%～80% 的幼儿这一症状会持续到 2 岁以内[147]。研究也发现,言语发育迟缓是

谢组等相关内环境信息进行综合分析,精准预防也只有把病原、疾病、人群、社会进行点、线、面、体式的整体分析才能有效地促进健康和防控疾病。其次,随着技术的不断发展,精准医学使早期或在亚临床期发现某些疾病成为可能,大大增强了医学指导的有效性与预见能力;精准医学已不再是传统意义上的疾病的治疗,而是更突出对疾病的预防。精准预防正是通过吸取精准医学的精华,克服方向不明的短板,在合适的时间对合适的人群进行合适的干预,关注疾病的关口前移,更加重视人群的健康管理。再次,精准预防是从"治疗疾病"的晚期模式向"以健康为基础"的早期模式转变,精准预防的核心是在合适的时间为合适的人群提供合适的干预,有效改善医疗资源配置的低效状态,也契合国际社会精准医学发展规划"两步走"的设计,将长期目标落脚于健康管理,对实现全民健康、推进卫生公平等具有重大意义。

5.2.2 出生人口队列研究在发育源性疾病生命早期精准预防中的应用

精准预防的成功与否需要依赖以人群为基础的途径。要了解某种干预对某种人群是否有效,基于个体的数据需要与大样本、多样化的群体数据进行比对。另外,大样本人群数据可充分考虑种族、年龄、性别等因素,有效避免样本所产生的选择偏倚,提高预测模型的可信度,提供更为丰富的信息。出生人口队列设计可保证基础人群的多样性和代表性,也可使基因和环境因素的评价更加中立[183]。

传统流行病学研究虽然可证实暴露与结局间的关联,但并没有完全阐明其详细的生物学机制,所以称为"黑箱"流行病学。精准预防改变了流行病学的学科理念,流行病学将由此从"黑箱"流行病学演进成系统流行病学。系统流行病学依赖于组学技术的广泛应用,借以更好地解释暴露因素与疾病风险之间的生物学机制[184]。大规模、长周期人群出生队列的精准医学和预防研究的重要基础,是整合人群队列、生物样本库和信息学技术,构建便于共享和交流的数据库系统,美国在这方面具有很深的积累,正在开展的全民健康研究项目(All of Us Research Program)拟建立 100 万人参与的全国性队列,将精准医学扩展到所有的疾病中,提高对健康状态的理解。

现有出生人口队列对发育源性疾病的研究,基于医院、科研机构或社区的基础性数据平台,综合临床信息系统、实验室信息系统,与大型生物样本库链接,揭示了生命早期暴露与发育源性疾病易感性的关联,提高了高危人群的早期诊断水平,有效用于疾病的预警和早期干预,为制订发育源性疾病的生命早期防控策略提供了科学依据。全球目前已形成多个大样本、长周期、高产出的出生人口队列,如英国埃文郡亲子纵向队列研究,法国 ELANCE、EDEN 出生队列,新西兰但尼丁多学科健康和发展队列,荷兰鹿特丹 R 代研究,芬兰赫尔辛基出生队列,纽约城市队列,中国香港九七儿女出生队列等。这些队列均关注生命早期暴露因素与主要发育源性疾病的关联,发现了多种环境暴露对不同疾病的影响,也因此具有重要的公共卫生意义。

（1）研究显示多种共性的环境因素与多种发育源性疾病有关。例如，母亲妊娠前和（或）妊娠期肥胖可增加儿童肥胖、认知功能障碍的发生风险，提示在育龄期合理控制体重和妊娠增重对子代身心发育的意义；环境内分泌干扰物的宫内暴露/出生后早期暴露与青春发动提前和儿童青少年情绪障碍、行为问题及认知障碍均有联系，彰显个体在生命早期合理减少环境内分泌干扰物暴露的必要性，同时对"社会性公共卫生"提出了更高的要求，如何为人群提供安全的公共卫生产品也成为精准预防时代下公共卫生从业人员的新的历史使命。早期生长模式（尤其是经历儿童早期快速生长）与后期肥胖、青春发动提前的关系，也进一步为带养者针对性调整儿童膳食营养方案提供了依据。母亲妊娠期心理应激与子代多种精神心理性疾病的关联，也将早期干预的重点聚焦到妊娠期心理干预上，早期筛查和发现高水平心理应激的孕妇并及时进行干预，将有效改善子代出生后的神经发育结局。

（2）研究证据也有助于识别关键发育源性疾病的高危人群，如母亲妊娠前肥胖或妊娠期增重过多的儿童、早期生长过快的儿童、宫内暴露或出生后早期暴露于环境内分泌干扰物和母亲不良情绪状态的儿童、母亲妊娠期有不良生活方式的儿童、睡眠时间不足的儿童等，同时，单亲、主要带养者非父母的儿童也值得重点关注。在发现重点干预人群的基础上，还需要进一步考虑性别差异。如现有证据表明，早期生长轨迹与女童的肥胖发生关系密切，提示早期膳食干预和营养规划方案需进一步向女童倾斜。另外，宫内环境内分泌干扰物暴露对男童行为问题的影响更为显著，也说明要更多关注存在早期环境内分泌干扰物暴露的男性子代的行为发展轨迹，及时发现行为问题并进行适时干预。

（3）大规模人群队列研究借鉴了系统流行病学的理念，把多种组学（omics）研究整合在大型人群队列研究中，为主要发育源性疾病的致病因素增添了很多"黑箱"证据。例如，已发现的肥胖风险基因遗传咨询可提高高风险者的疾病预防意识，肠道微生物组学研究证据也提示母亲控制体重对儿童肥胖发生的预测意义。虽然青春发动提前及主要精神心理发育异常的分子遗传学和表观遗传学机制不甚明朗，但一系列前期研究还是为这些疾病的治疗和防控提供了基础信息。这些组学研究证据很好地跨越了"黑箱"流行病学的局限性，更好地利用系统流行病学解释疾病发生的生物学机制，为疾病的精准预防增加了重要的依据。Locke 等基于美国护士健康研究（Nurses' Health Study，NHS）和卫生工作者随访研究（Health Professionals Follow-Up Study），对 34 万研究对象进行 GWAS 研究，发现了超过 100 个与肥胖有关的 SNP 变异，提出在中枢神经系统中表达的 SNP 变异与人类食欲和饮食控制行为相关联。不健康的膳食模式会放大此类高危基因型的效应，健康的饮食会减轻这些基因型的不良效应，显示了基因和环境的交互作用研究对公共卫生的重大意义[185]。

出生人口队列研究虽然积极引入了精准医学发展所带来的新观念和新技术，特别是组学和大数据分析技术,并将其整合入系统流行病学的各个层面,但公共卫生工作者也不能忽略传统的人群研究和干预的基本手段,需要主动地从宏观层面利用法律、政策等手段来解决一些亟待解决的公共卫生问题,如空气和水污染、食品安全、肥胖防治、控烟等,从全人群的视角调整预防策略,对患者/高危人群、家庭、医生和公共卫生团体等进行健康教育,以期应对社会生态的变化,制定有效政策和指南,实现与成本和效应对应的人群健康收益。

5.2.3 出生人口队列在发育源性疾病研究中的应用

儿童青少年肥胖、青春发动提前、精神心理发育异常等发育源性疾病在我国的发生率居于高位,为该领域的精准预防研究提供了巨大空间。此外,近 10 年来我国在队列研究、基因组测序技术、临床疾病分子分型与诊治标志物、生物医学大数据等方面有了一定的积累与发展,形成了一批有实力参与国际同领域竞争的基地与研究团队。此外,在健康人群和疾病人群队列研究的规模和生物样本的多样性上具有绝对优势,在开展大规模、多中心的队列研究速度和成本方面具有绝对优势,同时在数据采集和使用的灵活度上具有一定优势。因此,应把握精准医学和精准预防带来的新机遇,积极开展大型出生人口队列研究,为开展基于精准预防的疾病风险预测和个性化预防干预提供可供分析的适合我国人群和国情的大数据。

5.2.3.1 发育源性疾病的精准预防应关注社会生态环境的影响

人类发病和死亡的主要决定因素都与行为有关[186],发育源性疾病也不例外。从全球来看,不健康的饮食习惯、吸烟、空气污染、心理压力等都是危及公共卫生的行为相关危险因素。对行为相关危险因素的干预是精准预防面临的重大挑战。美国疾病控制与预防中心主任 Frieden 在 2010 年提出了"健康影响金字塔"的概念。该金字塔由上而下分为 5 层,分别是健康咨询、临床干预、长期保护性干预措施、法规政策的改变和社会经济因素。解决越底层的问题如教育、贫困、政策等,越会带来深远的影响[187]。这一"健康影响金字塔"所传递出的另一个重要信息是公共卫生的问题大多不是由于个体行为造成的,而是来源于全社会整体生态环境对群体行为产生的宏观影响。哈佛大学护士健康研究进行的长达 40 年的对疾病相关行为危险因素的流行病学研究,对美国现今的临床指南和公共卫生政策的制定起了决定性的作用。据此研究制定的膳食指南、肥胖的预防和治疗指南以及阿司匹林预防心血管疾病的指南在降低美国人群的发病率、减轻疾病负担方面起了关键性的作用。因此,发育源性疾病的精准预防需要超越针对个体临床干预的范畴,着眼于改善人群的行为生活方式、社会生态环境以及政策、教育等社会经济因素。

5.2.3.2 重视父源性因素在发育源性疾病中的作用

胎儿发育的父源性因素是多种多样的,一方面是以精子为载体通过基因遗传和表观遗传决定胎儿的发育方向,另一方面是通过影响妊娠母亲的生理或心理状态来影响胎儿的发育环境。随着婚育年龄的后延,男性生育年龄成为该领域研究最为广泛的因素。Alio 等[188]开展的大规模队列研究表明,胎儿出现不良出生结局的风险与父亲的年龄之间的关系呈"J"形曲线,对于 45 岁以上的父亲,其子代出现早产、死产、低于胎龄儿、低出生体重儿的概率要比 30 岁左右的父亲高 10%~30%,尽管这可能包含了与父亲年龄相当的母亲方面的因素。中老年男性子代的健康状况也较同龄人差,其罹患先天性或后天性疾病的概率较同龄人显著增高,主要包括以孤独症、精神分裂症、躁郁症、智力偏低为代表的神经认知障碍,多被认为与精子 DNA 的新生突变和表观遗传(尤其是甲基化)有关[189]。

关于父亲体型与胎儿发育关系的研究指标主要涉及父亲的 BMI、身高和出生体重,其中对 BMI 的关注更多集中在肥胖上。研究显示超重或肥胖男性的生殖激素水平低于正常男性,其精子 DNA 会发生损伤加剧、甲基化程度降低、组蛋白修饰改变等一系列变化。这使得受精卵中父源基因异常,胚胎和胎盘发育随之改变,如着床率降低、囊胚发育迟缓、激素水平和代谢改变等。而且,胎儿的出生结局也将受到不良影响,小于胎龄儿发生率增加,子代发生肥胖及心血管疾病等的风险将会增加[190-194]。上述结果提示,男性 BMI 在一定范围内与胎儿的发育情况呈负相关。而 Chavarro 等的研究结果表明,尽管随着 BMI 增加,男性的生殖激素水平会逐渐改变,但就精子的生物学特性而言,只有肥胖男性的生殖激素水平才会明显下降,从而影响其生殖能力和胎儿发育[192]。另外,既往有大量研究证实,宫内环境是影响胎儿发育的重要因素,并认为母亲 BMI 对后代肥胖的影响程度比父亲大很多。关于父亲的身高和出生体重对胎儿发育的影响研究结论不一致,虽然有研究显示父亲的身高可能对于胎儿早期发育和出生后婴儿的生长速度以及最终的体型有较大影响,但与母亲的身高相比,父亲的 BMI 和身高对胎儿出生体重的贡献只占了很小一部分。

父亲的生活方式中对胎儿发育影响最明显的因素是吸烟和酗酒。烟草是一种致突变剂,主要从两个方面影响胎儿的发育:一是对精子的负性影响,二是通过增加妊娠母亲吸入二手烟的量影响胎儿。前者表现为吸烟使精子浓度下降、运动力变弱、氧化应激加剧、DNA 损伤和甲基化改变等,甚至观察到吸烟男性的子代脐带血中 DNA 损伤程度显著高于不吸烟男性的子代[195]。对于后者,不少研究认为二手烟会造成死产、胎儿出生体重降低、先天畸形等不良出生结局。此外,男性吸烟还和其后代罹患急性淋巴细胞白血病、先天性心脏病、肥胖、精子质量下降等有关系[196]。

酗酒对胎儿发育的影响较吸烟温和,既往也有较多的研究未观察到其对胎儿发育的不良影响。生活中吸烟和酗酒往往同时出现,两者叠加对胎儿的影响较单一因素更大。需要注意的是,也有一部分研究未观察到这两者对精子生物学特性、胎儿发育或出生结局有不良影响,可能是因为干扰因素较多,如精子细胞有一定的修复功能、吸烟和饮酒的量不同、女性受孕后男性的行为学改变、观察和记录的暴露时间有差异、研究方法和实验动物品系不同等[195,197-199]。其他因素也可从不同侧面参与对胎儿发育的影响。Mychasiuk 等[200]研究发现在女性受孕后，男性消极的心理状态会增加胎儿不良出生结局的发生率，子代行为和情绪异常发生率也增高。母亲妊娠时若无父亲的陪伴会显著增加其胎儿不良结局的发生率，可能与无父亲陪伴的妊娠母亲情绪低落、缺少护理、不良生活习惯增加有关。以上因素主要影响了妊娠母亲的生活环境和生活质量，从而通过影响母亲的生理和心理状态影响胎儿的发育，可见男性影响胎儿发育的因素是广泛的、多维度的。

不可否认的是，虽然近年来对父源性因素的研究日渐增多，对其认识也逐步深入，但相比较而言，母源性因素对胎儿发育的影响更为显著和直接，也研究得更深入。尽管随着以表观遗传为代表的作用机制研究的广泛开展，父源性因素影响胎儿发育的作用机制愈加清晰，但要想找到更多的潜在影响因素和彻底阐明这些机制还需要漫长的研究过程。

5.2.3.3　理性看待发育源性疾病的精准预防

在精准医学时代下，去伪存真是一项浩大艰苦的工程，大数据所做的过多承诺在健康人群中的应用也受到质疑。2013 年在美国流行性感冒流行期间，谷歌公司运用的流行性感冒相关互联网搜索技术分析与公共卫生监测数据相比极大地高估了流行性感冒发生的高峰水平[201]。回到队列研究，应避免过度的无谓的检查，否则由此带来的大数据与疾病结局之间的推测（putative）关联会引发失当的预警信号和干预措施，并在较大范围内影响人群整体的行为。

精准是相对的。在静态观察和单因素分析的研究基础上提出的"精准医学"，把复杂系统塞进简单性科学的框架内，难以从整体上全面把握系统的行为和内在规律。复杂性科学的兴起引发了科学观念和思维方式的变革，对于发育源性疾病这类发生机制复杂的疾病，更需要用辩证和理性的眼光看待队列研究的证据及其精准预防的意义。

5.2.3.4　新型组学技术需要进一步考量

核酸测序技术的发展已经能够支撑其常规临床应用。目前，国家卫健委批准用于临床检测的项目包括遗传病诊断、产前筛查与诊断、植入前胚胎遗传学诊断和肿瘤诊断与治疗。在妇幼健康领域，从目前的技术发展水平来看，用高通量测序对胎儿染色体非整倍体异常进行筛查的技术成熟度较高。2015 年 1 月，国家卫生计生委（现国家卫健委）妇幼保健服务司发布第一批产前诊断试点单位，同时发布了《高通量基因测序产前筛查与诊断技术规范（试行）》，规定了高通量基因测序产前筛查在临床上的适用范围（目标疾病为常见胎儿染色体非整倍体异常，即 21 三体综合征、18 三体综合征、13 三体综合征）、临床服务流程及临床质量控制。

听力损失（障碍）是儿童常见疾患，占我国残疾人口的 1/3；重症听力损失在新生儿中的发生率可高达 0.1%。导致听力损失的原因很多,约 2/3 是遗传因素,多数为单基因遗传病。目前已经发现 160 多个与遗传性听力损失相关的位点,其中 90 多个位点是常染色体隐性遗传,60 多个是常染色体显性遗传[202]。因此,这些突变位点的筛查对于有针对性地制定预防策略尤其重要。我国已经建立了筛查遗传性听力损失的基因芯片技术,在北京等地开展了大量人群的筛查,这也将为减少听力损失残疾发生率做出积极贡献。

诚然,生物标志物是发现高危人群并进行干预的一种途径,新型生物标志物的出现使公众对疾病自然史的了解更为深入,但新型组学技术在妇幼健康领域的应用需要进一步考量。比如,在探究生命早期环境因素对基因表达的影响时,表观遗传提供了一个新的视角。环境应激条件下产生的表观遗传变异可能解释了易感人群在不同的疾病负担下所表现出的健康状况的差异[203]。虽然表观遗传在公共卫生领域的应用颇有前景,但还需要开展更多的研究验证其有效性和可行性,并在人群研究中寻找合适的研究平台予以实现。

5.3 小结与展望

出生人口队列通常研究周期较长。它系统收集广泛暴露与广泛结局,同时暴露与结局间存在因先果后的逻辑关系。它是探索发育源性疾病病因理想的研究平台。随着这一理念的不断深化,在全球范围内已形成多个大样本、长周期、高产出的出生人口队列,基于医院、科研机构或社区的系统性生物数据平台,综合临床信息系统、实验室信息系统,与大型生物样本库链接,真实还原了生命早期编程与儿童青少年肥胖、青春发动提前、主要精神心理发育异常等发育源性疾病易感因素的关联。同时,人群队列研究借鉴了系统流行病学的理念,把多种组学研究整合在大型队列研究中,为主要发育源性疾病的致病因素研究增添了很多"黑箱"证据。研究证据所指向的与多种发育源性疾病有关的共性环境因素,有助于识别关键发育源性疾病的高危人群,也将有效应用于疾病的预警和早期干预,为制定生命不同时期健康促进规划和发育源性疾病的精准防控策略提供循证依据。

把握精准医学和精准预防带来的新机遇,积极开展大型出生人口队列研究,将为开展基于精准预防的疾病风险预测和个性化预防干预提供可供分析的适合我国人群和国情的大数据。出于对儿童青少年发育源性疾病的关注,出生人口队列研究提供了大量生物学层面的病因证据,并为生命早期精准预防工作开拓了思路。磨揉迁革之时,尚需潜心研究疾病的文化表征,以及病因、结局及防治策略的社会性,考虑人群行为生活方式、社会生态环境、政策、教育等综合因素,体现精准预防工作的社会发展观和系统工程观,使我国优生优育事业在新时代背景下更具内涵、更富活力。

参考文献

[1] Uauy R,Kain J,Corvalan C. How can the developmental origins of health and disease（DOHaD）hypothesis contribute to improving health in developing countries[J]. Am J Clin Nutr，2011，94（6 Suppl）：1759S-1764S.

[2] World Health Organization. Obesity and overweight［EB/OL］. http：//www. who. int/mediacentre/factsheets/fs311/en/.

[3] Bibiloni Mdel M，Pons A，Tur J A. Prevalence of overweight and obesity in adolescents：a systematic review[J]. ISRN Obes，2013，2013：392747.

[4] Ng M，Fleming T，Robinson M，et al. Global，regional，and national prevalence of overweight and obesity in children and adults during 1980-2013：a systematic analysis for the Global Burden of Disease Study 2013 [J]. Lancet，2014，384（9945）：766-681.

[5] 王烁,董彦会,王政和,等.1985—2014 年中国 7～18 岁学生超重与肥胖流行趋势[J].中华预防医学杂志,2017,51(4)：300-305.

[6] Doi L，Williams A J，Frank J. How has child growth around adiposity rebound altered in Scotland since 1990 and what are the risk factors for weight gain using the Growing Up in Scotland birth cohort 1 [J]. BMC Public Health，2016，16（1）：1081.

[7] Jacota M，Forhan A，Saldanha-Gomes C，et al. Maternal weight prior and during pregnancy and offspring's BMI and adiposity at 5-6 years in the EDEN mother-child cohort[J]. Pediatr Obes，2017，12（4）：320-329.

[8] Besharat Pour M，Bergstr M A，Bottai M，et al. Age at adiposity rebound and body mass index trajectory from early childhood to adolescence：differences by breastfeeding and maternal immigration background [J]. Pediatr Obes，2017，12（1）：75-84.

[9] Rolland-Cachera M F，Deheeger M，Bellisle F，et al. Adiposity rebound in children：a simple indicator for predicting obesity [J]. Am J Clin Nutr，1984，39（1）：129-135.

[10] Whitaker R C，Pepe M S，Wright J A，et al. Early adiposity rebound and the risk of adult obesity [J]. Pediatrics，1998，101（3）：E5.

[11] Eriksson J G，Forsén T，Tuomilehto J，et al. Early adiposity rebound in childhood and risk of type 2 diabetes in adult life [J]. Diabetologia，2003，46（2）：190-194.

[12] Taylor R W，Grant A M，Goulding A，et al. Early adiposity rebound：review of papers linking this to subsequent obesity in children and adults [J]. Curr Opin Clin Nutr Metab Care，2005，8（6）：607-612.

[13] Campbell M W，Williams J，Carlin J B，et al. Is the adiposity rebound a rebound in adiposity[J]. Int J Pediatr Obes，2011，6（2-2）：e207-e215.

[14] Hughes A R，Sherriff A，Ness A R，et al. Timing of adiposity rebound and adiposity in adolescence [J]. Pediatrics，2014，134（5）：e1354-e1361.

[15] Taylor R W，Williams S M，Carter P J，et al. Changes in fat mass and fat-free mass during the adiposity rebound：FLAME study [J]. Int J Pediatr Obes，2011，6（2-2）：e243-e251.

[16] Plachta-Danielzik S，Bosy-Westphal A，Kehden B,et al. Adiposity rebound is misclassified by BMI rebound[J]. Eur J Clin Nutr，2013，67（9）：984-989.

[17] Rolland-Cachera M F，Akrout M，Péneau S. Nutrient intakes in early life and risk of obesity [J]. Int J Environ Res Public Health，2016，13（6）. doi：10. 3390/ijerph13060564.

［18］Morgan J B, Kimber A C, Redfern A M, et al. Healthy eating for infants — mothers' attitudes ［J］. Acta Paediatr, 1995, 84(5): 512-515.

［19］Rolland-Cachera M F, Deheeger M, Akrout M, et al. Influence of macronutrients on adiposity development: A follow up study of nutrition and growth from 10 months to 8 years of age［J］. Int J Obes Relat Metab Disord, 1995, 19(8): 573-578.

［20］Hörnell A, Lagström H, Lande B, et al. Protein intake from 0 to 18 years of age and its relation to health: A systematic literature review for the 5th Nordic Nutrition Recommendations［J］. Food Nutr Res, 2013, 57. doi: 10. 3402/fnr. v57i0. 21083.

［21］Rolland-Cachera M F, Maillot M, Deheeger M, et al. Association of nutrition in early life with body fat and serum leptin at adult age ［J］. Int J Obes (Lond), 2013, 37(8): 1116-1122.

［22］Gluckman P D, Hanson M A, Bateson P, et al. Towards a new developmental synthesis: Adaptive developmental plasticity and human disease ［J］. Lancet, 2009, 373(9675): 1654-1657.

［23］Hoppe C, Udam T R, Lauritzen L, et al. Animal protein intake, serum insulin-like growth factor I, and growth in healthy 2. 5-y-old Danish children［J］. Am J Clin Nutr, 2004, 80(2): 447-452.

［24］Socha P, Grote V, Gruszfeld D, et al. Milk protein intake, the metabolic-endocrine response, and growth in infancy: data from a randomized clinical trial ［J］. Am J Clin Nutr, 2011, 94(6 Suppl): 1776S-1784S.

［25］Eriksson J G, Kajantie E, Lampl M, et al. Small head circumference at birth and early age at adiposity rebound ［J］. Acta Physiol (Oxf), 2014, 210(1): 154-160.

［26］Risnes K R, Nilsen T I, Romundstad P R, et al. Head size at birth and long-term mortality from coronary heart disease ［J］. Int J Epidemiol, 2009, 38(4): 955-962.

［27］Franchetti Y, Ide H. Socio-demographic and lifestyle factors for child's physical growth and adiposity rebound of Japanese children: a longitudinal study of the 21st century longitudinal survey in newborns［J］. BMC Public Health,2014,14: 334.

［28］Dorosty A R, Emmett P M, Cowin I S,et al. Factors associated with early adiposity rebound ［J］. Pediatrics, 2000, 105(5): 1115-1118.

［29］Ip E H, Marshall S A, Saldana S, et al. Determinants of adiposity rebound timing in children［J］. J Pediatr, 2017, 184: 151-156.

［30］González L, Corvalán C, Pereira A, et al. Early adiposity rebound is associated with metabolic risk in 7-year-old children ［J］. Int J Obes (Lond), 2014, 38(10): 1299.

［31］Carter P J, Taylor B J, Williams S M, et al. Longitudinal analysis of sleep in relation to BMI and body fat in children: the FLAME study ［J］. BMJ, 2011, 342: d2712.

［32］Parthasarthy L S, Phadke N, Chiplonkar S, et al. Association of fat mass and obesity-associated gene variant with lifestyle factors and body fat in Indian children［J］. Indian J Endocrinol Metab, 2017, 21(2): 297-301.

［33］Brunkwall L, Ericson U, Hellstrand S, et al. Genetic variation in the fat mass and obesity-associated gene (FTO) in association with food preferences in healthy adults［J］. Food Nutr Res, 2013, 57. doi: 10. 3402/fnr. v57i0. 20028.

［34］Celis-Morales C, Marsaux C F, Livingstone K M, et al. Can genetic-based advice help you lose weight? Findings from the Food4Me European randomized controlled trial ［J］. Am J Clin Nutr, 2017, 105(5): 1204-1213.

［35］Jukarainen S, Heinonen S, Rämö J T, et al. Obesity is associated with low NAD(+)/SIRT pathway expression in adipose tissue of BMI-discordant monozygotic twins［J］. J Clin Endocrinol

Metab，2016，101(1)：275-283.

［36］ Heinonen S，Muniandy M，Buzkova J，et al. Mitochondria-related transcriptional signature is downregulated in adipocytes in obesity：a study of young healthy MZ twins［J］. Diabetologia，2017，60(1)：169-181.

［37］ Yang X，Wu R，Shan W，et al. DNA methylation biphasically regulates 3T3-L1 preadipocyte differentiation［J］. Mol Endocrinol，2016，30(6)：677-687.

［38］ Sun R，Wu Y，Wang Y，et al. DNA methylation regulates bromodomain-containing protein 2 expression during adipocyte differentiation ［J］. Mol Cell Biochem，2015，402(1-2)：23-31.

［39］ Yang Q，Xiao T，Guo J，et al. Complex relationship between obesity and the fat mass and obesity locus ［J］. Int J Biol Sci，2017，13(5)：615-629.

［40］ Zhao J，Goldberg J，Vaccarino V. Promoter methylation of serotonin transporter gene is associated with obesity measures：a monozygotic twin study ［J］. Int J Obes (Lond)，2013，37 (1)：140-145.

［41］ Sen T，Cawthon C R，Ihde B T，et al. Diet-driven microbiota dysbiosis is associated with vagal remodeling and obesity［J］. Physiol Behav，2017，173：305-317.

［42］ Collado M C，Isolauri E，Laitinen K，et al. Effect of mother's weight on infant's microbiota acquisition，composition，and activity during early infancy：a prospective follow-up study initiated in early pregnancy［J］. Am J Clin Nutr，2010，92(5)：1023-1030.

［43］ Faienza M F，Wang D Q，Frühbeck G，et al. The dangerous link between childhood and adulthood predictors of obesity and metabolic syndrome［J］. Intern Emerg Med. 2016，11(2)：175-182.

［44］ Marshall W A，Tanner J M. Variations in the pattern of pubertal changes in boys［J］. Arch Dis Child，1970，45(239)：13-23.

［45］ 陶芳标. 早期生长模式与青春发动时相提前［J］. 中国学校卫生，2008，29(3)：193-195.

［46］ Felimban N，Jawdat D，Al-Twaijri Y，et al. Pubertal characteristics among schoolgirls in Riyadh，Saudi Arabia［J］. Eur J Pediatr，2013，172(7)：971-975.

［47］ Euling S Y，Herman-Giddens M E，Lee P A，et al. Examination of US puberty-timing data from 1940 to 1994 for secular trends：panel findings ［J］. Pediatrics，2008，121(Suppl 3)：S172-S191.

［48］ Aksglaede L，Sørensen K，Petersen J H，et al. Recent decline in age at breast development：the Copenhagen Puberty Study［J］. Pediatrics，2009，123(5)：e932-e939.

［49］ Sørensen K，Aksglaede L，Petersen J H，et al. Recent changes in pubertal timing in healthy Danish boys：associations with body mass index［J］. J Clin Endocrinol Metab，2010，95(1)：263-270.

［50］ Song Y，Ma J，Wang H J，et al. Trends of age at menarche and association with body mass index in Chinese school-aged girls，1985-2010［J］. J Pediatr，2014，165(6)：1172-1177.

［51］ Song Y，Ma J，Agardh A，et al. Secular trends in age at menarche among Chinese girls from 24 ethnic minorities，1985 to 2010［J］. Glob Health Action，2015，8：26929.

［52］ 刘超. 环境内分泌干扰物对生殖健康的影响［J］. 中国实用内科杂志，2007，27(23)：1811-1813.

［53］ Guillette L J Jr. Endocrine disrupting contaminants — beyond the dogma［J］. Environ Health Perspect，2006，114 (Suppl 1)：9-12.

［54］ 金春峰，蔡玉文. 环境内分泌干扰物对人类生殖健康的影响［J］. 辽宁中医药大学学报，2007，9(6)：45-47.

［55］ Selevan S G，Rice D C，Hogan K A，et al. Blood lead concentration and delayed puberty in girls ［J］. N Engl J Med，2003，348(16)：1527-1536.

［56］Stoker T E，Laws S C，Crofton K M，et al. Assessment of DE-71，a commercial polybrominated diphenyl ether (PBDE) mixture，in the EDSP male and female pubertal protocols［J］. Toxicol Sci，2004，78(1)：144-155.

［57］邱云霞. 外源性性早熟 3 例［J］. 中华实用儿科临床杂志，2007，22(8)：575.

［58］王红，郝加虎，陶芳标. 环境内分泌干扰物与青春发动时相提前［J］. 实用儿科临床杂志，2009，24(20)：1604-1606.

［59］Krstevska-Konstantinova M，Charlier C，Craen M，et al. Sexual precocity after immigration from developing countries to Belgium：evidence of previous exposure to organochlorine pesticides［J］. Hum Reprod，2001，16(5)：1020-1026.

［60］Todaka E，Sakurai K，Fukata H，et al. Fetal exposure to phytoestrogens — the difference in phytoestrogen status between mother and fetus［J］. Environ Res，2005，99(2)：195-203.

［61］Foster W G，Chan S，Platt L，et al. Detection of phytoestrogens in samples of second trimester human amniotic fluid［J］. Toxicol Lett，2002，129(3)：199-205.

［62］Marks K J，Hartman T J，Taylor E V，et al. Exposure to phytoestrogens in utero and age at menarche in a contemporary British cohort［J］. Environ Res，2017，155：287-293.

［63］Vasiliu O，Muttineni J，Karmaus W. In utero exposure to organochlorines and age at menarche［J］. Hum Reprod，2004，19(7)：1506-1512.

［64］Christensen K Y，Maisonet M，Rubin C，et al. Exposure to polyfluoroalkyl chemicals during pregnancy is not associated with offspring age at menarche in a contemporary British cohort［J］. Environ Int，2011，37(1)：129-135.

［65］Strom B L，Schinnar R，Ziegler E E，et al. Exposure to soy-based formula in infancy and endocrinological and reproductive outcomes in young adulthood［J］. JAMA，2001，286(7)：807-814.

［66］D'Aloisio A A，DeRoo L A，Baird D D，et al. Prenatal and infant exposures and age at menarche［J］. Epidemiology，2013，24(2)：277-284.

［67］Adgent M A，Daniels J L，Rogan W J，et al. Early-life soy exposure and age at menarche［J］. Paediatr Perinat Epidemiol，2012，26(2)：163-175.

［68］Chen C Y，Chou Y Y，Wu Y M，et al. Phthalates may promote female puberty by increasing kisspeptin activity［J］. Hum Reprod，2013，28(10)：2765-2773.

［69］Watkins D J，Téllez-Rojo M M，Ferguson K K，et al. In utero and peripubertal exposure to phthalates and BPA in relation to female sexual maturation［J］. Environ Res，2014，134：233-241.

［70］Choi J H，Yoo H W. Control of puberty：genetics，endocrinology，and environment［J］. Curr Opin Endocrinol Diabetes Obes，2013，20(1)：62-68.

［71］Parent A S，Rasier G，Gerard A，et al. Early onset of puberty：tracking genetic and environmental factors［J］. Horm Res，2005，64(Suppl 2)：41-47.

［72］Parent A S，Teilmann G，Juul A，et al. The timing of normal puberty and the age limits of sexual precocity：variations around the world，secular trends，and changes after migration［J］. Endocr Rev，2003，24(5)：668-693.

［73］Luo Z C，Cheung Y B，He Q，et al. Growth in early life and its relation to pubertal growth［J］. Epidemiology，2003，14(1)：65-73.

［74］dos Santos Silva I，De Stavola B L，Mann V，et al. Prenatal factors，childhood growth trajectories and age at menarche［J］. Int J Epidemiol，2002，31(2)：405-412.

［75］ Karaolis-Danckert N，Buyken A E，Sonntag A，et al. Birth and early life influences on the timing of puberty onset：results from the DONALD（DOrtmund Nutritional and Anthropometric Longitudinally Designed）Study［J］. Am J Clin Nutr，2009，90(6)：1559-1565.

［76］ Flom J D，Cohn B A，Tehranifar P，et al. Earlier age at menarche in girls with rapid early life growth：cohort and within sibling analyses［J］. Ann Epidemiol，2017，27(3)：187-193. e2.

［77］ Hui L L，Wong M Y，Lam T H，et al. Infant growth and onset of puberty：prospective observations from Hong Kong's "Children of 1997" birth cohort［J］. Ann Epidemiol，2012，22(1)：43-50.

［78］ Ong K K，Potau N，Petry C J，et al. Opposing influences of prenatal and postnatal weight gain on adrenarche in normal boys and girls［J］. J Clin Endocrinol Metab，2004，89(6)：2647-2651.

［79］ Kuzawa C W，McDade T W，Adair L S，et al. Rapid weight gain after birth predicts life history and reproductive strategy in Filipino males［J］. Proc Natl Acad Sci U S A，2010，107(39)：16800-16805.

［80］ Richter L，Norris S，Pettifor J，et al. Cohort profile：Mandela's children：the 1990 birth to twenty study in South Africa［J］. Int J Epidemiol，2007，36(3)：504-511.

［81］ Biro F M，Greenspan L C，Galvez M P，et al. Onset of breast development in a longitudinal cohort ［J］. Pediatrics，2013，132(6)：1019-1027.

［82］ Lee J M，Appugliese D，Kaciroti N，et al. Weight status in young girls and the onset of puberty ［J］. Pediatrics，2007，119(3)：e624-e630.

［83］ Tam C S，de Zegher F，Garnett S P，et al. Opposing influences of prenatal and postnatal growth on the timing of menarche［J］. J Clin Endocrinol Metab，2006，91(11)：4369-4373.

［84］ Terasawa E，Kurian J R，Keen K L，et al. Body weight impact on puberty：effects of high-calorie diet on puberty onset in female rhesus monkeys［J］. Endocrinology，2012，153(4)：1696-1705.

［85］ Kaminski B A，Palmert M R. Genetic control of pubertal timing［J］. Curr Opin Pediatr，2008，20(4)：458-464.

［86］ Maor G，Rochwerger M，Segev Y，et al. Leptin acts as a growth factor on the chondrocytes of skeletal growth centers［J］. J Bone Miner Res，2002，17(6)：1034-1043.

［87］ Cheung C C，Thornton J E，Nurani S D，et al. A reassessment of leptin's role in triggering the onset of puberty in the rat and mouse［J］. Neuroendocrinology，2001，74(1)：12-21.

［88］ Culpin I，Heron J，Araya R，et al. Father absence and timing of menarche in adolescent girls from a UK cohort：the mediating role of maternal depression and major financial problems［J］. J Adolesc，2014，37(3)：291-301.

［89］ Steiner M，Dunn E，Born L. Hormones and mood：from menarche to menopause and beyond［J］. J Affect Disord，2003，74(1)：67-83.

［90］ Huang J V，Leung G M，Schooling C M. The association of air pollution with pubertal development：evidence from Hong Kong's "Children of 1997" Birth Cohort［J］. Am J Epidemiol，2017，185(10)：914-923.

［91］ McConnell R，Shen E，Gilliland F D，et al. A longitudinal cohort study of body mass index and childhood exposure to secondhand tobacco smoke and air pollution：the Southern California Children's Health Study［J］. Environ Health Perspect，2015，123(4)：360-366.

［92］ Khamis H J，Roche A F. Predicting adult stature without using skeletal age：the Khamis-Roche method［J］. Pediatrics，1994，94(4 Pt 1)：504-507.

［93］ Malina R M，Bouchard C，Bar-Or O. Growth，Maturation，and Physical Activity［M］. 2nd ed.

Champaign：Human Kinetics，2004.

［94］ Cumming S P, Sherar L B, Esliger D W, et al. Concurrent and prospective associations among biological maturation, and physical activity at 11 and 13 years of age[J]. Scand J Med Sci Sports, 2014, 24(1)：e20-e28.

［95］ Kwok M K, Leung G M, Lam T H, et al. Early life infections and onset of puberty：evidence from Hong Kong's children of 1997 birth cohort[J]. Am J Epidemiol, 2011, 173(12)：1440-1452.

［96］ Gajdos Z K, Butler J L, Henderson K D, et al. Association studies of common variants in 10 hypogonadotropic hypogonadism genes with age at menarche[J]. J Clin Endocrinol Metab, 2008, 93(11)：4290-4298.

［97］ Ong K K, Elks C E, Wills A K, et al. Associations between the pubertal timing-related variant in LIN28B and BMI vary across the life course[J]. J Clin Endocrinol Metab, 2011, 96(1)：E125-E129.

［98］ Perry J R, Stolk L, Franceschini N, et al. Meta-analysis of genome-wide association data identifies two loci influencing age at menarche[J]. Nat Genet, 2009, 41(6)：648-650.

［99］ Elks C E, Perry J R, Sulem P, et al. Thirty new loci for age at menarche identified by a meta-analysis of genome-wide association studies[J]. Nat Genet, 2010, 42(12)：1077-1085.

［100］ Sulem P, Gudbjartsson D F, Rafnar T, et al. Genome-wide association study identifies sequence variants on 6q21 associated with age at menarche[J]. Nat Genet, 2009, 41(6)：734-738.

［101］ He C, Kraft P, Chasman D I, et al. A large-scale candidate gene association study of age at menarche and age at natural menopause[J]. Hum Genet, 2010, 128(5)：515-527.

［102］ Gajdos Z K, Henderson K D, Hirschhorn J N, et al. Genetic determinants of pubertal timing in the general population[J]. Mol Cell Endocrinol, 2010, 324(1-2)：21-29.

［103］ Roth C L, Mastronardi C, Lomniczi A, et al. Expression of a tumor-related gene network increases in the mammalian hypothalamus at the time of female puberty[J]. Endocrinology, 2007, 148(11)：5147-5161.

［104］ Cameron N, Del Corpo A, Diorio J, et al. Maternal programming of sexual behavior and hypothalamic-pituitary-gonadal function in the female rat[J]. PLoS One, 2008, 3(5)：e2210.

［105］ Ojeda S R, Lomniczi A, Sandau U, et al. New concepts on the control of the onset of puberty[J]. Endocr Dev, 2010, 17：44-51.

［106］ Kurian J R, Terasawa E. Epigenetic control of gonadotropin releasing hormone neurons[J]. Front Endocrinol (Lausanne), 2013, 4：61.

［107］ Rzeczkowska P A, Hou H, Wilson M D, et al. Epigenetics：a new player in the regulation of mammalian puberty[J]. Neuroendocrinology, 2014, 99(3-4)：139-155.

［108］ Wyatt A K, Zavodna M, Viljoen J L, et al. Changes in methylation patterns of kiss1 and kiss1r gene promoters across puberty[J]. Genet Epigenet, 2013, 5：51-62.

［109］ Cousminer D L, Leinonen J T, Sarin A P, et al. Targeted resequencing of the pericentromere of chromosome 2 linked to constitutional delay of growth and puberty[J]. PLoS One, 2015, 10(6)：e0128524.

［110］ Reeves W C, Strine T W, Pratt L A, et al. Mental illness surveillance among adults in the United States [J]. MMWR Suppl, 2011, 60(3)：1-29.

［111］ Lin H C, Tang T C, Yen J Y, et al. Depression and its association with self-esteem, family, peer and school factors in a population of 9586 adolescents in southern Taiwan[J]. Psychiatry Clin

Neurosci, 2008, 62(4): 412-420.

[112] Wang P W, Lin H C, Yeh Y C, et al. The relation of substance use with different levels of depressive symptoms and the moderating effect of sex and age in Taiwanese adolescents [J]. Compr Psychiatry, 2012, 53(7): 1013-1020.

[113] Pavlov M, Steiner N, Kessous R, et al. Obstetric and neonatal outcome in patients with anxiety disorders [J]. J Matern Fetal Neonatal Med, 2014, 27(13): 1339-1342.

[114] Baxter A J, Scott K M, Ferrari A J, et al. Challenging the myth of an "epidemic" of common mental disorders: trends in the global prevalence of anxiety and depression between 1990 and 2010[J]. Depress Anxiety, 2014, 31(6): 506-516.

[115] Abbo C, Kinyanda E, Kizza R B, et al. Prevalence, comorbidity and predictors of anxiety disorders in children and adolescents in rural north-eastern Uganda [J]. Child Adolesc Psychiatry Ment Health, 2013, 7(1): 21.

[116] Burstein M, Beesdo-Baum K, He J P, et al. Threshold and subthreshold generalized anxiety disorder among US adolescents: prevalence, sociodemographic, and clinical characteristics [J]. Psychol Med, 2014, 44(11): 2351-2562.

[117] Burstein M, He J P, Kattan G, et al. Social phobia and subtypes in the national comorbidity survey-adolescent supplement: prevalence, correlates, and comorbidity [J]. J Am Acad Child Adolesc Psychiatry, 2011, 50(9): 870-880.

[118] Perera F, Nolte E L, Wang Y, et al. Bisphenol A exposure and symptoms of anxiety and depression among inner city children at 10–12 years of age [J]. Environ Res, 2016, 151: 195-202.

[119] Kingsbury M, Weeks M, MacKinnon N, et al. Stressful life events during pregnancy and offspring depression: evidence from a prospective cohort study[J]. J Am Acad Child Adolesc Psychiatry, 2016, 55(8): 709-716.

[120] Zohsel K, Holz N E, Hohm E, et al. Fewer self-reported depressive symptoms in young adults exposed to maternal depressed mood during pregnancy [J]. J Affect Disord, 2017, 209: 155-162.

[121] Shalev I, Moffitt T E, Braithwaite A W, et al. Internalizing disorders and leukocyte telomere erosion: a prospective study of depression, generalized anxiety disorder and post-traumatic stress disorder [J]. Mol Psychiatry, 2014, 19(11): 1163-1170.

[122] Autism and Developmental Disabilities Monitoring Network Surveillance Year 2008 Principal Investigators; Centers for Disease Control and Prevention. Prevalence of autism spectrum disorders — Autism and Developmental Disabilities Monitoring Network, 14 sites, United States, 2008[J]. MMWR Surveill Summ, 2012, 61(3): 1-19.

[123] Christensen D L, Baio J, Van Naarden Braun K, et al. Prevalence and Characteristics of Autism Spectrum Disorder Among Children Aged 8 Years — Autism and Developmental Disabilities Monitoring Network, 11 Sites, United States, 2012[J]. MMWR Surveill Summ, 2016, 65(3): 1-23.

[124] Ouellette-Kuntz H, Coo H, Lam M, et al. The changing prevalence of autism in three regions of Canada[J]. J Autism Dev Disord, 2014, 44(1): 120-136.

[125] Kim Y S, Fombonne E, Koh Y J, et al. A comparison of DSM-IV pervasive developmental disorder and DSM-5 autism spectrum disorder prevalence in an epidemiologic sample[J]. J Am Acad Child Adolesc Psychiatry, 2014, 53(5): 500-508.

[126] Perera F P, Rauh V, Whyatt R M, et al. Effect of prenatal exposure to airborne polycyclic aromatic hydrocarbons on neurodevelopment in the first 3 years of life among inner-city children [J]. Environ Health Perspect, 2006, 114(8): 1287-1292.

[127] 王波. 低水平环境铅暴露对孕妇及子代早期发育影响的队列研究[D]. 上海：复旦大学, 2008.

[128] Perera F, Vishnevetsky J, Herbstman J B, et al. Prenatal bisphenol a exposure and child behavior in an inner-city cohort[J]. Environ Health Perspect, 2012, 120 (8): 1190-1194.

[129] Roen E L, Wang Y, Calafat A M, et al. Bisphenol A exposure and behavioral problems among inner city children at 7-9 years of age[J]. Environ Res, 2015, 142: 739-745.

[130] Harley K G, Gunier R B, Kogut K, et al. Prenatal and early childhood bisphenol A concentrations and behavior in school-aged children [J]. Environ Res, 2013, 126: 43-50.

[131] Evans S F, Kobrosly R W, Barrett E S, et al. Prenatal bisphenol A exposure and maternally reported behavior in boys and girls [J]. Neurotoxicology, 2014, 45: 91-99.

[132] Braun J M, Kalkbrenner A E, Calafat A M, et al. Impact of early-life bisphenol A exposure on behavior and executive function in children [J]. Pediatrics, 2011, 128 (5): 873-882.

[133] Ekblad M, Korkeila J, Lehtonen L. Smoking during pregnancy affects foetal brain development [J]. Acta Paediatr, 2015, 104(1): 12-18.

[134] Han J Y, Kwon H J, Ha M, et al. The effects of prenatal exposure to alcohol and environmental tobacco smoke on risk for ADHD: a large population-based study [J]. Psychiatry Res, 2015, 225 (1-2): 164-168.

[135] O'Donnell K, O'Connor T G, Glover V. Prenatal stress and neurodevelopment of the child: focus on the HPA axis and role of the placenta [J]. Dev Neurosci, 2009, 31(4): 285-292.

[136] 朱鹏. 孕早期应激性生活事件与幼儿神经行为发育关联的中介因素研究[D]. 合肥：安徽医科大学, 2010.

[137] Kinney D K, Miller A M, Crowley D J, et al. Autism prevalence following prenatal exposure to hurricanes and tropical storms in Louisiana [J]. J Autism Dev Disord, 2008, 38(3): 481-488.

[138] Mackenbach J D, Ringoot A P, van der Ende J, et al. Exploring the relation of harsh parental discipline with child emotional and behavioral problems by using multiple informants: The Generation R Study [J]. PLoS One, 2014, 9(8): e104793.

[139] Fergusson E, Maughan B, Golding J. Which children receive grandparental care and what effect does it have [J]. J Child Psychol Psychiatry, 2008, 49(2): 161-169.

[140] Mahedy L, Heron J, Stapinski L A, et al. Mothers' own recollections of being parented and risk of offspring depression 18 years later: a prospective cohort study [J]. Depress Anxiety, 2014, 31 (1): 38-43.

[141] Puckering C, Allely C S, Doolin O, et al. Association between parent-infant interactions in infancy and disruptive behaviour disorders at age seven: a nested, case-control ALSPAC study [J]. BMC Pediatr, 2014, 14: 223.

[142] Thomson R M, Allely C S, Purves D, et al. Predictors of positive and negative parenting behaviours: evidence from the ALSPAC cohort [J]. BMC Pediatr, 2014, 14: 247.

[143] Scourfield J, Culpin I, Gunnell D, et al. The association between characteristics of fathering in infancy and depressive symptoms in adolescence: A UK birth cohort study [J]. Child Abuse Negl, 2016, 58: 119-128.

[144] Oberklaid F, Efron D. Developmental delay — identifcation and management[J]. Aust Fam Physician, 2005, 34(9): 739-742.

[145] Abo El Elella S S, Tawfik M A, Abo El Fotoh W M, et al. Screening for developmental delay in preschool-aged children using parent-completed Ages and Stages Questionnaires: additional insights into child development[J]. Postgrad Med J, 2017,93(1104): 597-602.

[146] 杨玉凤,金星明,静进. 发育行为儿科手册[M].南京:江苏科学技术出版社,2009: 141-148.

[147] Law J, Boyle J, Harris F, et al. Prevalence and natural history of primary speech and language delay: findings from a systematic review of the literature[J]. Int J Lang Commun Disord, 2000, 35(2): 165-188.

[148] Buschmann A, Jooss B, Rupp A, et al. Children with developmental language delay at 24 months of age: results of a diagnostic work-up[J]. Dev Med Child Neurol. 2008, 50(3): 223-229.

[149] Reilly S, Wake M, Bavin E L, et al. Predicting language at 2 years of age: a prospective community study[J]. Pediatrics, 2007, 120(6): e1441-e1449.

[150] 聂晶,孟仙,冉域辰,等. 成都市 16～24 月龄儿童语言发育现状调查[J]. 中国儿童保健杂志, 2014,22(9): 982-984.

[151] 何满芬. 门诊体检婴幼儿语言发育筛查分析[J].实用医药杂志,2011,28(12): 1075-1076.

[152] 刘晓,金星明,沈晓明,等.语言迟缓儿童家庭语言环境的研究[J].上海交通大学学报(医学版), 2009,29(7): 775-777.

[153] Yao B, Wu H R. Risk factors of learning disabilities in Chinese children in Wuhan[J]. Biomed Environ Sci, 2003, 16(4): 392-397.

[154] Daraki V, Roumeliotaki T, Koutra K, et al. Effect of parental obesity and gestational diabetes on child neuropsychological and behavioral development at 4 years of age: the Rhea mother-child cohort, Crete, Greece [J]. Eur Child Adolesc Psychiatry, 2017, 26(6): 703-714.

[155] Casas M, Chatzi L, Carsin A E, et al. Maternal pre-pregnancy overweight and obesity, and child neuropsychological development: two Southern European birth cohort studies [J]. Int J Epidemiol, 2013, 42(2): 506-517.

[156] Ibanez G, Bernard J Y, Rondet C, et al. Effects of antenatal maternal depression and anxiety on children's early cognitive development: a prospective cohort study [J]. PLoS One, 2015, 10(8): e0135849.

[157] Naicker K, Wickham M, Colman I. Timing of first exposure to maternal depression and adolescent emotional disorder in a national Canadian cohort [J]. PLoS One, 2012, 7(3): e33422.

[158] Reuben A, Caspi A, Belsky D W, et al. Association of childhood blood lead levels with cognitive function and socioeconomic status at age 38 years and with IQ change and socioeconomic mobility between childhood and adulthood[J]. JAMA, 2017, 317(12): 1244-1251.

[159] Zhou L, Xu J, Zhang J, et al. Prenatal maternal stress in relation to the effects of prenatal lead exposure on toddler cognitive development[J]. Neurotoxicology, 2017, 59: 71-78.

[160] Butscher M. Prenatal exposure to airborne polycyclic aromatic hydrocarbons and children's intelligence at 5 years of age in a prospective cohort study in Poland [J]. Environ Health Perspect, 2010, 118(118): 1326-1331.

[161] Richards J L, Drews-Botsch C, Sales J M, et al. Describing the shape of the relationship between gestational age at birth and cognitive development in a nationally representative U. S. birth cohort [J]. Paediatr Perinat Epidemiol, 2016, 30(6): 571-582.

[162] Fan R G, Portuguez M W, Nunes M L. Cognition, behavior and social competence of preterm low birth weight children at school age [J]. Clinics (Sao Paulo), 2013, 68(7): 915-921.

[163] Lee H, Park H, Ha E, et al. Effect of breastfeeding duration on cognitive development in

infants：3-year follow-up study [J]. J Korean Med Sci, 2016, 31(4)：579.

[164] Bernard J Y, Agostini M D, Forhan A, et al. Breastfeeding duration and cognitive development at 2 and 3 years of age in the EDEN mother-child cohort[J]. J Pediatr, 2013, 163(1)：36-42.

[165] Bernard J Y, De Agostini M, Forhan A, et al. The dietary n6：n3 fatty acid ratio during pregnancy is inversely associated with child neurodevelopment in the EDEN mother-child cohort [J]. J Nutr, 2013, 143(9)：1481-1488.

[166] Bernard J Y, Armand M, Garcia C, et al. The association between linoleic acid levels in colostrum and child cognition at 2 and 3 y in the EDEN cohort [J]. Pediatr Res, 2015, 77(6)：829-835.

[167] Kocevska D, Rijlaarsdam J, Ghassabian A, et al. Early childhood sleep patterns and cognitive development at age 6 years：The Generation R Study [J]. J Pediatr Psychol, 2017, 42(3)：260-268.

[168] Hunter S J, Gozal D, Smith D L, et al. Effect of sleep-disordered breathing severity on cognitive performance measures in a large community cohort of young school-aged children [J]. Am J Respir Crit Care Med, 2016, 194(6)：739.

[169] St Clair D, Xu M, Wang P, et al. Rates of adult schizophrenia following prenatal exposure to the Chinese famine of 1959-1961[J]. JAMA, 2005, 294(5)：557-562.

[170] Van Os J. Schizophrenia after prenatal famine [J]. Arch Gen Psychiatry, 1997, 54(6)：25-31.

[171] Polańska K, Jurewicz J, Hanke W. Smoking and alcohol drinking during pregnancy as the risk factors for poor child neurodevelopment — a review of epidemiological studies [J]. Int J Occup Med Environ Health, 2015, 28(3)：419-443.

[172] Leung C Y, Leung G M, Schooling C M. Early second-hand smoke exposure and child and adolescent mental health：evidence from Hong Kong's 'Children of 1997' birth cohort [J]. Addiction, 2015, 110(11)：1811-1824.

[173] Mackay D F, Anderson J J, Pell J P, et al. Exposure to tobacco smoke in utero or during early childhood and risk of hypomania：Prospective birth cohort study [J]. Eur Psychiatry, 2017, 39：33-39.

[174] Ekblad M, Gissler M, Lehtonen L, et al. Prenatal smoking exposure and the risk of psychiatric morbidity into young adulthood[J]. Arch Gen Psychiatry, 2010, 67(8)：841-849.

[175] Rice F, Sellers R, Hammerton G, et al. Antecedents of new-onset major depressive disorder in children and adolescents at high familial risk [J]. JAMA Psychiatry, 2017, 74(2)：153-160.

[176] Mehta D, Tropf F C, Gratten J, et al. Evidence for genetic overlap between schizophrenia and age at first birth in women [J]. JAMA Psychiatry, 2016, 73(5)：497-505.

[177] Krushkal J, Murphy L E, Palmer F B, et al. Epigenetic analysis of neurocognitive development at 1 year of age in a community-based pregnancy cohort [J]. Behav Genet, 2014, 44(2)：113-125.

[178] Khoury M J, Iademarco M F, Riley W T. Precision public health for the era of precision medicine [J]. Am J Prev Med, 2016, 50(3)：398-401.

[179] Rubin R. Precision medicine：the future or simply politics[J]. JAMA, 2015, 313(11)：1089-1091.

[180] Winston F K, Puzino K, Romer D. Precision prevention：time to move beyond universal interventions[J]. Inj Prev, 2016, 22(2)：87-91.

[181] Yoon P W, Bastian B, Anderson R N, et al. Potentially preventable deaths from the five leading causes of death — United States, 2008-2010[J]. MMWR Morb Mortal Wkly Rep, 2014, 63

(17)：369-374.

[182] 王强芬. 精准医学模式下临床与预防医学整合的必要性研究[J]. 医学与哲学，2016，37(10)：1-3.

[183] Khoury M J, Ioannidis J P. Medicine：Big data meets public health[J]. Science, 2014, 346 (6213)：1054-1055.

[184] 王冬，Hu F B. 从精准医学到精准公共卫生[J]. 中华内分泌代谢杂志,2016,32(9)：711-715.

[185] Locke A E, Kahali B, Berndt S I, et al. Genetic studies of body mass index yield new insights for obesity biology[J]. Nature, 2015, 518(7538)：197-206.

[186] Forouzanfar M H, Alexander L, Anderson H R, et al. , Global, regional, and national comparative risk assessment of 79 behavioural, environmental and occupational, and metabolic risks or clusters of risks in 188 countries, 1990-2013：a systematic analysis for the Global Burden of Disease Study 2013[J]. Lancet, 2015, 386(10010)：2287-2323.

[187] Frieden T R. A framework for public health action：the health impact pyramid[J]. Am J Public Health, 2010, 100(4)：590-595.

[188] Alio A P, Salihu H M, McIntosh C, et al. The effect of paternal age on fetal birth outcomes[J]. Am J Mens Health, 2012, 6(5)：427-435.

[189] Malaspina D, Gilman C, Kranz T M. Paternal age and mental health of offspring[J]. Fertil Steril, 2015, 103(6)：1392-1396.

[190] McPherson N O, Fullston T, Aitken R J, et al. Paternal obesity, interventions, and mechanistic pathways to impaired health in offspring[J]. Ann Nutr Metab, 2014, 64(3-4)：231-238.

[191] Binder N K, Hannan N J, Gardner D K. Paternal diet-induced obesity retards early mouse embryo development, mitochondrial activity and pregnancy health[J]. PLoS One, 2012, 7 (12)：e52304.

[192] Chavarro J E, Toth T L, Wright D L, et al. Body mass index in relation to semen quality, sperm DNA integrity, and serum reproductive hormone levels among men attending an infertility clinic [J]. Fertil Steril, 2010, 93(7)：2222-2231.

[193] Lane M, Zander-Fox D L, Robker R L, et al. Peri-conception parental obesity, reproductive health, and transgenerational impacts[J]. Trends Endocrinol Metab, 2015, 26(2)：84-90.

[194] Binder N K, Beard S A, Kaitu'u-Lino T J, et al. Paternal obesity in a rodent model affects placental gene expression in a sex-specific manner[J]. Reproduction, 2015, 149(5)：435-444.

[195] Anifandis G, Bounartzi T, Messini C I, et al. The impact of cigarette smoking and alcohol consumption on sperm parameters and sperm DNA fragmentation (SDF) measured by Halosperm [J]. Arch Gynecol Obstet, 2014, 290(4)：777-782.

[196] Axelsson J, Rylander L, Rignell-Hydbom A, et al. The impact of paternal and maternal smoking on semen quality of adolescent men[J]. PLoS One, 2013, 8(6)：e66766.

[197] Liang F, Diao L, Liu J, et al. Paternal ethanol exposure and behavioral abnormities in offspring：associated alterations in imprinted gene methylation [J]. Neuropharmacology, 2014, 81：126-133.

[198] La Vignera S, Condorelli R A, Balercia G, et al. Does alcohol have any effect on male reproductive function? A review of literature[J]. Asian J Androl, 2013, 15(2)：221-225.

[199] Hansen M L, Thulstrup A M, Bonde J P, et al. Does last week's alcohol intake affect semen quality or reproductive hormones? A cross-sectional study among healthy young Danish men[J]. Reprod Toxicol,2012, 34(3)：457-462.

［200］Mychasiuk R, Harker A, Ilnytskyy S, et al. Paternal stress prior to conception alters DNA methylation and behaviour of developing rat offspring[J]. Neuroscience, 2013, 241: 100-105.

［201］Butler D. When Google got flu wrong[J]. Nature, 2013, 494(7436): 155-156.

［202］Lu Y, Zhou X, Jin Z, et al. Resolving the genetic heterogeneity of prelingual hearing loss within one family: Performance comparison and application of two targeted next generation sequencing approaches[J]. J Hum Genet, 2014, 59(11): 599-607.

［203］Olden K, Lin Y S, Gruber D, et al. Epigenome: biosensor of cumulative exposure to chemical and nonchemical stressors related to environmental justice[J]. Am J Public Health, 2014, 104 (10): 1816-1821.

6 出生人口队列与成年期疾病

生命早期(包括围孕期及生后早期)是个体健康生命轨迹的重要起始阶段。从受精卵开始到出生后 2 岁的婴幼儿期,个体基本完成了早期生命发育编程[1,2]。在胎儿发育的关键时期,如果宫内环境发生改变,会导致胎儿发育的适应性改变,而这种改变可能是永久性的结构改变,从而影响成年期的健康和疾病的发生,包括代谢性疾病、心血管疾病、神经行为发育异常等[3]。

成年期疾病的病因可追溯到宫内暴露因素。妊娠期不良环境暴露、生活习惯、妊娠期营养因素(缺乏或过剩)等均可能影响子代成年期肥胖、糖尿病、心血管疾病等慢性病的发生风险[4]。目前,解释其机制的一种比较流行的学说是健康与疾病的发育起源(developmental origins of health and disease, DOHaD)学说[4]。胚胎和胎儿具有很强的发育可塑性,能够调整自身的生长发育模式,调整机体的结构和功能,以适应不良的生命早期宫内环境。这些改变也被称为胎儿编程(fetal programming)。如果生后的环境与胎儿对宫内不良环境的编程模式相匹配,出生后的新生儿就能够按照宫内编程的模式正常生长发育;如果不匹配,则可能发生疾病[5]。DOHaD 学说是以 Barker 假说为基础建立的。20 世纪 90 年代,英国流行病学家 Barker 提出成人疾病的胎儿起源(fetal origins of adult disease, FOAD)假说[6-8],以"发育可塑性"为前提。FOAD 假说认为,除了基因遗传和成年期生活方式之外,生命早期发育阶段的环境暴露和经历对未来成年期疾病的发病风险有深远的影响。20 世纪 80 年代,Barker 等通过回顾性出生体重资料,发现了低出生体重与成年后心脑血管疾病的关系[8]。但因为出生体重本身不是致病因素,而是各种因素作用的一个表征,所以还不能进行因果研究和推断。

出生人口队列研究一般从孩子出生时开始,有些研究甚至从孩子出生前或母亲受孕前开始,收集妊娠期/妊娠前因素,随访儿童健康及疾病信息,直至成年。尽管时间跨度较长,但出生人口队列研究为成年期疾病的病因、发展、转归及干预措施研究,提供了流行病学研究平台。

6.1 成年期疾病基于出生人口队列的发育起源研究进展

生命早期危险因素在成年期慢性病发生、发展中的作用及慢性病的预防,有赖于出生人口队列研究和队列的长期随访。基于 DOHaD 学说,迄今已有不少队列探讨成年期疾病的发育起源,追溯观察妊娠前、妊娠期及婴幼儿时期的相关危险因素对成年期疾病发生的影响,从生命早期揭示慢性病的发病机制。

6.1.1 肥胖

肥胖是重要的公共卫生问题。截至 2015 年,全世界约有 20 亿人超重,1/3 的人患有肥胖[9]。1993—2009 年中国健康与营养调查数据显示,在 1993—2009 年期间,中国男性肥胖的患病率由 3% 增加到 11%,中国女性肥胖的患病率从 5% 增加到 10%,在所有年龄组和地区都有类似的趋势[10]。在 1975—2014 年期间,中国男性肥胖人口从 70 万增长至 4 320 万,中国女性肥胖人口从 170 万增长至 4 640 万,肥胖人数达人口总数的 12%,居世界首位[11]。影响肥胖的因素有:生活环境、经济状况、个人习惯、饮食方式、运动情况等[9]。研究发现,生命早期,包括受孕前、妊娠期及婴幼儿期的社区、家庭、母婴生活环境和营养等均是肥胖发生发展的重要危险因素,具体包括:① 孕妇妊娠前超重及肥胖;② 孕妇妊娠期体重增加过多;③ 孕妇妊娠期吸烟;④ 新生儿出生体重过高或过低;⑤ 婴儿体重增加过快;等等[12]。这些生命早期的危险因素,可对个体今后发生肥胖及肥胖相关疾病[代谢综合征(metabolic syndrome,MS)、2 型糖尿病、心血管疾病等]产生重要影响(见图 6-1)。

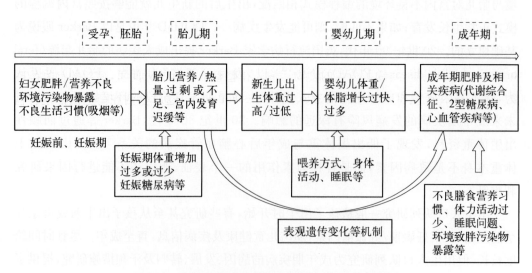

图 6-1　不同生长发育时期影响肥胖发生的危险因素

婴幼儿时期的生活环境可对其远期健康产生影响。Forsdahl 等[13]发现,一个地区人群冠心病病死率及血中胆固醇水平与当时的生活水平无关,而与该人群婴幼儿时的生活状况相关。后来,Barker 等在全英格兰和威尔士的流行病学调查中又发现[8,13,14],生活水平较差的西北部地区的成人心血管疾病患病率反而比富裕的东南部高,与同一地区以往新生儿的死亡率成正比。一般认为高糖高脂饮食更容易引发人群心脑血管疾病。显然,西北地区成人的饮食不是当时该地区心血管疾病患病率高的主要原因。研究显示,此患病率与该地区几十年前的新生儿死亡率呈正相关,这表明婴幼儿时期的生活及营养状况对成年后心血管病的易感性有重大影响。近年来,研究人员根据 20 世纪初全英格兰和威尔士新生儿出生时的数据开展了一系列的群体追踪,发现低出生体重(low birth weight,LBW)和婴儿期低体重的群体在成年期因冠心病死亡的风险增高[6,15]。由此可见,一系列成年期疾病(如高血压、2 型糖尿病和血脂代谢异常等)可能均与低出生测量指标有关,且这种相关性并不依赖成年期生活方式,而是单独存在。

宫内发育迟缓(intrauterine growth retardation,IUGR)是指胎儿生长速度减慢,偏离预期的生长模式,未达到其生长潜能,是不良母体/宫内环境的婴儿的典型个体表型。其发病原因主要有母体因素、胎盘因素和胎儿因素,以母体因素[如妊娠年龄、妊娠间隔时间、产次、健康状况、妊娠前体重指数(BMI)、生活习惯、妊娠期营养、宫内感染、妊娠合并症和吸毒等]和胎盘因素(如胎盘功能不良、胎盘重量过轻、子宫胎盘血管发育异常、蜕膜炎或螺旋动脉炎及多发性梗死等)最常见。与正常发育的胎儿相比,宫内发育迟缓的低出生体重儿出生后早期多数出现代偿性追赶生长(catch-up growth)。1 岁以内的生长速度可能是决定未来肥胖发生的潜在关键因素,早期过度追赶生长,导致过早出现过高的体脂量,最终引起超重、肥胖的发生,为成年期代谢综合征的发生埋下隐患[16]。关于低出生体重与肥胖之间的相互关系,国内外学者于近 10 余年开展了许多研究,包括"荷兰饥荒"队列研究。1944 年的冬天是二战结束前的最后一个冬天,由于荷兰海运的沿海港口被冰冻住,加上之前的荷兰铁路罢工,德国的军队运输受到了严重影响。德军出于报复,封锁了荷兰的食物运输。在整整 6 个月的时间里,荷兰的食物配额减少到每人每天仅有 1 674.3~3 348.7 J(400~800 cal)。这对生活在荷兰西部纳粹占领区的 450 万人来说,是一场巨大的噩梦。之后的研究对 1944—1945 年暴露于荷兰饥荒的孕妇的子代以及 1943—1947 年未遭受饥荒的正常营养孕妇的子代进行 1：2 配对研究,开展长期随访(女性为 427 例,男性为 529 例),发现遭受饥荒孕妇的子代女性在成年期(约 59 岁)时体重以及皮下脂肪厚度显著增加[17]。对暴露于 1944 年荷兰饥荒的人群进行回顾性流行病学研究发现,妊娠期间暴露于饥荒继而发生营养不良的孕妇,其后代出生时身材矮小者成年时发生肥胖的比例较高[18]。对 848 例 0~5 岁儿童的追踪调查发现,出生时消瘦的儿童,从出生到 2 岁时更易出现追赶生长,到 5 岁时更易出现肥胖[19]。出生人口队列研究显示,低出生体重儿及儿童期营养低下与随后肥胖的发生呈正相关关系[20]。也有研究[21]发现,出生体重与单纯性肥胖之间呈现"U"形分布关系,即低出生体重者和高出生体重者发生单纯性肥胖的风险均增加。低出生体重儿尽管在婴儿期 BMI 增加相对较多,但 1 岁时 BMI 仍低于正常。对 0～6 岁儿童生长发育进行随访发现,低出生体重儿在出生后第 1 年生长速度超过正常体重儿,呈现追赶生长,但这种追赶生长到了第 2 年明显减缓,低出生体重儿 0～6 岁的生长总趋势还是落后于正常出生体重儿[22,23]。关于低出生体重与肥胖的相关关系虽然存在不同的研究结果,但是,近年来多数研究表明低出生体重与肥胖存在正相关关系,少数不同的研究结果多基于小样本随访研究,且多为低出生体重对儿童期生长发育的近期影响。

6.1.2　2 型糖尿病

糖尿病是一种在病因上呈极度异质性的临床疾病,是一种由胰岛 β 细胞分泌胰岛素缺陷和(或)周围组织对胰岛素的敏感性降低(胰岛素抵抗)引起的以血糖水平增高为主要特征的慢性代谢性疾病。根据病因、发病机制及临床表现不同,糖尿病可分为四大类:1 型糖尿病、2 型糖尿病、其他特殊类型糖尿病及妊娠糖尿病。在美国糖尿病学会(ADA)和世界卫生组织(WHO)分型中,2 型糖尿病的发病机制范围从胰岛素抵抗为主伴相对胰岛素缺乏至胰岛素分泌不足为主伴或不伴胰岛素抵抗的临床状态,提示 2 型糖尿病仍是一种病因异质性非常高的疾病[24]。近年来,2 型糖尿病的发病率、患病率以及病死率不断增长。我国糖代谢受损(包括空腹血糖异常和糖耐量异常)的发生率从 1994 年的 2.1% 上升至 2010 年的 27.2%[25]。2014 年,我国 2 型糖尿病的患病率为 10.1%[26]。国际糖尿病联盟公布的数据(http://www.who.int/mediacentre/factsheets/fs312/en/)显示,2014 年全球糖尿病患病人数达 3.87 亿,其中中国高达 9 629 万,居全球首位。仅 2014 年全球因糖尿病死亡的人数就达 490 万,糖尿病导致的卫生支出约为 6 120 亿美元,糖尿病给全球带来沉重的医疗负担。

1993 年,Barker 等研究了 407 名 1920—1930 年出生在英国赫特福德郡的男性、266 名 1935—1943 年出生在普雷斯顿的男性及女性,两项研究均发现低出生体重与成年期 2 型糖尿病发生率增加有关[27],提示 2 型糖尿病可能来源于胎儿发育期损害。该研究表明,出生体重指数(ponderal index, PI)低的婴儿成年期 2 型糖尿病的患病率更高[27]。出生时的 PI 与成年后的 BMI 也相关[27]。综上,各项结果均表明,胎儿时期的营养状态与糖尿病发病存在联系[28]。

中国 1999 年开展的一项对北京市 41～47 岁人群出生时发育指标与成年期糖耐量减低(impaired glucose tolerance, IGT)的关系研究发现,中国人群的低出生测量指标与成年期 2 型糖尿病和糖耐量减低存在联系[29]。该研究对 1948—1954 年在北京协和医院出生的 628 名单胎新生儿进行了随访调查,开展了体格指标测量和标准口服葡萄糖耐量试验。结果发现,2 型糖尿病和糖耐量减低的患病率随出生体重、PI 和头围测量值的上升而下降。出生时消瘦(PI<24 kg/m²)而成年期肥胖(BMI≥第75百分位数值)组患病率最高(43.8%);出生时高PI(PI≥28 kg/m²)且成年期消瘦(BMI<第25百分位数值)组患病率最低(8.3%)。母亲妊娠早期、妊娠晚期BMI与子女成年期糖负荷后2小时血糖浓度呈负相关,提示中国人群中低出生体重与成年期2型糖尿病和糖耐量减低存在联系,其机制可能是胎儿营养不良产生胰岛素抵抗[29]。

此外,2004年一项对230名18~44岁印第安人的研究同样发现,低出生体重与其成年期糖代谢受损及2型糖尿病易感相关[30]。

6.1.3 心血管疾病

生命早期发育阶段的环境暴露和营养因素可能影响成年期心血管疾病的发生[6,8,13-15,31](见图6-2)。DOHaD学说认为,妊娠特定时期未达到最优营养,可能会导致胎儿出现一定特征的生长模式及疾病模式。妊娠中期胎儿的营养不良会增加低出生体重和胰岛素抵抗的风险,导致高血压、冠心病和糖尿病的发生风险更高。同样,妊娠晚期胎儿的营养不良虽然未对出生体重造成重要影响,但仍会增大成年期患高血压和冠心病的风险[32]。Barker等的研究及其他前瞻性研究[14,33,34]证实,出生体重较轻的人,成年期血压值更高。研究也发现,高血压和心血管疾病的病死率与腹围、头围、身长和PI值相关[35,36],同时认为宫内发育不良婴儿出现的原因可能是由于妊娠早期3个月的营养不良造成了胎儿低生长,增加了其成年期患高血压及死于脑卒中的风险。

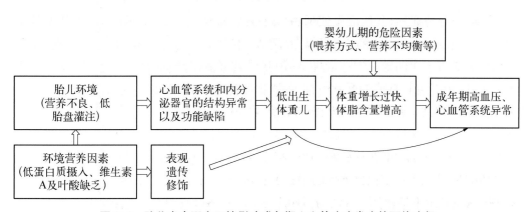

图6-2 胎儿宫内不良环境影响成年期心血管疾病发生的可能途径

此外,胎盘的大小同样也与今后的血压值相关,出生时胎盘较大的婴儿在成年期更容易患高血压[33]。巨大胎盘而出生体重低的婴儿成年期患高血压和死于心血管疾病的风险大大增加。

Barker等提出"成人疾病的胎儿起源"假说[6-8]。20世纪已发表的文章展示了在英格兰和威尔士地区婴儿死亡率的地域性与缺血性心脏病病死率的地域性呈正相关,即 1921—1925 年间婴儿死亡率的地域性与 1968—1978 年间缺血性心脏病病死率的地域性存在正相关关系[6]。这是一种生态学研究。随后,他们发现具有低出生体重的成人缺血性心脏病的病死率最高,并且标准化死亡率随着 1 岁时体重的增加而减少[7]。这让他们推测胎儿及婴儿期的不良生长会导致成年期患缺血性心脏病和成年期疾病的风险增加。Barker 等也认为妊娠期的营养不良会一定程度地影响和改变机体的代谢、功能和结构情况,从而增加子代成年期患冠心病和其他疾病的风险[8]。

6.1.4 精神分裂症及其他疾病

胎儿宫内发育迟缓可能与精神分裂症的发生有关。Gunnell 等[37]研究显示,胎儿的生长异常和神经发育紊乱与精神分裂症的患病风险具有明显的相关性。与出生后的生长受限相比,胎儿期生长受限与男性早期疾病的发生相关性更大。Wahlbeck 等[38]的队列研究显示,出生体重下降、出生身长减小及胎盘重量减轻与精神分裂症的发生风险呈线性正相关。人群中低出生体重的决定因素复杂多样,但胎儿生长和胰岛素敏感性的调控机制异常可能是精神分裂症的两种原因[39,40]。Philip 等[40]亦通过巢式病例-对照研究显示,低出生体重可作为精神分裂症发生的独立危险因素之一。此外,Nosarti 等[41]研究证实,早产儿和缺氧胎儿出生后精神分裂症患病风险也明显增高。因此,胎儿宫内发育迟缓与精神分裂症的发生具有明显的相关性[42],精神分裂症的发生可能具有发育起源。

除精神分裂症外,其他成年期的精神方面疾病也可能受到妊娠期健康状况的影响。1993 年,一项多中心的行为围生期研究项目探讨了母亲长期(包括妊娠期)承受生活压力对青少年的影响[43]。结果表明,胎儿期暴露于严重的妊娠期压力,即使出生体重正常,也会引起生理不良结局,影响成年期健康。因此,童年期虐待、家庭冲突或消极情绪会造成儿童压力应激,产生表观影响,并且会增加其成年期对抑郁的易感性。

在德国,Radtke 和同事研究了 *GR* 基因在存在家庭暴力的母亲及她们 10～19 岁孩子的甲基化情况[44]。研究发现,母亲们的 *GR* 基因没有改变,但她们孩子的 *GR* 基因启动子区域出现了甲基化,提示持续的表观遗传修饰在宫内就开始建立。因此,产前应激可能会导致子代成年期精神紊乱。

6.2 出生人口队列和成年期疾病的发病机制研究

胎儿的适应性改变不会改变其 DNA 序列,但是其表观遗传修饰可发生改变。其表观遗传修饰可根据母亲和外界环境的影响发生动态的、适应性的变化。表观遗传是指基因 DNA 序列没有发生改变的情况下，基因表达水平发生变化，且可以遗传及逆转。有研究认为，表观遗传的改变是成人疾病胎儿起源的潜在机制[45]。表观遗传学被认为是连接环境和基因组效应之间的桥梁[46]。近年来的研究也证实，遗传决定的表观遗传修饰对宫内不良环境(如限制蛋白质摄入和外源物暴露)非常敏感[47]。妊娠期暴露于多种外源物可改变胎儿表观遗传修饰模式，影响其生长发育，并引起宫内发育迟缓等胎源性疾病[48,49]。因此，表观遗传学能较好地解释胎儿发育的适应性改变导致成年期疾病的分子作用机制，解释早期不良环境因素对成年期疾病发生风险的影响[31]。与成年期疾病有关的表观遗传变化主要涉及 DNA 甲基化、组蛋白修饰和微 RNA(microRNA, miRNA)对基因转录后水平的调控等[50]。

6.2.1 肥胖

6.2.1.1 表观遗传学与肥胖的关系

1) DNA 甲基化与肥胖

DNA 甲基化(DNA methylation)是目前最被认可的人类基因组表观遗传印记，也是基因组主要的修饰方式之一，可以调控基因转录和细胞分化。它是指在 DNA 甲基转移酶(DNA methyltransferase，DNMT)的催化下，将 S-腺苷甲硫氨酸的甲基转移到胞嘧啶第五位碳原子上，生成 5-甲基胞嘧啶的化学修饰过程。DNA 甲基化包括 DNA 的广泛低甲基化和基因启动子特殊区域 CpG 岛的高甲基化，目前的研究多集中于 CpG 岛的高甲基化。CpG 岛是 DNA 启动子区的一段 C、G 碱基高度重复的序列。在正常情况下，CpG 岛是以去甲基化形式存在的，CpG 岛处于去甲基化状态是相关基因转录的先决条件。当 CpG 岛发生异常甲基化，就会阻止转录因子激活，从而抑制转录，导致基因沉默和蛋白质表达发生变化[51]。

表观遗传修饰被认为是产前代谢诱导肥胖最重要的作用机制之一[52,53]，但这一观点还未被证实。DNA 甲基化在胚胎发育早期具有高度可塑性。动物模型研究发现，妊娠前、妊娠期及新生儿早期的一些环境因素(如吸烟、饮食、运动及精神压力)都可以导致基因组 DNA 的甲基化发生改变，且这种甲基化的改变可以进一步影响与能量代谢和能量平衡相关的信号通路上的基因表达，使其发生改变。

瘦蛋白是主要由脂肪细胞合成并分泌的脂肪调节激素，由 167 个氨基酸组成，在分泌入血过程中去除其中由 21 个氨基酸组成的氨基端信号肽，成为成熟形式，是调节食欲和能量平衡的激素[54]。与正常进食大鼠相比，高脂饮食喂养引起肥胖的大鼠腹膜后的脂肪细胞瘦蛋白启动子区甲基化程度升高，瘦蛋白启动子嵌入富含 GC 区域的 CpG 岛，研究发现前脂肪细胞中瘦蛋白基因启动子 DNA 高度甲基化与瘦蛋白低表达有关[55,56]。高脂饮食能提高大鼠脂肪细胞瘦蛋白启动子 CpG 岛的 DNA 甲基化水平[57]，并且表现出低瘦蛋白血症，DNA 甲基化水平与瘦蛋白浓度呈负相关，提示饮食可影响瘦蛋白基因的 DNA 甲基化水平,后者参与肥胖的发生[58]。但高脂食物摄入和肥胖是否与人脂肪细胞瘦蛋白表达的表观遗传调控有关仍需进一步证明。

动物实验显示,与正常进食的 C57BL/6J 小鼠相比,食源性肥胖模型鼠脂肪组织瘦蛋白和下丘脑瘦蛋白受体的表达均增加,n-3 多不饱和脂肪酸(n-3 PUFA)能发挥相反的作用[59]。但是瘦蛋白及其受体基因启动子区 CpG 位点甲基化水平在食源性肥胖组小鼠和正常饮食小鼠、添加或不添加 n-3 PUFA 干预的肥胖小鼠之间无显著性差异,瘦蛋白基因启动子区的甲基化与瘦蛋白及其受体的表达无关[59]。Cordero 等[60]给予肥胖女性 8 周的低热量饮食,体重下降超过 5% 的受试者基线瘦蛋白基因启动子区甲基化率低于体重未明显变化者,但是瘦蛋白浓度无统计学差异,表明瘦蛋白甲基化水平可以作为对低热量饮食是否有反应的表观遗传学标志物。

瘦蛋白的受体在下丘脑弓状核(ARC)区域表达阿黑皮素原(proopiomelanocortin,POMC)的神经元中被发现,提示瘦蛋白可能是神经多肽在能量平衡中相互作用的一个信使,将外周的脂肪信号带给下丘脑[61]。由下丘脑神经元分泌的 POMC 在摄食和能量平衡的调节中发挥着十分重要的作用[62]。POMC 是动物脑和垂体中多种活性肽类的共同前体,POMC 基因是肥胖基因的一种。动物实验表明,新生大鼠摄入过营养饮食,其下丘脑 POMC 基因启动子区呈现高度甲基化,导致 POMC 基因表达下调,可引起肥胖,即 POMC 基因甲基化水平与其表达量呈负相关[63]。其机制可能是由于 POMC 基因外显子 3 高甲基化干扰了它与转录增强子 P300 的结合,减少了 POMC 基因的转录表达,POMC 基因外显子 3 高甲基化与肥胖发生的风险相关[64]。

另有动物研究发现[65],高脂饮食喂养可使小鼠的饱食受体黑素皮质素受体 4(MC4R)基因呈低甲基化,腹部脂肪组织中过氧化物酶体增殖物激活受体 γ2(peroxisome proliferator-activated receptor-γ2,PPAR-γ2)基因启动子高甲基化,进而发生肥胖[66]。在人群研究中,成人外周血细胞黑色素聚集激素受体 1(MCHR1)外显子 1 特异位点单核苷酸多态性的 CpG 甲基化水平与 BMI 相关[67]。在同卵双生人群中,5-羟色胺载体基因(SLC6A4)启动子甲基化水平与 BMI、体重、腰围均呈正相关,平均甲基化率每升高 1%,BMI 增加 $0.33\ kg/m^2$,体重增加 $1.16\ kg$,腰围增加 $0.78\ cm$[68]。以上研究均表明,相关基因的甲基化水平与肥胖的发生存在一定的联系。

2)组蛋白修饰与肥胖

染色质的基本单位核小体是由组蛋白 H2A、H2B、H3、H4 各两分子组成的八聚体。组蛋白的转录后修饰形式有多种,如乙酰化、甲基化、泛素化以及磷酸化等。组蛋白乙酰化和去乙酰化的状态分别由组蛋白乙酰转移酶(histone acetyltransferase,HAT)和组蛋白去乙酰化酶(HDAC)调节[69]。组蛋白乙酰化可激活相关基因的转录活性,而去乙酰化会抑制相关基因的转录。组蛋白乙酰化一般与活化的染色质构型相关联,乙酰化修饰大多发生在 H3、H4 的赖氨酸残基上。组蛋白甲基化修饰主要发生在核酸的

CpG 位点,由组蛋白甲基转移酶(histone methyltransferase,HMT)催化完成。甲基化修饰常发生在 H3、H4 的赖氨酸和天冬氨酸残基上,可以与基因抑制或激活相关,相关程度往往取决于被修饰的位置和程度[69,70]。

组蛋白的多样化修饰以及它们在时间和空间上的组合与生物学功能的关系又可作为一种重要的表观遗传学标志。组蛋白去乙酰化酶家族分为以下几大类:Ⅰ类(HDAC1、HDAC2、HDAC3 和 HDAC8)、Ⅱa 类(HDAC4、HDAC5、HDAC7 和 HDAC9)、Ⅱb 类(HDAC6a 和 HDAC10)、Ⅲ类(沉默信息调节因子 2 相关酶类)和Ⅳ类(HDAC11)。通过给予大鼠 4 周的高脂饮食,发现其下丘脑 HDAC5 和 HDAC8 的表达增加,而禁食能使其下丘脑 HDAC3 和 HDAC4 的表达增加,HDAC10 和 HDAC11 的表达减少,提示不同的营养状态可改变组蛋白乙酰转移酶在内侧下丘脑的活性[71],进而影响肥胖的发生。被发现的第一个组蛋白赖氨酸去甲基化酶,可特异性催化甲基化 H3K9 脱甲基,改变其表观遗传学效应,在细胞核激素受体介导的基因激活和雄性生殖细胞发育等过程中扮演着重要角色[72]。$JHDM2A$ 基因(jumonji domain-containing histone demethylase 2A,$JMID2A$)是 1991 年 Hoog 等在大鼠睾丸 cDNA 文库中发现的。JHDM2A 蛋白能与转录核蛋白和精蛋白基因中心的启动子区域直接结合,通过使 $H3K9$ 去甲基化诱导 $JHDM2A$ 基因的转录活化。基因敲除的小鼠表现出肥胖表型,并且导致细胞中肾上腺素刺激的糖释放和棕色脂肪组织中氧消耗的紊乱,降低骨骼肌中的糖释放和脂肪氧化[73],表明 $JHDM2A$ 基因参与了肥胖的发生,并且在调控代谢基因表达方面发挥了重要作用。

3) 微 RNA 与肥胖

微 RNA(miRNA)是广泛存在于真核生物中的一类由 20~25 个核苷酸组成的内源性的具有调控功能的非编码单链小分子 RNA。除 DNA 甲基化修饰改变外,在妊娠期间,胎盘还可通过分泌特异性 miRNA 引起母体发生生理变化,早期检测这些 miRNA 对了解胎盘生长和胚胎发育、发现胎盘功能减退所致不良妊娠结局意义重大[74]。成熟的 miRNA 由较长的初级转录物经过一系列核酸酶的剪接加工而成,随后组装进 RNA 诱导的沉默复合体,通过碱基互补配对的方式识别靶 mRNA,根据互补程度的不同指导沉默复合体降解靶 mRNA 或者阻遏靶 mRNA 的翻译。

近 10 年的研究显示,miRNA 能通过调控基因表达参与细胞增殖与凋亡、激素分泌及肿瘤发生等多种生理和病理过程。Ortega 等[75]研究发现,miRNA 在肥胖和正常者脂肪细胞中的表达存在差异,在脂肪细胞分化成熟过程中表达下调或升高。此外,miRNA 还与 BMI 或代谢参数有关。上述结果提示 miRNA 或许在肥胖的形成过程中扮演着重要的角色。miRNA-143 表达与过氧化物酶体增殖物激活受体 γ(PPAR-γ)、脂肪细胞型脂肪酸结合蛋白 2(adipocyte fatty acid-binding protein 2,aP2)及血浆瘦蛋白水平有关。动物实验发现,miRNA-143 可介导高脂饮食喂养肥胖小鼠的肠系膜脂肪相关基因表达上调[76]。Lin 等[77]发现，在脂肪细胞分化过程中 miRNA-27 下调。miRNA-27 的高表达可以抑制脂肪细胞形成，并且阻碍控制脂肪生成的 PPAR-γ 和 CCAAT 增强子结合蛋白 α(C/EBPα)基因的表达，提示 miRNA-27 可能是脂肪形成的抑制因子。在哺乳类动物棕色脂肪的形成过程中，miRNA-193b 和 miRNA-365 的表达上调，通过增加 Runt 相关转录因子可阻断这些小 RNA 的功能进而阻止棕色脂肪的形成，同时诱导肌肉相关标记基因的表达[78]。相反，miRNA-193b 和 miRNA-365 的高表达则阻止了细胞中肌肉的分化并提高了棕色脂肪细胞的形成[78]。目前，表观遗传学和相关疾病的研究已日益受到关注。从表观遗传学的角度了解和揭示肥胖的发生机制，将有助于寻找治疗肥胖的新的靶点和生物标志物。

6.2.1.2　胎儿宫内发育迟缓与成年期肥胖的可能机制

胎源性肥胖的病因复杂，机制未完全阐明，可能与追赶性生长导致的食欲调节通路的改变、脂肪组织编程改变以及脂质合成旺盛有关。

1) 食欲调节通路改变

在人类，中枢神经系统存在对摄食进行直接调控的神经细胞群，其中一个位置在下丘脑腹内侧核，又称饱食中枢；另一个位置在腹外侧核，又称饥饿中枢。刺激前者和（或）破坏后者可产生饱胀感，引起摄食下降或拒绝进食，而刺激后者或破坏前者则产生食欲亢进，进食量增多[79]。

瘦蛋白通过受体发挥调节作用，其中枢神经系统作用包括神经内分泌功能、调控摄食与耗能、调节机体代谢，外周作用包括调节糖代谢平衡、促进脂肪分解、抑制脂肪合成、促进生长等。宫内发育迟缓患儿成年后，脂肪组织是其瘦蛋白的主要来源。胎盘损伤模型的宫内发育迟缓胎羊脂肪组织中，瘦蛋白合成减少、脂质代谢异常、食欲调节改变，这主要与宫内不良环境引起宫内发育迟缓胎羊瘦蛋白-脂肪组织轴发育不完善有关[80]。中枢神经系统瘦蛋白受体主要存在于弓状核，但宫内发育迟缓鼠在弓状核的瘦蛋白受体表达减少，室旁核瘦蛋白受体表达增加，提示宫内发育迟缓个体中枢神经系统瘦蛋白受体分布改变，敏感性下调，使其摄食行为发生改变[81]，从而影响其体脂含量。

2) 脂肪组织编程改变

肥胖作为宫内发育迟缓患儿成年后代谢综合征的启动环节，与宫内发育迟缓患儿成年后的代谢改变密切相关。胰岛素样生长因子 1(insulin-like growth factor 1, IGF1)不仅在宫内发育迟缓患儿追赶性生长中有重要作用，在前脂肪细胞的增殖、分化中也起关键作用。宫内发育迟缓胎鼠肾周脂肪组织 IGF1 表达下降，脂肪细胞的增殖、分化能力降低[82]。宫内发育迟缓患儿出生后营养摄取增加，脂肪细胞增殖减少，并出现病理性肥大，脂肪组织中的间充质干细胞分化成其他类型的细胞[83]。宫内发育迟缓患儿成年后脂肪组织增多。上述结果提示低增殖、低分化能力的脂肪细胞是引起胎源性肥胖的病理基础[82]。

3) 过氧化物酶体增殖物激活受体 γ

PPAR-γ 在追赶性生长及肥胖发生中起重要作用。PPAR-γ 不仅调控糖、脂代谢相关基因的表达，而且是脂肪细胞分化、增殖的调控因子。在脂肪细胞分化末期，PPAR-γ 与视黄酸受体结合后，促进脂肪细胞的增殖[84]。研究显示，宫内发育迟缓新生儿脂肪组织中 PPAR-γ 上调，PPAR-γ 的共活化因子类固醇受体辅助活化因子-1（steroid receptor coactivator-1，SRC1）激活，其下游的转录因子（包括增强子结合蛋白）表达上调[85]，这一系列改变为宫内发育迟缓新生儿提供了充足的脂肪。Desai 等[86]发现，在宫内发育迟缓患儿成年期脂肪组织中，PPAR-γ 表达的上调可促进宫内发育迟缓患儿成年期脂肪组织摄取糖和脂质，加速肥胖的进程。这些结果提示，宫内发育迟缓患儿脂肪组织中的 PPAR-γ 促进脂肪细胞分化和脂肪合成，引起成年后脂肪细胞病理性肥大，最终导致肥胖。此外，宫内发育迟缓患儿脂肪组织中一系列与脂质合成相关的基因，如 *CEBP-B*、*CEBP* 和 *FAS* 表达上调[87]。宫内发育迟缓患儿成年期激素敏感性脂肪酶（hormone sensitive lipase，HSL）下调，促进脂肪合成并减少脂肪分解。这些脂质代谢酶的改变在胎源性肥胖中也起一定作用[82]。

6.2.2 糖尿病

2 型糖尿病的发生发展是遗传与环境因素共同作用的结果，环境因素主要包括胚胎宫内环境、饮食、肥胖、年龄等。尽管肥胖、体力活动减少以及年龄增加均可导致 2 型糖尿病的易感性增加，但许多暴露在这些危险因素中的人并没有患 2 型糖尿病，这一结果提示遗传因素在糖尿病发病中具有重要作用。GWAS 研究发现一些遗传变异，部分解释了糖尿病易感性的个体差异[88,89]。也有越来越多的研究表明，在基因与环境（如年龄、营养、运动等）的复杂相互作用中，表观遗传因素（DNA 甲基化、组蛋白修饰、微RNA 等）对 2 型糖尿病的发病具有重要作用（见图 6-3）[90]。

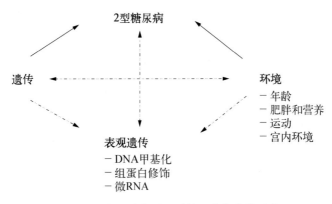

图 6-3　表观遗传对 2 型糖尿病发病的影响

出生人口队列研究揭示,表观遗传是胎儿起源糖尿病发生发展的重要机制之一。荷兰饥饿队列研究显示,产前暴露于 1944—1945 年饥荒的人群,其成年子代表现出印记基因 *IGF - 2* 和 *INSIGF* 的 DNA 甲基化水平降低,而 *GNASAS*、*MEG3*、*IL - 10*、*ABCA1* 和 *LEP* 基因的 DNA 甲基化水平升高,并且与未接受暴露的同性兄弟姐妹相比表现出糖耐量受损更为严重[91-94]。这些结果提示生命早期的不良暴露可引起胎儿的表观遗传发生改变,进而增大其成年期糖代谢异常的发生风险。

6.2.2.1 表观遗传与糖尿病的发生

2 型糖尿病的患病率在世界范围内迅速增加,而且 2 型糖尿病患者存在能量代谢异常。研究发现组蛋白甲基化和乙酰化参与糖尿病的能量代谢。组蛋白去甲基化酶 JHDM2A 功能的丧失与肥胖发生、骨骼肌中代谢活性基因(如过氧化物酶体增殖物激活受体 α 和中链酰基辅酶 A 脱氢酶)表达减少、棕色脂肪组织中冷诱导解偶联蛋白 1 表达受损有关[95]。此外,研究表明,葡萄糖的可用性可能会影响 ATP -柠檬酸裂解酶依赖性反应中的组蛋白乙酰化,即通过影响能量代谢影响表观遗传调控过程[96]。

胰腺-十二指肠同源框 1(pancreatic duodenal homeobox-1, PDX-1)是调节胰腺发育、β 细胞分化的转录因子。β 细胞中 PDX-1 可影响葡萄糖诱导的胰岛素表达[97,98],该过程可能与 PDX-1 募集 HDAC1 和 HDAC2 有关[99]。胰岛素基因启动子的组蛋白 H3 甲基化作用同样参与胰岛素基因转录,很可能通过 PDX-1 招募组蛋白甲基转移酶 SET7/9[100]。一些 PDX-1 的变异可调节转录共激活因子 p300 和 DNA 的亲和力。这暗示组蛋白乙酰转移酶(HAT)的活跃度和靶基因的染色质结构可影响糖尿病的发病风险[97]。神经源性分化蛋白在胰腺发育和调节胰岛素基因转录中起很重要的作用[101]。神经源性分化蛋白发生变异后,能引起蛋白质缩减和糖尿病,而与 p300/CBP 结合能防止其发生[102]。以上研究显示,染色质修饰控制的作用能影响糖尿病的发病风险,这为医疗中保护胰岛 β 细胞功能提供了一种可能。

表观遗传改变可调节胰岛素基因的表达和胰岛素的分泌。研究显示胰岛 β 细胞中的胰岛素基因可发生表观遗传改变,表现为 H4 高度乙酰化和 H3 超甲基化[103]。此外,在 β 细胞中,HAT 和组蛋白甲基转移酶 SET7/9 募集到胰岛素基因启动子区域可激活基因表达[103]。此外,部分调节胰岛素分泌的转录因子发生表观遗传改变,也可影响胰岛素的分泌。转录辅激活因子过氧化物酶体增殖物激活受体 γ 辅激活因子 1α(PPARGC1A)协调基因表达,可促进多组织线粒体氧化代谢[104]。研究发现,与健康对照组相比,2 型糖尿病患者胰岛中 *PPARGC1A* 基因启动子的 DNA 甲基化水平有所升高,PPARGC1A 表达降低[105]。且 PPARGC1A 的表达与葡萄糖刺激的胰岛素分泌相关[105]。此外,HDAC 能影响啮齿类动物胰腺的发育,而在胚胎发育时使用 HDAC 抑制剂能增强 β 细胞池[106]。

β 细胞的增殖可能在因胰岛素抵抗导致的胰岛素需求增加中起到适应性的作用,但

在出生后胰岛 β 细胞的增殖呈下降趋势。研究表明，在成年大鼠中 Ink4a/Arf（CDKN2A 核）的表达增强与 β 细胞增殖的减弱相关[107]，组蛋白甲基转移酶 Ezh2 可抑制 Ink4a/Arf 的表达，在衰老 β 细胞中，Ezh2 表达减少，Ink4a/Arf 的组蛋白 H3 赖氨酸27 的三甲基化水平降低，表达增加，与 Bmi-1 的结合能力和 H2A 泛素化水平改变相关[108,109]。有趣的是，大鼠一个常见的 Ink4a/Arf 变异体与 2 型糖尿病的发病风险相关[110]，这一结果提示组蛋白修饰可能介导糖尿病的发生。

6.2.2.2 表观遗传与糖尿病的胎儿起源

大量研究表明，糖尿病存在胎儿起源，表观遗传修饰是其重要机制之一。暴露于妊娠糖尿病的子代与正常新生儿相比，DNA 甲基化（脐带血和胎盘）存在显著差异，而且妊娠糖尿病子代的胎儿生长和发育均受到进一步影响，发生糖尿病风险增高[111-119]。

生命早期营养物质可通过改变基因的表观遗传修饰改变基因的表达和对疾病的易感性。出生人口队列研究已证实，产前经历饥荒子代发生胰岛素抵抗和糖尿病的风险增加[91]。同时研究还发现，高脂饮食的母亲同样可以改变自身 DNA 的甲基化状态并增加子代发生代谢性疾病的风险[120]。

动物模型显示大鼠怀孕期间的高脂饮食与子代葡萄糖稳态受损、线粒体异常和心血管功能障碍有关，其分子机制可能与表观遗传修饰有关[121,122]。针对刺豚鼠的研究发现，其编码的一个旁分泌信号分子能促进黑色素细胞产生黄色色素，同时使小鼠易患肥胖、糖尿病、肿瘤[123,124]。而给怀孕小鼠补充膳食与甲基供体，如叶酸、维生素 B$_{12}$、胆碱、甜菜碱，能增加其后代基因的甲基化水平，使基因低表达，出现棕色毛色[49]。此外，母体甲基供体对毛色的影响也会通过种系表观遗传修饰机制遗传给 F2 代[125]。上述结果提示补充甲基化底物，可调节基因表达，进而影响表型变化。

大量研究观察到糖尿病患者存在表观遗传改变，除了常见的 2 型糖尿病外，特殊类型糖尿病同样存在表观遗传的改变。青少年发病的成人型糖尿病（maturity-onset diabetes of the young，MODY）多由于转录因子编码基因的变异所致，包括 *HNF-1α*、*HNF-4α*、*HNF-1β*、*IPF1/PDX1* 和 *NEUROD1* 等。HNF-1α 启动转录通过两种不同的机制：① 通过将通用转录机器募集到启动子区域直接激活转录过程；② 染色质结构重塑和去甲基化[126]。染色质结构重塑包括募集 HAT（如 p300/CBP），导致在 β 细胞中特殊启动子组蛋白的高度乙酰化，包括 GLUT2 和丙酮酸盐激酶[127-129]。研究发现，MODY 患者存在 *HNF-1α* 基因的错义突变（R263L），导致其胰岛素产生减少、葡萄糖敏感性降低，其具体机制为突变的 HNF-1α 蛋白与 p300 的亲密度降低，导致 DNA 结合能力降低[130]。此外，与 HNF-1β（MODY5）变异相关的复杂综合征可能由 DNA 结合能力受损所致[131]。基因 *PDX-1* 的突变可导致 MODY 的发生[101]。由于子宫胎盘功能不全导致的胎儿宫内发育迟缓与基因 *PDX-1* 的表观遗传改变有关，表现为 *PDX-1*

进行性沉默,使得 β 细胞功能受损,成年期患糖尿病的概率上升[132]。

新生儿短暂性糖尿病(transient neonatal diabetes,TND)是一种罕见的糖尿病,发生在新生儿出生后的前 6 周,伴有智力发育迟缓[133]。尽管针对该疾病进行胰岛素治疗平均只需要 3 个月,但大多数患儿在后期都出现了 2 型糖尿病。在 TND 患者中一种常见的 6 号染色体异常为染色体 6q24 低甲基化[133,134]。最近有研究指出,锌指状结构的转录因子 ZFP57 的变异与 TND 患者染色体 6q24 区域印记基因 *PLAGL1* 和 *HYMAI* 的低甲基化有关[134]。

6.2.2.3 表观遗传与糖尿病并发症

糖尿病的一个主要并发症为伴有炎症基因表达增加的血管炎,考虑为受到氧化应激、血脂代谢障碍和高血糖的影响。研究提出高血糖可能会引起血管炎相关基因的表观遗传学改变。细胞核因子-κB(NF-κB)是一种能调节炎性疾病包括冠状动脉粥样硬化和糖尿病并发症相关基因表达的转录因子[135]。血糖控制较差可增加外周血单个核细胞中 NF-κB 的活跃度,增加炎性疾病相关基因的表达[136,137]。这种调节依赖 NF-κB 和 HAT(如 p300/CBP)的相互作用,导致靶基因启动子高度乙酰化,包括肿瘤坏死因子-α(TNF-α)和环氧合酶-2 基因的启动子[135]。此外,组蛋白 H3 第 4 位赖氨酸特异的甲基转移酶 SET7/9 可影响基因启动子对 NF-κB p65 的募集,调节促炎症反应基因的表达[138]。

糖尿病 db/db 小鼠血管平滑肌细胞中的炎性蛋白基因启动子如 IL-6 和 MCP-1,能降低组蛋白 H3 第 9 位赖氨酸的三甲基化(H3K9ME3)水平和升高组蛋白 H3 第 9 位赖氨酸的二甲基化(H3K9ME2)水平,降低 H3K9ME3 甲基转移酶 SUV39H1、组蛋白去甲基化酶和赖氨酸特异去甲基化酶 1(LSD1)的活性[139,140],维持甲基化低水平状态,这对持续表达促炎性细胞因子至关重要。此外,糖尿病 db/db 小鼠的血管平滑肌细胞中 SUV39H1 超表达能翻转糖尿病的表型,正常人类血管平滑肌细胞中 SUV39H1 的基因沉默能增强炎性基因表达[140]。1 型糖尿病患者淋巴细胞中 NF-κB 和 IL-6 高水平表达提示 H3K9ME2 的水平发生改变[141]。这些研究提示高糖血症可能引起促炎症反应基因发生表观遗传改变,随后调控基因的表达,进而导致血管炎症。

表观遗传也可能参与高血糖导致的"代谢记忆"。晚期血糖控制才达标的糖尿病患者较早期血糖就控制良好的患者更易发生糖尿病慢性并发症,这一结果提示以前暴露于高血糖可导致"代谢记忆"。研究发现,糖尿病患者强化降糖 3~5 年并没有显著降低大血管并发症的发生风险[142,143],原因可能是高糖血症导致的表观遗传改变会持续超过 5 年。动物实验提示,对链脲佐菌素(STZ)诱导的糖尿病大鼠进行早期血糖控制对靶器官均有保护作用,但在长期糖尿病后再将血糖恢复至正常却不能逆转靶器官损伤[144]。

高血糖的短暂暴露(16 小时)可诱导 NF-κB 的 p65 亚基基因启动子发生表观遗传改变,影响 p65 表达以及 NF-κB 在血管内皮细胞的活性。研究提示,短暂高血糖暴露会诱导持续的表观遗传改变,并导致长时间内 NF-κB 相关基因的表达发生改变以及血管并发症发生风险增加[145]。

当减少线粒体过氧化物生成时,高血糖短暂暴露引起的血管内皮细胞改变是可被阻止的[145]。此外,组蛋白甲基转移酶(SET7)和组蛋白去甲基化酶(LSD1)可控制因短暂高血糖暴露导致 NF-κB p65 基因启动子的表观遗传改变[144]。

6.2.3 精神分裂症

表观遗传学在精神分裂症的病因学研究中受到越来越多的关注,研究认为其在精神分裂症发生的遗传因素方面起重要作用[146]。DNA 的甲基化修饰可能与精神分裂症的发生有关[147]。人脑组织研究显示,精神分裂症患者前额叶大脑皮质颤蛋白基因(*RELN*)的 mRNA 表达量降低,DNA 序列未发现可引起基因表达改变的突变,但 *RELN* 基因启动子区呈现高甲基化状态[148]。这些结果提示精神分裂症患者脑内 *RELN* 基因表达活性低与其启动子区甲基化水平升高有关。颤蛋白是一种由 γ-氨基丁酸能中间神经元分泌的细胞外基质蛋白,可通过结合锥体细胞上的整联蛋白受体调节树状棘的可塑性[149,150]。Brown 等[151]的研究也发现,母亲妊娠晚期血高半胱氨酸浓度升高可能与子代成年后精神分裂症发病率增高有关。高半胱氨酸是人体内叶酸代谢异常的生物标志物,叶酸代谢异常可造成甲基供体供给不足,影响人体正常的 DNA 甲基化过程。中国"三年自然灾害"时期和荷兰饥荒时期的两项大规模流行病学研究显示[152,153]:饥荒时期出生的子代,成年后精神分裂症的发病率升高。以上研究均提示,表观遗传改变可能与精神分裂症的发生具有一定的病因学关联[154]。

6.3 出生人口队列研究成果在成年期疾病早期精准预防中的应用

6.3.1 疾病风险的早期预测

在肥胖研究中,经典细胞因子和脂肪因子外的胃肠激素及相关分子、摄食相关信号通路蛋白等蛋白质分子标志物和肠道基因组学等分子生物学研究是精准医疗研究的基础。在心血管疾病研究中,要在精准防控技术和防控模式研究、诊断和预后分子标志物发现以及临床精准治疗方面加以推进。随着精准医学研究的深入,加强整合个体化及群体性的分子生物学和遗传学研究,将为相关研究成果在精准医疗下最终向临床应用转化奠定基础。

1) 基因预测:精准医学的起点

精准医学是建立在基因信息、生物信息与临床信息等大数据分析基础上的个体化医疗(personalized medicine)。虽然如今全社会都在倡导健康的生活方式,但慢性病患病人群却越来越庞大。研究发现在相似的生活和教育环境下,总会有一部分人患有慢性病,另一些则不一定。那么如何判断哪类人群更容易发病呢?这就催生了个体化的精准慢性病预防,基因研究则是进行预测分析时最常用的方法。21世纪最初几年是遗传学技术高速发展的时期,研究者们开展了大量的全基因组扫描工作,正是这些结果为目前的精准医学奠定了基础;但随后的研究并没有成功地将其转化为临床诊断的依据和治疗的靶点。例如,2007年一次人类全基因组测序发现了包括一种锌转运蛋白基因 *SLC30A8* 在内的多种基因多态性与2型糖尿病密切相关[54]。类似地,肥胖的基因组学研究广泛。2007年,3项大型基因研究几乎同时将肥胖的易感基因指向了脂肪与肥胖相关基因 *FTO*。*FTO* 基因是一个与程序性细胞死亡有关的基因,最早于1999年被克隆[155]。研究发现,小鼠中 *FTO* 基因过表达可能导致小鼠进食过多,代谢减慢,进而导致其肥胖。Frayling 等[156]在进行2型糖尿病全基因组研究时,发现了 *FTO* 基因与2型糖尿病的相关性。进一步的分析提示,*FTO* 事实上是一个肥胖相关基因,*FTO* 基因 rs9939609 单核苷酸多态性及其周边的基因多态性均与肥胖高度相关[157]。在同一时期,来自法国和意大利的 Dina 和 Scuteri 两个团队也印证了 *FTO* 与肥胖的相关性[158,159]。另一些基因位点(如 *MC4R*、*POMC* 等)也被证实与肥胖有关[160-162]。然而,尽管发现这些单个基因位点都与肥胖的早发和重度肥胖有关,基础研究中也找到了它们引起肥胖的机制,但整合这些基因数据却仍难得到具有临床意义的预测模型[161,163,164]。这提示,肥胖及糖尿病是一组具有高度异质性的疾病群,由多种基因相关疾病和生活方式疾病构成。一种基因突变仅能解释极少一部分人群的患病,虽然表型相似,却有着完全不同的遗传学和社会学基础。单纯依据现有的判定标准,还无法将这些人群进行区分。因此,基因预测将为精准医学的研究奠定基础。

2) 蛋白质分子标志物:基因预测的补充

肥胖症和其他代谢性疾病一样,也是基因-环境相互作用的结果。在不同环境下,相同的基因获得不同的表观遗传修饰,从而表达出不一样的蛋白质。于是,一些学者将目光转向了蛋白质组学和代谢组学,通过各种组学和经典分子生物学研究发现了一系列蛋白质分子标志物,试图利用这些标志物弥补基因预测模型的缺陷[165]。其中,脂连蛋白和瘦蛋白作为经典的细胞因子代表,被证明与肥胖及其多种并发症密切相关[166,167]。基础研究也证实了它们在糖脂能量代谢中的重要作用。然而,它们对疾病的预测价值还没有得到充分证实。与此同时,一些其他非经典的细胞因子也逐渐进入人们的视野,尤以近年来研究较多的 β 亲菌素(β-trophin)和鸢尾素(irisin)等脂肪因子为代表[168,169]。这些脂肪因子与肥胖及其并发症的相关性研究很多,但结果却不一致。既往的荟萃分析结果提示[169],与健康人群相比,虽然2型糖尿病患者血清中 β 亲菌素的水平显著升高,但不能排除患者体重、检测方法等诸多因素的影响,甚至采用不同的检测试剂盒可能得出截然相反的检测结果。此外,采用经典的配对病例-对照研究设计,检测代谢综合征患者与严格配对的代谢正常志愿者的血清鸢尾素水平,发现当严格配对并尽量控制各种潜在影响因素后,血清鸢尾素水平在代谢综合征患者和代谢正常的健康人群之间就失去了非配对研究中显示出的差异。上述结果提示这些血清蛋白分子标志物的检测结果会受到大量来自患者和检测手段的混杂因素的影响,从而造成了研究结论的不可重复性。与此同时,人们还应注意到一些经典细胞因子和脂肪因子以外的血清蛋白质分子标志物。最近,四川大学华西医院内分泌代谢科和全科医学科两个团队,分别通过基础与临床研究,指出血清二肽基肽酶4(dipeptidyl peptidase 4,DPP4)活性和Wnt信号通路中的关键蛋白WNT5A在肥胖症及其并发症中有重要意义[170]。其中血清DPP4活性对4年后新发糖尿病、代谢综合征和肾损伤均具有良好的预测作用[164]。Wnt信号通路的研究结果显示,在中重度非酒精性脂肪性肝病患者中WNT5A水平下降,β联蛋白(β-catenin)水平升高;肝脏WNT5A和β联蛋白在肥胖合并肝细胞癌小鼠、非肥胖肝细胞癌小鼠和单纯性肥胖小鼠间均存在表达差异[171]。这提示Wnt信号通路在非酒精性脂肪性肝病和肥胖合并肝细胞癌中均起着重要作用。因此,在精准医疗时代,除了需要更大样本量的临床流行病学研究外,还需要来自单个患者多方面信息的整合。

在高通量基因组学和数据库研究的大数据时代,精准医学的快速发展是时代的必然。目前肥胖症与代谢性疾病的基因组学、代谢组学及蛋白质分子标志物研究取得了较大进展,但尚未得到可用于临床实践和商业化预测的模型。我们认为,对于肥胖症的精准医学研究,不应局限于细胞因子和脂肪因子,胃肠激素及相关分子和摄食相关信号通路蛋白等蛋白质分子标志物也具有很高的研究价值,我们亟须对肥胖进行精准的病因判断,对基于分子生物学和遗传学的病理生理基础研究加强资料积累;而肥胖的药物、生活方式干预等治疗均应在充分考虑个体遗传、代谢和文化背景等特点的基础上,立足现有证据,尽可能精准化、个体化。

6.3.2 生命早期综合干预预防成年期疾病

近几年运用全基因组测序技术研究2型糖尿病患者基因表达及基因的改变发展迅速,发现了许多新的2型糖尿病候选基因。然而,这些患者的表观遗传改变研究受到一定限制。因此,2型糖尿病相关的表观遗传改变仍然不能被很好地诠释。但是,表观遗传改变可能在很大程度上导致2型糖尿病的发病率不断增长。将来,DNA甲基化作用对分析组蛋白改变、疾病及其并发症的发病机制会起到重要作用。另外,如今生活方式改变导致的表观遗传改变是否会遗传以及这些改变是否可逆也是关注的焦点。目前,几种表观遗传药物正处于临床试验阶段或者已经上市推广(如心血管疾病治疗药物、糖尿病治疗药物)[172-174]。

6.4　小结与展望

本章主要探讨成年期疾病基于出生人口队列的发育起源研究进展及其机制。肥胖、糖尿病、心血管疾病、精神分裂症等成年期疾病的发生可能存在发育起源,即在生命早期的发育时期,不良环境因素暴露可导致成年期疾病患病风险升高。宫内不良环境暴露可能通过表观遗传修饰(如 DNA 甲基化、组蛋白修饰、miRNA)等机制与成年期疾病的发生相关联。大样本、多中心、长期随访的出生人口队列可为这些研究提供重要的平台,是研究成年期疾病早期病因、发展、转归及干预措施不可或缺的资源。

肥胖、糖尿病、心血管疾病、精神分裂症等成年期疾病的发病率及病死率在全世界逐年上升,造成巨额的经济损失。慢性病(如肥胖、糖尿病、心血管疾病及精神分裂症等)在中国和世界范围内均已成为严重的健康问题。随着人类进入精准医学时代,基因组学等分子生物学技术不断进步,与慢性病相关的基础与临床研究取得了很大的进展。出生人口队列的长期随访,通过对生命进程中各时期危险因素的发现,结合基因预测及蛋白质分子标志物的研究,可建立预测模型,早期预测疾病发生的风险,采取早期综合策略,预防和干预成年期疾病的发生和发展。

与此同时,研究生命早期不良环境暴露对成年期疾病发生的影响及其机制已经提到重要的议事日程,其中暴露标志物、代谢标志物和遗传标志物的揭示,将对成年期疾病的早期预防和干预提供精准指标,同时生命早期环境暴露及其遗传和表观遗传调控的揭示,也为精准预防提供了靶标。

参考文献

[1] Calkins K, Devaskar S U. Fetal origins of adult disease[J]. Curr Probl Pediatr Adolesc Health Care, 2011, 41(6): 158-176.

[2] Wrottesley S V, Lamper C, Pisa P T. Review of the importance of nutrition during the first 1000 days: maternal nutritional status and its associations with fetal growth and birth, neonatal and infant outcomes among African women[J]. J Dev Orig Health Dis, 2016, 7(2): 144-162.

[3] 蒋文跃,韩巍,李志新.成人疾病胎源说的证据及机制[J].北京大学学报(医学版), 2007,39(1): 96-100.

[4] Carolan-Olah M, Duarte-Gardea M, Lechuga J. A critical review: early life nutrition and prenatal programming for adult disease[J]. J Clin Nurs, 2015, 24(23-24): 3716-3729.

[5] Hales C N, Barker D J. The thrifty phenotype hypothesis[J]. Br Med Bull, 2001, 60: 5-20.

[6] Barker D J, Osmond C. Infant mortality, childhood nutrition, and ischaemic heart disease in England and Wales[J]. Lancet, 1986, 1(8489): 1077-1081.

［7］Barker D J，Osmond C，Golding J，et al. Growth in utero，blood pressure in childhood and adult life，and mortality from cardiovascular disease[J]. BMJ，1989，298(6673)：564-567.

［8］Barker D J，Gluckman P D，Godfrey K M，et al. Fetal nutrition and cardiovascular disease in adult life[J]. Lancet，1993，341(8850)：938-941.

［9］Seidell J C，Halberstadt J. The global burden of obesity and the challenges of prevention[J]. Ann Nutr Metab，2015，66(Suppl 2)：7-12.

［10］Xi B，Liang Y，He T，et al. Secular trends in the prevalence of general and abdominal obesity among Chinese adults，1993-2009[J]. Obes Rev，2012，13(3)：287-296.

［11］郭立新. 肥胖真的无关紧要吗[J]. 养生大世界，2018(1)：30-31.

［12］Koletzko B，Symonds M E，Olsen S F，et al. Programming research：where are we and where do we go from here[J]. Am J Clin Nutr，2011，94(6 Suppl)：2036S-2043S.

［13］Forsdahl A. Are poor living conditions in childhood and adolescence an important risk factor for arteriosclerotic heart disease[J]. Br J Prev Soc Med，1977，31(2)：91-95.

［14］Barker D J，Winter P D，Osmond C，et al. Weight in infancy and death from ischaemic heart disease[J]. Lancet，1989，2(8663)：577-580.

［15］Allender S，Scarborough P，O'Flaherty M，et al. Patterns of coronary heart disease mortality over the 20th century in England and Wales：Possible plateaus in the rate of decline[J]. BMC Public Health，2008，8：148.

［16］Mierzynski R，Dluski D，Darmochwal-Kolarz D，et al. Intra-uterine growth retardation as a risk factor of postnatal metabolic disorders[J]. Curr Pharm Biotechnol，2016，17(7)：587-596.

［17］Stein A D，Kahn H S，Rundle A，et al. Anthropometric measures in middle age after exposure to famine during gestation：evidence from the Dutch famine[J]. Am J Clin Nutr，2007，85(3)：869-876.

［18］Ravelli A C，van Der Meulen J H，Osmond C，et al. Obesity at the age of 50 y in men and women exposed to famine prenatally[J]. Am J Clin Nutr，1999，70(5)：811-816.

［19］Ong K K，Ahmed M L，Emmett P M，et al. Association between postnatal catch-up growth and obesity in childhood：prospective cohort study[J]. BMJ，2000，320(7240)：967-971.

［20］Eriksson J，Forsen T，Tuomilehto J，et al. Size at birth，childhood growth and obesity in adult life [J]. Int J Obes Relat Metab Disord，2001，25(5)：735-740.

［21］Qiao Y，Ma J，Wang Y，et al. Birth weight and childhood obesity：a 12-country study[J]. Int J Obes Suppl，2015，5(Suppl 2)：S74-S79.

［22］黄永兰，刘倩筠，杨约约，等. 低出生体重婴儿体重指数的动态变化及其临床意义[J]. 中国儿童保健杂志，2002，10(3)：187-188.

［23］徐秀，郭志平，王卫平. 不同出生体重儿0～6岁体格生长水平特点[J]. 临床儿科杂志，2003，21(11)：725-727，733.

［24］项坤三. 糖尿病的病因异质性及分型[J]. 中华内分泌代谢杂志，2005，21(4)：4S-3-4S-7.

［25］Shen X，Vaidya A，Wu S，et al. The diabetes epidemic in China：an integrated review of national surveys[J]. Endocr Pract，2016，22(9)：1119-1129.

［26］Yang L，Shao J，Bian Y，et al. Prevalence of type 2 diabetes mellitus among inland residents in China (2000-2014)：A meta-analysis[J]. J Diabetes Investig，2016，7(6)：845-852.

［27］Barker D J，Hales C N，Fall C H，et al. Type 2 (non-insulin-dependent) diabetes mellitus，hypertension and hyperlipidaemia (syndrome X)：relation to reduced fetal growth [J]. Diabetologia，1993，36(1)：62-67.

[28] Phillips D I, Barker D J, Hales C N, et al. Thinness at birth and insulin resistance in adult life [J]. Diabetologia, 1994, 37(2): 150-154.

[29] 米杰, Law C M, 张孔来, 等. 北京市 41~47 岁人群出生时发育指标与成年期糖耐量减低的关系 [J]. 中华预防医学杂志, 1999, 33(4): 209-213.

[30] Stefan N, Weyer C, Levy-Marchal C, et al. Endogenous glucose production, insulin sensitivity, and insulin secretion in normal glucose-tolerant Pima Indians with low birth weight [J]. Metabolism, 2004, 53(7): 904-911.

[31] Waterland R A. Is epigenetics an important link between early life events and adult disease[J]. Horm Res, 2009, 71(Suppl 1): 13-16.

[32] Barker D J P. Mothers, Babies and Disease in Later Life [M]. London: BMJ Publishing Group, 1994.

[33] Barker D J, Bull A R, Osmond C, et al. Fetal and placental size and risk of hypertension in adult life[J]. BMJ, 1990, 301(6746): 259-262.

[34] Law C M, de Swiet M, Osmond C, et al. Initiation of hypertension in utero and its amplification throughout life[J]. BMJ, 1993, 306(6869): 24-27.

[35] Barker D J, Martyn C N, Osmond C, et al. Abnormal liver growth in utero and death from coronary heart disease[J]. BMJ, 1995, 310(6981): 703-704.

[36] Barker D J. Growth in utero and coronary heart disease[J]. Nutr Rev, 1996, 54(2 Pt 2): S1-S7.

[37] Gunnell D, Rasmussen F, Fouskakis D, et al. Patterns of fetal and childhood growth and the development of psychosis in young males: a cohort study[J]. Am J Epidemiol, 2003, 158(4): 291-300.

[38] Wahlbeck K, Forsen T, Osmond C, et al. Association of schizophrenia with low maternal body mass index, small size at birth, and thinness during childhood[J]. Arch Gen Psychiatry, 2001, 58 (1): 48-52.

[39] Abel K M. Foetal origins of schizophrenia: testable hypotheses of genetic and environmental influences[J]. Br J Psychiatry, 2004, 184: 383-385.

[40] Nielsen P R, Mortensen P B, Dalman C, et al. Fetal growth and schizophrenia: a nested case-control and case-sibling study[J]. Schizophr Bull, 2013, 39(6): 1337-1342.

[41] Nosarti C, Reichenberg A, Murray R M, et al. Preterm birth and psychiatric disorders in young adult life[J]. Arch Gen Psychiatry, 2012, 69(6): E1-E8.

[42] Eide M G, Moster D, Irgens L M, et al. Degree of fetal growth restriction associated with schizophrenia risk in a national cohort[J]. Psychol Med, 2013, 43(10): 2057-2066.

[43] Wadhwa P D. Psychoneuroendocrine processes in human pregnancy influence fetal development and health[J]. Psychoneuroendocrinology, 2005, 30(8): 724-743.

[44] Radtke K M, Ruf M, Gunter H M, et al. Transgenerational impact of intimate partner violence on methylation in the promoter of the glucocorticoid receptor[J]. Transl Psychiatry, 2011, 1: e21.

[45] Li Z, Huang H. Epigenetic abnormality: a possible mechanism underlying the fetal origin of polycystic ovary syndrome[J]. Med Hypotheses, 2008, 70(3): 638-642.

[46] Jaenisch R, Bird A. Epigenetic regulation of gene expression: how the genome integrates intrinsic and environmental signals[J]. Nat Genet, 2003, 33 Suppl: 245-254.

[47] Liang H, Xiong W, Zhang Z. Effect of maternal food restriction during gestation on early development of F1 and F2 offspring in the rat-like hamster (Cricetulus triton)[J]. Zoology (Jena), 2007, 110(2): 118-126.

［48］Dolinoy D C, Jirtle R L. Environmental epigenomics in human health and disease［J］. Environ Mol Mutagen, 2008, 49(1): 4-8.

［49］Jirtle R L, Skinner M K. Environmental epigenomics and disease susceptibility［J］. Nat Rev Genet, 2007, 8(4): 253-262.

［50］Thompson R F, Einstein F H. Epigenetic basis for fetal origins of age-related disease［J］. J Womens Health (Larchmt), 2010, 19(3): 581-587.

［51］郑佳,肖新华.表观遗传修饰在糖尿病慢性并发症中的研究进展［J］.中国糖尿病杂志,2013,21 (10): 952-954.

［52］Burdge G C, Hanson M A, Slater-Jefferies J L, et al. Epigenetic regulation of transcription: a mechanism for inducing variations in phenotype (fetal programming) by differences in nutrition during early life［J］. Br J Nutr, 2007, 97(6): 1036-1046.

［53］Lillycrop K A, Burdge G C. Epigenetic changes in early life and future risk of obesity［J］. Int J Obes (Lond), 2011, 35(1): 72-83.

［54］Mantzoros C S. The role of leptin in human obesity and disease: a review of current evidence［J］. Ann Intern Med, 1999, 130(8): 671-680.

［55］Melzner I, Scott V, Dorsch K, et al. Leptin gene expression in human preadipocytes is switched on by maturation-induced demethylation of distinct CpGs in its proximal promoter［J］. J Biol Chem, 2002, 277(47): 45420-45427.

［56］Yokomori N, Tawata M, Onaya T. DNA demethylation modulates mouse leptin promoter activity during the differentiation of 3T3-L1 cells［J］. Diabetologia, 2002, 45(1): 140-148.

［57］Milagro F I, Campion J, Garcia-Diaz D F, et al. High fat diet-induced obesity modifies the methylation pattern of leptin promoter in rats［J］. J Physiol Biochem, 2009, 65(1): 1-9.

［58］Szkudelski T. Intracellular mediators in regulation of leptin secretion from adipocytes［J］. Physiol Res, 2007, 56(5): 503-512.

［59］Fan C, Liu X, Shen W, et al. The regulation of leptin, leptin receptor and pro-opiomelanocortin expression by N-3 PUFAs in diet-induced obese mice is not related to the methylation of their promoters［J］. Nutr Metab(Lond), 2011, 8(1): 31.

［60］Cordero P, Campion J, Milagro F I, et al. Leptin and TNF-alpha promoter methylation levels measured by MSP could predict the response to a low-calorie diet［J］. J Physiol Biochem, 2011, 67 (3): 463-470.

［61］Meister B. Control of food intake via leptin receptors in the hypothalamus［J］. Vitam Horm, 2000, 59: 265-304.

［62］Elmquist J K, Elias C F, Saper C B. From lesions to leptin: hypothalamic control of food intake and body weight［J］. Neuron, 1999, 22(2): 221-232.

［63］Marco A, Kisliouk T, Tabachnik T, et al. Overweight and CpG methylation of the Pomc promoter in offspring of high-fat-diet-fed dams are not "reprogrammed" by regular chow diet in rats［J］. FASEB J, 2014, 28(9): 4148-4157.

［64］Kuehnen P, Mischke M, Wiegand S, et al. An Alu element-associated hypermethylation variant of the POMC gene is associated with childhood obesity［J］. PLoS Genet, 2012, 8(3): e1002543.

［65］Widiker S, Karst S, Wagener A, et al. High-fat diet leads to a decreased methylation of the Mc4r gene in the obese BFMI and the lean B6 mouse lines［J］. J Appl Genet, 2010, 51(2): 193-197.

［66］Wafer R, Tandon P, Minchin J E N. The role of peroxisome proliferator-activated receptor gamma (PPARG) in adipogenesis: applying knowledge from the fish aquaculture industry to biomedical research[J]. Front Endocrinol (Lausanne), 2017, 8: 102.

[67] Stepanow S, Reichwald K, Huse K, et al. Allele-specific, age-dependent and BMI-associated DNA methylation of human MCHR1[J]. PLoS One, 2011, 6(5): e17711.

[68] Zhao J, Goldberg J, Vaccarino V. Promoter methylation of serotonin transporter gene is associated with obesity measures: a monozygotic twin study[J]. Int J Obes (Lond), 2013, 37(1): 140-145.

[69] Barnes C E, English D M, Cowley S M. Acetylation and Co: an expanding repertoire of histone acylations regulates chromatin and transcription[J]. Essays Biochem, 2019, 63(1): 97-107.

[70] Nimura K, Ura K, Kaneda Y. Histone methyltransferases: regulation of transcription and contribution to human disease[J]. J Mol Med (Berl), 2010, 88(12): 1213-1220.

[71] Funato H, Oda S, Yokofujita J, et al. Fasting and high-fat diet alter histone deacetylase expression in the medial hypothalamus[J]. PLoS One, 2011, 6(4): e18950.

[72] Okada Y, Tateishi K, Zhang Y. Histone demethylase JHDM2A is involved in male infertility and obesity[J]. J Androl, 2010, 31(1): 75-78.

[73] Tateishi K, Okada Y, Kallin E M, et al. Role of Jhdm2a in regulating metabolic gene expression and obesity resistance[J]. Nature, 2009, 458(7239): 757-761.

[74] Ilekis J V, Tsilou E, Fisher S, et al. Placental origins of adverse pregnancy outcomes: potential molecular targets: an Executive Workshop Summary of the Eunice Kennedy Shriver National Institute of Child Health and Human Development[J]. Am J Obstet Gynecol, 2016, 215(1 Suppl): S1-S46.

[75] Ortega F J, Moreno-Navarrete J M, Pardo G, et al. MiRNA expression profile of human subcutaneous adipose and during adipocyte differentiation[J]. PLoS One, 2010, 5(2): e9022.

[76] Takanabe R, Ono K, Abe Y, et al. Up-regulated expression of microRNA-143 in association with obesity in adipose tissue of mice fed high-fat diet[J]. Biochem Biophys Res Commun, 2008, 376(4): 728-732.

[77] Lin Q, Gao Z, Alarcon R M, et al. A role of miR-27 in the regulation of adipogenesis[J]. FEBS J, 2009, 276(8): 2348-2358.

[78] Sun L, Xie H, Mori M A, et al. Mir193b-365 is essential for brown fat differentiation[J]. Nat Cell Biol, 2011, 13(8): 958-965.

[79] Ahima R S, Antwi D A. Brain regulation of appetite and satiety[J]. Endocrinol Metab Clin North Am, 2008, 37(4): 811-823.

[80] Duffield J A, Vuocolo T, Tellam R, et al. Placental restriction of fetal growth decreases IGF1 and leptin mRNA expression in the perirenal adipose tissue of late gestation fetal sheep[J]. Am J Physiol Regul Integr Comp Physiol, 2008, 294(5): R1413-R1419.

[81] Djiane J, Attig L. Role of leptin during perinatal metabolic programming and obesity[J]. J Physiol Pharmacol, 2008, 59(Suppl 1): 55-63.

[82] Duffield J A, Vuocolo T, Tellam R, et al. Placental restriction of fetal growth decreases IGF1 and leptin mRNA expression in the perirenal adipose tissue of late gestation fetal sheep[J]. Am J Physiol Regul Integr Comp Physiol, 2008, 294(5): R1413-R1419.

[83] Mando C, Razini P, Novielli C, et al. Impaired angiogenic potential of human placental mesenchymal stromal cells in intrauterine growth restriction[J]. Stem Cells Transl Med, 2016, 5(4): 451-463.

[84] Malek G, Hu P, Wielgus A, et al. PPAR nuclear receptors and altered RPE lipid metabolism in age-related macular degeneration[J]. Adv Exp Med Biol, 2010, 664: 429-436.

［85］Desai M，Ross M G. Fetal programming of adipose tissue：effects of intrauterine growth restriction and maternal obesity/high-fat diet［J］. Semin Reprod Med，2011，29(3)：237-245.

［86］Desai M，Guang H，Ferelli M，et al. Programmed upregulation of adipogenic transcription factors in intrauterine growth-restricted offspring［J］. Reprod Sci，2008，15(8)：785-796.

［87］Guan H，Arany E，van Beek J P，et al. Adipose tissue gene expression profiling reveals distinct molecular pathways that define visceral adiposity in offspring of maternal protein-restricted rats ［J］. Am J Physiol Endocrinol Metab，2005，288(4)：E663-E673.

［88］Saxena R，Voight B F，Lyssenko V，et al. Genome-wide association analysis identifies loci for type 2 diabetes and triglyceride levels［J］. Science，2007，316(5829)：1331-1336.

［89］Zeggini E，Scott L J，Saxena R，et al. Meta-analysis of genome-wide association data and large-scale replication identifies additional susceptibility loci for type 2 diabetes［J］. Nat Genet，2008，40 (5)：638-645.

［90］Stoger R. Epigenetics and obesity［J］. Pharmacogenomics，2008，9(12)：1851-1860.

［91］Ravelli A C，van der Meulen J H，Michels R P，et al. Glucose tolerance in adults after prenatal exposure to famine［J］. Lancet，1998，351(9097)：173-177.

［92］Lumey L H，Stein A D，Kahn H S，et al. Cohort profile：the Dutch Hunger Winter families study ［J］. Int J Epidemiol，2007，36(6)：1196-1204.

［93］Heijmans B T，Tobi E W，Stein A D，et al. Persistent epigenetic differences associated with prenatal exposure to famine in humans［J］. Proc Natl Acad Sci U S A，2008，105(44)：17046-17049.

［94］Tobi E W，Lumey L H，Talens R P，et al. DNA methylation differences after exposure to prenatal famine are common and timing- and sex-specific［J］. Hum Mol Genet，2009，18(21)：4046-4053.

［95］Tateishi K，Okada Y，Kallin E M，et al. Role of Jhdm2a in regulating metabolic gene expression and obesity resistance［J］. Nature，2009，458(7239)：757-761.

［96］Wellen K E，Hatzivassiliou G，Sachdeva U M，et al. ATP-citrate lyase links cellular metabolism to histone acetylation［J］. Science，2009，324(5930)：1076-1080.

［97］Stanojevic V，Habener J F，Thomas M K. Pancreas duodenum homeobox-1 transcriptional activation requires interactions with p300［J］. Endocrinology，2004，145(6)：2918-2928.

［98］Mosley A L，Ozcan S. Glucose regulates insulin gene transcription by hyperacetylation of histone h4［J］. J Biol Chem，2003，278(22)：19660-19666.

［99］Mosley A L，Ozcan S. The pancreatic duodenal homeobox-1 protein (Pdx-1) interacts with histone deacetylases Hdac-1 and Hdac-2 on low levels of glucose［J］. J Biol Chem，2004，279(52)：54241-54247.

［100］Maganti A V，Maier B，Tersey S A，et al. Transcriptional activity of the islet beta cell factor Pdx1 is augmented by lysine methylation catalyzed by the methyltransferase Set7/9［J］. J Biol Chem，2015，290(15)：9812-9822.

［101］Vaxillaire M，Froguel P. Monogenic diabetes in the young，pharmacogenetics and relevance to multifactorial forms of type 2 diabetes［J］. Endocr Rev，2008，29(3)：254-264.

［102］Malecki M T，Jhala U S，Antonellis A，et al. Mutations in NEUROD1 are associated with the development of type 2 diabetes mellitus［J］. Nat Genet，1999，23(3)：323-328.

［103］Chakrabarti S K，Francis J，Ziesmann S M，et al. Covalent histone modifications underlie the developmental regulation of insulin gene transcription in pancreatic beta cells［J］. J Biol Chem，

2003, 278(26): 23617-23623.

[104] Puigserver P, Spiegelman B M. Peroxisome proliferator-activated receptor-gamma coactivator 1 alpha (PGC-1 alpha): transcriptional coactivator and metabolic regulator[J]. Endocr Rev, 2003, 24(1): 78-90.

[105] Ling C, Del Guerra S, Lupi R, et al. Epigenetic regulation of PPARGC1A in human type 2 diabetic islets and effect on insulin secretion[J]. Diabetologia, 2008, 51(4): 615-622.

[106] Haumaitre C, Lenoir O, Scharfmann R. Histone deacetylase inhibitors modify pancreatic cell fate determination and amplify endocrine progenitors[J]. Mol Cell Biol, 2008, 28(20): 6373-6383.

[107] Krishnamurthy J, Ramsey M R, Ligon K L, et al. p16INK4a induces an age-dependent decline in islet regenerative potential[J]. Nature, 2006, 443(7110): 453-457.

[108] Chen H, Gu X, Su I H, et al. Polycomb protein Ezh2 regulates pancreatic beta-cell Ink4a/Arf expression and regeneration in diabetes mellitus[J]. Genes Dev, 2009, 23(8): 975-985.

[109] Dhawan S, Tschen S I, Bhushan A. Bmi-1 regulates the Ink4a/Arf locus to control pancreatic beta-cell proliferation[J]. Genes Dev, 2009, 23(8): 906-911.

[110] Ling C, Groop L. Epigenetics: a molecular link between environmental factors and type 2 diabetes[J]. Diabetes, 2009, 58(12): 2718-2725.

[111] Bouchard L, Thibault S, Guay S P, et al. Leptin gene epigenetic adaptation to impaired glucose metabolism during pregnancy[J]. Diabetes Care, 2010, 33(11): 2436-2441.

[112] Bouchard L, Hivert M F, Guay S P, et al. Placental adiponectin gene DNA methylation levels are associated with mothers' blood glucose concentration[J]. Diabetes, 2012, 61(5): 1272-1280.

[113] Allard C, Desgagne V, Patenaude J, et al. Mendelian randomization supports causality between maternal hyperglycemia and epigenetic regulation of leptin gene in newborns[J]. Epigenetics, 2015, 10(4): 342-351.

[114] Dupont F O, Hivert M F, Allard C, et al. Glycation of fetal hemoglobin reflects hyperglycemia exposure in utero[J]. Diabetes Care, 2014, 37(10): 2830-2833.

[115] Desgagne V, Hivert M F, St-Pierre J, et al. Epigenetic dysregulation of the IGF system in placenta of newborns exposed to maternal impaired glucose tolerance[J]. Epigenomics, 2014, 6(2): 193-207.

[116] Houde A A, St-Pierre J, Hivert M F, et al. Placental lipoprotein lipase DNA methylation levels are associated with gestational diabetes mellitus and maternal and cord blood lipid profiles[J]. J Dev Orig Health Dis, 2014, 5(2): 132-141.

[117] Ruchat S M, Houde A A, Voisin G, et al. Gestational diabetes mellitus epigenetically affects genes predominantly involved in metabolic diseases[J]. Epigenetics, 2013, 8(9): 935-943.

[118] Houde A A, Ruchat S M, Allard C, et al. LRP1B, BRD2 and CACNA1D: new candidate genes in fetal metabolic programming of newborns exposed to maternal hyperglycemia[J]. Epigenomics, 2015, 7(7): 1111-1122.

[119] St-Pierre J, Hivert M F, Perron P, et al. IGF2 DNA methylation is a modulator of newborn's fetal growth and development[J]. Epigenetics, 2012, 7(10): 1125-1132.

[120] Laker R C, Lillard T S, Okutsu M, et al. Exercise prevents maternal high-fat diet-induced hypermethylation of the Pgc-1α gene and age-dependent metabolic dysfunction in the offspring[J]. Diabetes, 2014, 63(5): 1605-1611.

[121] Khan I Y, Dekou V, Douglas G, et al. A high-fat diet during rat pregnancy or suckling induces

cardiovascular dysfunction in adult offspring[J]. Am J Physiol Regul Integr Comp Physiol, 2005, 288(1): R127-R133.

[122] Taylor P D, McConnell J, Khan I Y, et al. Impaired glucose homeostasis and mitochondrial abnormalities in offspring of rats fed a fat-rich diet in pregnancy[J]. Am J Physiol Regul Integr Comp Physiol, 2005, 288(1): R134-R139.

[123] Duhl D M, Vrieling H, Miller K A, et al. Neomorphic agouti mutations in obese yellow mice [J]. Nat Genet, 1994, 8(1): 59-65.

[124] Wolff G L, Kodell R L, Moore S R, et al. Maternal epigenetics and methyl supplements affect agouti gene expression in Avy/a mice[J]. FASEB J, 1998, 12(11): 949-957.

[125] Cropley J E, Suter C M, Beckman K B, et al. Germ-line epigenetic modification of the murine A vy allele by nutritional supplementation[J]. Proc Natl Acad Sci U S A, 2006, 103(46): 17308-17312.

[126] Pontoglio M, Faust D M, Doyen A, et al. Hepatocyte nuclear factor 1alpha gene inactivation impairs chromatin remodeling and demethylation of the phenylalanine hydroxylase gene[J]. Mol Cell Biol, 1997, 17(9): 4948-4956.

[127] Soutoglou E, Papafotiou G, Katrakili N, et al. Transcriptional activation by hepatocyte nuclear factor-1 requires synergism between multiple coactivator proteins[J]. J Biol Chem, 2000, 275 (17): 12515-12520.

[128] Parrizas M, Maestro M A, Boj S F, et al. Hepatic nuclear factor 1-alpha directs nucleosomal hyperacetylation to its tissue-specific transcriptional targets[J]. Mol Cell Biol, 2001, 21(9): 3234-3243.

[129] Ban N, Yamada Y, Someya Y, et al. Hepatocyte nuclear factor-1alpha recruits the transcriptional co-activator p300 on the GLUT2 gene promoter[J]. Diabetes, 2002, 51(5): 1409-1418.

[130] Kim K A, Kang K, Chi Y I, et al. Identification and functional characterization of a novel mutation of hepatocyte nuclear factor-1alpha gene in a Korean family with MODY3[J]. Diabetologia, 2003, 46(5): 721-727.

[131] Barbacci E, Chalkiadaki A, Masdeu C, et al. HNF1beta/TCF2 mutations impair transactivation potential through altered co-regulator recruitment[J]. Hum Mol Genet, 2004, 13(24): 3139-3149.

[132] Park J H, Stoffers D A, Nicholls R D, et al. Development of type 2 diabetes following intrauterine growth retardation in rats is associated with progressive epigenetic silencing of Pdx1 [J]. J Clin Invest, 2008, 118(6): 2316-2324.

[133] Temple I K, Shield J P. Transient neonatal diabetes, a disorder of imprinting[J]. J Med Genet, 2002, 39(12): 872-875.

[134] Mackay D J, Callaway J L, Marks S M, et al. Hypomethylation of multiple imprinted loci in individuals with transient neonatal diabetes is associated with mutations in ZFP57[J]. Nat Genet, 2008, 40(8): 949-951.

[135] Miao F, Gonzalo I G, Lanting L, et al. In vivo chromatin remodeling events leading to inflammatory gene transcription under diabetic conditions[J]. J Biol Chem, 2004, 279(17): 18091-18097.

[136] Hofmann M A, Schiekofer S, Kanitz M, et al. Insufficient glycemic control increases nuclear factor-kappa B binding activity in peripheral blood mononuclear cells isolated from patients with type 1 diabetes[J]. Diabetes Care, 1998, 21(8): 1310-1316.

[137] Shanmugam N, Reddy M A, Guha M, et al. High glucose-induced expression of proinflammatory cytokine and chemokine genes in monocytic cells[J]. Diabetes, 2003, 52(5): 1256-1264.

[138] Li Y, Reddy M A, Miao F, et al. Role of the histone H3 lysine 4 methyltransferase, SET7/9, in the regulation of NF-kappaB-dependent inflammatory genes. Relevance to diabetes and inflammation[J]. J Biol Chem, 2008, 283(39): 26771-26781.

[139] Reddy M A, Villeneuve L M, Wang M, et al. Role of the lysine-specific demethylase 1 in the proinflammatory phenotype of vascular smooth muscle cells of diabetic mice[J]. Circ Res, 2008, 103(6): 615-623.

[140] Villeneuve L M, Reddy M A, Lanting L L, et al. Epigenetic histone H3 lysine 9 methylation in metabolic memory and inflammatory phenotype of vascular smooth muscle cells in diabetes[J]. Proc Natl Acad Sci U S A, 2008, 105(26): 9047-9052.

[141] Miao F, Smith D D, Zhang L, et al. Lymphocytes from patients with type 1 diabetes display a distinct profile of chromatin histone H3 lysine 9 dimethylation: an epigenetic study in diabetes [J]. Diabetes, 2008, 57(12): 3189-3198.

[142] Gerstein H C, Miller M E, Byington R P, et al. Effects of intensive glucose lowering in type 2 diabetes[J]. N Engl J Med, 2008, 358(24): 2545-2559.

[143] Patel A, MacMahon S, Chalmers J, et al. Intensive blood glucose control and vascular outcomes in patients with type 2 diabetes[J]. N Engl J Med, 2008, 358(24): 2560-2572.

[144] Brasacchio D, Okabe J, Tikellis C, et al. Hyperglycemia induces a dynamic cooperativity of histone methylase and demethylase enzymes associated with gene-activating epigenetic marks that coexist on the lysine tail[J]. Diabetes, 2009, 58(5): 1229-1236.

[145] Aschner P J, Ruiz A J. Metabolic memory for vascular disease in diabetes[J]. Diabetes Technol Ther, 2012, 14(Suppl 1): S68-S74.

[146] Popov N T, Stoyanova V K, Madzhirova N P, et al. Epigenetic aspects in schizophrenia etiology and pathogenesis[J]. Folia Med (Plovdiv), 2012, 54(2): 12-16.

[147] Roth T L, Lubin F D, Sodhi M, et al. Epigenetic mechanisms in schizophrenia[J]. Biochim Biophys Acta, 2009, 1790(9): 869-877.

[148] Abdolmaleky H M, Cheng K H, Russo A, et al. Hypermethylation of the reelin (RELN) promoter in the brain of schizophrenic patients: a preliminary report[J]. Am J Med Genet B Neuropsychiatr Genet, 2005, 134B(1): 60-66.

[149] Grayson D R, Jia X, Chen Y, et al. Reelin promoter hypermethylation in schizophrenia[J]. Proc Natl Acad Sci U S A, 2005, 102(26): 9341-9346.

[150] Grayson D R, Chen Y, Costa E, et al. The human reelin gene: transcription factors (+), repressors (−) and the methylation switch (+/−) in schizophrenia[J]. Pharmacol Ther, 2006, 111(1): 272-286.

[151] Brown A S, Bottiglieri T, Schaefer C A, et al. Elevated prenatal homocysteine levels as a risk factor for schizophrenia[J]. Arch Gen Psychiatry, 2007, 64(1): 31-39.

[152] St Clair D, Xu M, Wang P, et al. Rates of adult schizophrenia following prenatal exposure to the Chinese famine of 1959-1961[J]. JAMA, 2005, 294(5): 557-562.

[153] Hoek H W, Brown A S, Susser E. The Dutch famine and schizophrenia spectrum disorders[J]. Soc Psychiatry Psychiatr Epidemiol, 1998, 33(8): 373-379.

[154] Perrin M, Kleinhaus K, Messinger J, et al. Critical periods and the developmental origins of

disease: an epigenetic perspective of schizophrenia[J]. Ann N Y Acad Sci, 2010, 1204 Suppl: E8-E13.

[155] Peters T, Ausmeier K, Ruther U. Cloning of Fatso (Fto), a novel gene deleted by the Fused toes (Ft) mouse mutation[J]. Mamm Genome, 1999, 10(10): 983-986.

[156] Frayling T M, Timpson N J, Weedon M N, et al. A common variant in the FTO gene is associated with body mass index and predisposes to childhood and adult obesity[J]. Science, 2007, 316(5826): 889-894.

[157] Younus L A, Algenabi A H A, Abdul-Zhara M S, et al. FTO gene polymorphisms (rs9939609 and rs17817449) as predictors of type 2 diabetes mellitus in obese Iraqi population[J]. Gene, 2017, 627: 79-84.

[158] Dina C, Meyre D, Gallina S, et al. Variation in FTO contributes to childhood obesity and severe adult obesity[J]. Nat Genet, 2007, 39(6): 724-726.

[159] Scuteri A, Sanna S, Chen W M, et al. Genome-wide association scan shows genetic variants in the FTO gene are associated with obesity-related traits[J]. PLoS Genet, 2007, 3(7): e115.

[160] Wu L, Gao L, Zhao X, et al. Associations of two obesity-related single-nucleotide polymorphisms with adiponectin in Chinese children [J]. Int J Endocrinol, 2017, 2017: 6437542.

[161] Krishnan M, Thompson J M D, Mitchell E A, et al. Analysis of association of gene variants with obesity traits in New Zealand European children at 6 years of age[J]. Mol Biosyst, 2017, 13(8): 1524-1533.

[162] Mountjoy K G. Pro-opiomelanocortin (POMC) neurones, POMC-derived peptides, melanocortin receptors and obesity: How understanding of this system has changed over the last decade[J]. J Neuroendocrinol, 2015, 27(6): 406-418.

[163] Kreutzer C, Peters S, Schulte D M, et al. Hypothalamic inflammation in human obesity is mediated by environmental and genetic factors[J]. Diabetes, 2017, 66(9): 2407-2415.

[164] Loos R J. Genetic determinants of common obesity and their value in prediction[J]. Best Pract Res Clin Endocrinol Metab, 2012, 26(2): 211-226.

[165] Zhang A, Sun H, Wang X. Power of metabolomics in biomarker discovery and mining mechanisms of obesity[J]. Obes Rev, 2013, 14(4): 344-349.

[166] Engin A. Adiponectin-resistance in obesity[J]. Adv Exp Med Biol, 2017, 960: 415-441.

[167] Crujeiras A B, Carreira M C, Cabia B, et al. Leptin resistance in obesity: An epigenetic landscape[J]. Life Sci, 2015, 140: 57-63.

[168] Sanchis-Gomar F, Lippi G, Mayero S, et al. Irisin: a new potential hormonal target for the treatment of obesity and type 2 diabetes[J]. J Diabetes, 2012, 4(3): 196.

[169] Li S, Liu D, Li L, et al. Circulating betatrophin in patients with type 2 diabetes: a meta-analysis [J]. J Diabetes Res, 2016, 2016: 6194750.

[170] 梁利波,王霞,何詠,等. 肥胖及超重人群中血清 Wnt5a 水平与肝脏脂肪变和纤维化程度的相关性研究[J]. 四川大学学报(医学版),2017,48(1): 7-11.

[171] 何詠,梁利波,王霞,等. 在肥胖合并肝细胞癌中表达的初步研究[J]. 四川大学学报(医学版), 2017,48(1): 12-16.

[172] Granger A, Abdullah I, Huebner F, et al. Histone deacetylase inhibition reduces myocardial ischemia-reperfusion injury in mice[J]. FASEB J, 2008, 22(10): 3549-3560.

[173] Szyf M. Epigenetics, DNA methylation, and chromatin modifying drugs [J]. Annu Rev

Pharmacol Toxicol，2009，49：243-263.

[174] Bieliauskas A V，Pflum M K. Isoform-selective histone deacetylase inhibitors[J]. Chem Soc Rev，2008，37(7)：1402-1413.

7

出生人口队列与
疾病预测预警

　　面对慢性病发病率居高不下的现状以及人民群众对更精准、高效的医疗健康服务的迫切需求，提升疾病预测预警能力及重大疾病防治水平已经成为国内外医学发展的重点任务。作为疾病防治的重要前提，疾病预测预警不仅需要深入探究疾病的潜在分子诱因和其他附加因素（如环境、社会心理、生活方式等）以便对疾病进行定义，还需要对患者进行综合和个性化的评估，筛选高危患者并及早采取干预措施，以达到精准预防的作用。2015 年 1 月 30 日，美国总统奥巴马在发表国情咨文时提出了"精准医学计划"（Precision Medicine Initiative，PMI），并在 2016 年的财政预算中为此项计划列支了 2.15 亿美元。一时间，精准医学（precision medicine）、个性化医学（personalized medicine）的浪潮席卷全球，成为整个生物医学界的研究热点。精准医学的目标在于通过基因组学、蛋白质组学等组学技术和医学前沿技术，对大样本人群与特定疾病类型进行生物标志物的分析与鉴定、验证与应用，从而精确寻找到疾病的原因和治疗的靶点，并对一种疾病的不同状态和过程进行精确分类，最终实现对疾病和特定患者进行个体化精准治疗的目的，提高疾病诊治与预防的效益。随着经济持续高速增长，人们的生活方式、饮食习惯、环境因素等不断改变，这也严重影响着中国居民的身体健康。越来越多的研究也表明，许多儿童疾病乃至成年期慢性病都可以追溯到生命早期。然而，妊娠期暴露对儿童健康影响的研究仍处于启蒙阶段，许多影响因素如环境、遗传和行为因素以及病因和病理机制尚未完全阐明。因此，应用出生人口队列可探究生命早期的各种环境及遗传因素对儿童疾病和健康，乃至对成年期疾病和健康发生发展的影响，以达到"精准预防"及"精准诊疗"的目标。

　　本章主要介绍疾病预测预警的基本内容，包括疾病预测预警的理论知识和实际成果，并详细阐述了基于早期生命历程的疾病预测预警模型在群体和个体疾病精准预防中的应用。

7.1 疾病预测预警理论与成果

7.1.1 疾病预测预警的内容

7.1.1.1 疾病预测

疾病预测是根据疾病客观的发生发展趋势和变化规律对疾病未来的发生、发展和流行趋势开展分析,可以及早发现疾病的发展趋势,为深入开展疾病的预警奠定基础,也为制定防治策略及措施提供理论依据。

疾病预测一般包括以下几个步骤[1]。

(1)确定预测目标。即确定预测的对象、预测结果达到的精确度,确定完成预测的时间期限等。

(2)收集、整理有关的资料。相关资料包括预测事件发展的资料,对预测事件发展变化有影响的相关因素的资料。

(3)选择预测方法。预测方法种类繁多,不同的方法有不同的适用范围和优缺点,需要根据数据资料的特点和预测的要求进行选择。

(4)建立预测模型。预测模型是预测事件发展变化客观规律的近似模拟,预测结果是否有效取决于模型的拟合程度。

(5)评价预测模型。即评价预测模型是否能够真实反映预测事件的未来发展规律。

疾病预测的常用方法通常分为定性分析预测法和定量分析预测法。定性分析预测法以人的判断为主要依据,主要由相关领域的专家根据经验进行分析、判断,提出预测意见,再通过一定的形式(如函询征集意见)进行综合,作为预测未来的主要依据。定量分析预测法主要根据已有的比较完备的资料,运用一定的数学方法进行科学处理,以充分揭示有关变量之间的规律性联系,作为预测的依据。定量分析预测法一般分为趋势预测法和因果预测法两大类。趋势预测法是将一个指标过去的变化趋势作为预测的依据,这意味着把未来视为"过去历史的延伸",如常见的指数平滑法、自回归移动平均模型预测法。因果预测法是从一个指标与其他指标的相互联系中进行分析,根据它们之间规律性的因果联系建立数学模型,据此进行预测,如常见的回归分析预测法。

7.1.1.2 疾病预警

疾病预警是指在疾病发生之前,在其因果关系和剂量-反应关系的证据尚未能确定的情况下,根据收集到的信息情报资料、病情监测,对预测到可能发生事件的发生地域、规模、性质、影响因素、辐射范围、危害程度以及可能引发的后果等因素进行综合评估后,在一定范围内采取适当的方式预先发布事件威胁的警告并采取相应级别的预警行动,最大限度地防范疾病的发生和发展[2]。

　　疾病的预警不仅需要掌握疾病的发生发展趋势,而且要求能及时识别疾病早期的异常情况并发出警报,启动应急反应。警报的产生涉及多个层面,一般包括系统内部警报、高危人群警报和一般人群警报。警报的产生一般包括以下流程:首先是多方位收集有潜在预警价值的数据,进行实时的数据分析,一旦数据的波动范围超过规定的警戒线即可发出信号。信号和警报有区别,一旦发出信号需要启动流行病学的调查、分析和解释,而且先要明确这个信号是否是数据报告和处理出错所致。当排除了这个问题以后,需要进一步明确这个信号的产生代表疾病发生的可能性有多高。如果疾病发生的可能性较低,可以进一步观察数据的变化情况;如果可能性较高,就可发出警报。但值得注意的是,此时仍有可能为假警报。预警指标是具有潜在预警价值的指标,具备及时性、准确性和可操作性强的特点[3],指标的波动幅度在一定程度上与疾病的流行或暴发相关联。一旦指标的波动范围超过规定的警戒线,即可发出警报,启动相应的流行病学调查或干预[4]。因此,只有先确立疾病预警指标体系,有针对性地收集相关的数据和信息,进行分析和调查,才能保障有效警报的产生,减少资源浪费。警报的产生如图 7-1 所示。

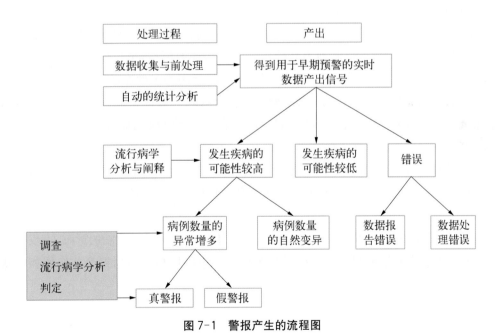

图 7-1　警报产生的流程图

(图片修改自参考文献[4])

　　疾病的预测研究以分析和探讨不同的数学模型为主,达到提高预测的准确性和及时性的目的。预警则着重于对早期预警指标的挖掘和应用,强调警报产出的实时性,以期及时启动应急措施,最大限度地防范突发事件的危害。

7.1.2　疾病预测预警模型的意义

慢性病具有发病时间长、与生活方式密切相关的特点,目前中国的全死因构成中慢性病占59%。慢性病已经成为威胁中国居民健康的重要公共卫生问题,对个体未来疾病风险的预测预警是公共卫生工作的难点和挑战[5]。

预测模型的一个重要应用是对人群疾病发病风险按照概率大小进行分层,如高危、中危和低危,对风险概率不同的群体进行有针对性的、强度不同的治疗,为精准医学的实施奠定重要基础。从临床角度来看,临床医生在临床实践中应用预测模型,尤其是简易评分系统,可以快速准确地确定高危患者,进行有针对性的治疗,还可加强医患之间的沟通和交流,使患者能够更清楚和信任医生采用的治疗方案。从个体角度来看,预测模型有助于患者更清楚地了解自己的发病风险,认识自己所患疾病的危险等级,提高对疾病危险因素的认识,并建立"综合危险干预"的防治理念,从而更好地依从药物治疗或者生活方式干预;从社会角度来看,可以通过高危人群筛查,使有限的卫生资源得到合理化应用,降低疾病的发病率和病死率。

在疾病控制工作中,疾病预测预警是非常重要的部分,是从被动预防向主动预防转化的重要环节。不论是传染性疾病还是非传染性疾病的预测,都对疾病的预防起到不可估量的作用。以出生人口队列为基础建立的疾病预测模型,可以使流行病学研究成果更好地与临床实践相结合,并通过高危筛检、临床指南等多种途径促进疾病的三级预防,在生命早期甚至是胚胎发育早期,及时准确地对高危群体采取有针对性的预防措施,最大化地降低慢性病的患病风险,减少慢性病对人体健康的损害,提高慢性病患者后期的生活质量,做到未病先防,有病早诊断、早治疗。

传统的慢性病预测预警多从单纯的生活行为习惯或遗传基因等方面探讨可能的慢性病发病因素,然而大量研究表明多因素联合评估能够更好地完成慢性病风险预警。通过出生人口队列建立的多因素统计模型,可以在复杂的病因链中找出与慢性病发病相关的危险因素,在整个生命周期中观察各种因素对慢性病发生发展的影响,不仅可以估计各危险因素对疾病发生的独立作用大小,而且还可以得出多因素交互作用和时间序列作用的大小。

7.1.3　疾病预测预警模型的建立

建立一个有效的疾病预测预警体系,既包括多方位探求灵敏、特异的预警指标,建立和完善预警监测系统,以便及早发现疾病流行和暴发的迹象,也包括对新型预测模型的探索和开发。

7.1.3.1　疾病预测模型

无论是对于传染性疾病还是非传染性疾病,预测模型的建立都有着不可估量的作用。国内外学者经过多年的大量研究,提出了一些常用的疾病预测模型,主要包括回归模型、灰色预测模型、马尔可夫链预测模型、神经网络模型、时间序列模型和组合预测模型等,其中以时间序列模型中的自回归积分滑动平均模型应用最为广泛。

(1) 时间序列分析(time series analysis)是一种动态数据处理的统计方法,是指系统中某一变量的观测值(可以是时间、地点、长度、速度等)按"时间顺序"排列成数值序列,展示研究对象在一定时期内的变动过程,从中寻找和分析事物的变化特征、发展趋势和规律。该方法基于随机过程理论和数理统计学方法,研究随机数据序列所遵从的统计规律,以用于解决实际问题。它包括一般统计分析,如自相关分析、谱分析等,统计模型的建立与推断,以及关于时间序列的最优预测、控制与滤波等内容。该方法的研究实质是通过处理预测目标本身的时间序列数据,获得事物随时间过程演变的特性与规律,进而预测事物的未来发展趋势,但它不研究事物之间相互依存的因果关系。假设基础为惯性原则,即在一定条件下,被预测事物的过去变化趋势会延续到未来,暗示历史数据存在某些信息,利用它们可以解释和预测时间序列的现在和未来,时间越近的数据影响力越大。

自回归滑动平均(autoregressive moving average,ARMA)模型,是由博克思(Box)和詹金斯(Jenkins)于 20 世纪 70 年代初提出的一种著名时间序列预测方法,所以又称为 Box - Jenkins 模型、博克思-詹金斯法。自回归积分滑动平均(autoregressive integrated moving average,ARIMA)模型是 ARMA 模型的扩展,是指将非平稳时间序列转化为平稳时间序列,将因变量仅对它的滞后值以及随机误差项的现值和滞后值进行回归所建立的模型。ARIMA 模型法是时间序列预测中的一种常用而有效的方法。它的特点之一就是它对序列平稳性的要求,对于非平稳的时间序列,通常采用对序列进行差分的方法使之达到平稳[1]。

ARIMA 模型,即求和—自回归—滑动平均模型,简记为 ARIMA(p, d, q)模型:

$$\begin{cases} \Phi(B)\,\nabla^d x_t = \Theta(B)\varepsilon_t \\ E(\varepsilon_t)=0,\ \mathrm{Var}(\varepsilon_t)=\sigma_\varepsilon^2,\ E(\varepsilon_t\varepsilon_s)=0,\ s\neq t \\ Ex_s\varepsilon_t=0,\ \forall s<t \end{cases}$$

式中:

$$\nabla^d=(1-B)^d$$
$$\Phi(B)=1-\phi_1 B-\cdots\phi_p B^p$$
$$\Theta(B)=1-\theta_1 B-\cdots\theta_q B^q$$

可简记为:

$$\nabla^d x_t=\frac{\Theta(B)}{\Phi(B)}\varepsilon_t$$

其中 p、d、q 分别表示时间序列的自回归、差分和移动平均阶数,B 为后移算子。

ARIMA 模型根据原序列是否平稳以及回归中所含部分的不同,可分为 3 种:

① 自回归模型(简称 AR 模型),p 为自回归项。

② 滑动平均模型(简称 MA 模型),q 为移动平均项数。

③ 自回归滑动平均混合模型(简称 ARIMA 模型),d 为时间序列成为平稳时所做的差分次数,实际应用中 d 一般不超过 2。

ARIMA 模型是时间序列分析中重要而基本的模型之一,是一种随机型时间序列预测方法。它综合考虑了序列的趋势变化、周期变化和随机干扰,并借助模型参数进行了量化表达。当预测变量的主要影响因素未知或难以找到主要影响因素的相关数据时,ARIMA 模型的优越性更为明显。ARIMA 模型的应用不需要对时间序列的发展模式进行先前的验证,可以通过反复识别修改获得满意的模型,该过程借助计算机软件,操作简单、方便易行。ARIMA 模型适用于短期预测,具有实用性强、精确度高的特点。

黎健等以 2002—2006 年广西的足月孕产妇死亡率数据为基础,采用非条件最小二乘法估计模型参数,建立预测广西孕产妇死亡率的最优 ARIMA 模型。用所得模型预测广西 2007 年的孕产妇死亡率,比较预测值与实际值的差异;再以 2002—2007 年的数据构建模型预测广西 2008 年的孕产妇死亡率。结果显示,模型较好地拟合了既往时间段孕产妇死亡率的时间序列,2007 年逐月孕产妇死亡率的预测值符合实际值的变动趋势。该研究证实,ARIMA 模型可以较好地拟合孕产妇死亡率的时间变化趋势,并可用于预测未来的孕产妇死亡率,是一种短期预测精度较高的预测模型[6]。

(2)回归分析是通过一组预测变量(自变量)预测一个或多个响应变量(因变量)的统计分析方法。回归模型是运用回归分析的方法,通过对大量数据的统计整理和分析,得出预测对象和影响因素之间的内在数量关系,并进行预测的研究方法,包括一元线性回归模型、多元线性回归模型和非线性回归模型。在大多数实际问题中影响因变量的因素不止一个,而是很多个,因此多元回归分析是统计分析方法中应用最为广泛的一种。Rademacher 等对 156 名青少年进行 13 年的追踪调查发现,在校正年龄、性别和种族的多变量回归模型中,青少年的体重指数(body mass index,BMI)可以对成年后的心血管疾病发病风险进行预测[7]。

线性回归模型的一个局限性是要求因变量是定量变量,而在实际问题中,经常出现因变量是定性变量的情况。Logistic 回归分析是目前常用的处理分类因变量的统计方法。Logistic 回归模型是根据单个或多个连续型或离散型自变量分析和预测离散型因变量的多元分析方法。在过去的十几年中,Logistic 回归模型被广泛应用于生物医学、统计学、生态工程和生物学等方面。Lam 等分析了 2001—2009 年越南胡志明市疑似登革热的 5~15 岁儿童的前瞻性研究数据,运用 Logistic 回归模型对红细胞比容水平和血小板计数进行了评估。结果显示,血小板计数能够帮助鉴别登革休克综合征(dengue shock syndrome，DSS)的高危患者，每日监测血小板计数在预测模型中具有潜在价值[8]。对中国脑卒中患者出院 6 个月后抑郁患病率进行研究的 Logistic 回归分析显示，身体残疾、社会支持和自尊心水平这些变量在预测抑郁患病率方面具有统计学意义[9]。

Cox 比例风险回归模型，简称 Cox 回归模型，由英国统计学家 D. R. Cox 于 1972 年提出，主要用于肿瘤和其他慢性病的预后分析，也可用于队列研究的病因探索。它的因变量必须同时有两个，一个代表状态，必须是分类变量；一个代表时间，是连续变量。只有同时具有这两个变量，才可进行 Cox 回归分析。Bhaskaran 等通过建立 Cox 回归模型发现，BMI 与 17 种最常见癌症的发病相关，其中与子宫内膜癌、白血病等呈线性相关，与肝癌、结肠癌等呈正相关，而与前列腺癌和绝经前乳腺癌呈负相关[10]。此外，回归模型还有泊松回归(Poisson regression)模型、概率单位回归(probit regression)模型、负二项回归模型、Weibull 回归模型、主成分回归模型、岭回归模型和偏最小二乘回归模型等。

(3) 灰色系统理论是在 20 世纪 80 年代由中国著名学者邓聚龙教授提出。经过 30 多年的快速发展及其在众多学科领域中的成功应用，该理论已被广泛应用于环境、农业、工业、经济、交通、石油、地质、军事、电力等众多领域。灰色理论预测是对本身包含已知、未知或不确定信息的系统进行预测，充分有效地利用已知信息探究系统内部变化规律，通过对少量的、不完全的信息进行处理，获得部分有价值的信息，进而得知系统运行变化趋势等规律的有效预测和合理监控。灰色预测模型(grey model，GM)是指用时间数据序列建立系统的动态模型，它的预测效果好，适应性强，可广泛应用于疾病(传染病、寄生虫病、恶性肿瘤等)的预测[11]。GM(1,1)模型是单变量一阶线性模型，它是灰色预测模型中最基本的模型，其模型的建模过程是将原始数据序列用于解微分方程，通过那些可以近似地满足微分模型构成条件的序列，建立近似的微分方程模型。

自 GM(1,1)模型的发展分为 3 个阶段：初级阶段、发展阶段和高级阶段。

第一阶段是把自 GM(1,1)模型等同于数学中一般的微分方程，即

$$\frac{\mathrm{d}x}{\mathrm{d}t} + ax = b, \ \hat{x}^{(1)}(k+1) = \left[x^{(0)}(1) - \frac{b}{a} \right] e^{-ak} + \frac{b}{a}$$

这一阶段的理论对于非负离散序列来说，通过一次累加序列的指数形式和一阶微分方程的指数形式相近来刻画模型。第一阶段属于初级阶段。

第二阶段用式 $x^{(0)}(k) + az^{(1)}(k) = b$ 刻画自 GM(1,1)模型，此方程同时兼具差分和微分性质，并且在形式上模型和解同步。第二阶段属于发展阶段。

第三阶段中自 GM(1,1)模型形式为：

$$x^{(0)}(k) + az^{(1)}(k) = b,$$

$$z^{(1)}(k) = 0.5x^{(1)}(k) + 0.5x^{(1)}(k-1),$$

$$x^{(1)}(k) = \sum_{m=1}^{k} x^{(0)}(m)$$

以上三式构成模型群组合在一起,具有解与方程相统一的性质。第三阶段是灰色自 GM(1,1)模型的高级阶段。

孙彬等应用灰色系统残差自 GM(1,1)模型预测中国香港居民 2001—2009 年恶性肿瘤的流行趋势,拟合结果显示,模型的平均误差率为 1.01%,精度为优[12]。河南省人民医院开展的一项研究指出,利用改进后的灰色 GM(1,1)模型,用少量数据预测血糖即可获得较高的预测精度[13]。

(4) 在俄国数学家马尔可夫提出马尔可夫随机过程后,马尔可夫链的概念也随之产生。马尔可夫过程是指,当一个系统或过程在某一具体的时刻 t_1 所处的状态为已知条件,系统(或过程)在时刻 $t > t_1$ 所处状态的条件概率分布与时刻 t_1 之前的状态都无关,而只与 t_1 时刻有关。马尔可夫链是一种随机事件序列,它将来的取值只与现在的取值有关,而与过去的取值无关,即马尔可夫链是无后效性的离散性随机过程。马尔可夫链预测是区间预测,虽然降低了预测的精确度,但却提高了预测的准确度。因此预测发病率实际值的范围,对疾病防治具有现实的意义。Akhavan-Tabatabaei 等利用马尔可夫模型确定宫颈癌预防的最佳筛选政策,将模型应用于哥伦比亚波哥大的 1 141 个样本数据,发现最佳筛查政策是建议高危妇女进行更频繁的阴道镜检查和巴氏涂片检查[14]。

(5) 人工神经网络(artificial neural network, ANN),简称神经网络,以模拟生物的神经网络结构和功能为出发点,逐渐演变成为一门处理信息的方法学。神经网络模型在流行病学领域的应用主要集中于疾病的诊断和预后、预测和预警以及病因识别等方面。采用误差反向传播算法的多层前馈(back propagation)神经网络称 BP 神经网络,是目前最为流行的神经网络模型之一。

许多统计学方法在疾病的预测预报时,要求变量满足正态性和独立性等条件,而神经网络无此限制,并且加入隐含层的神经网络可以逼近任意非线性映射,避开了复杂的参数估计过程,直接给出结果,简单直观,易于操作。Sargent 认为在中等样本资料研究中,神经网络方法可能比多元统计方法更为优越[15]。由于神经网络具有自组织、自学习、非线性逼近能力和容错能力强的优点,很多学者将其应用于预测研究中,并在金融、交通、能源、医学等领域的一系列研究中发现其预测效果优于传统的线性数学模型。

Xiao 等仅使用桡动脉的收缩压和舒张压来估计主动脉的收缩压,研究发现神经网络的预测性能良好,为无创估计主动脉收缩压提供了合理的技术支持[16]。郭晋在利用神经网络模型预测急性心肌梗死的研究中发现,BP 神经网络、Elman 神经网络模型具有良好的预测能力、较快的运算速度、良好的稳定性,具有解决复杂的非线性关系的能力,特别是在样本量不大、离散型变量较多、非线性关系复杂的数据研究中,神经网络模型的预测性能高于 Logistic 回归分析,充分显示了神经网络方法的优越性和合理性[17]。

根据上述各种预测模型的介绍,对其应用特点和优缺点总结如下(见表7-1)。

表7-1 各种预测模型的应用特点及优缺点

预测模型	应用特点	优点	缺点
时间序列模型	根据客观事物发展的这种连续规律性,运用过去的历史数据,通过统计分析,进一步推测事件未来的发展趋势	一般用ARMA模型拟合时间序列,预测该时间序列未来值	当遇到外界发生较大变化,往往会有较大偏差,时间序列预测法对于中短期预测的效果要比对长期预测的效果好
回归模型	研究变量之间的数量变化规律,并通过一定的数学表达式描述这种关系,进而确定一个或几个变量的变化对另一个变量的影响程度	分析多因素时更加简单和方便,可以准确计量拟合程度的高低	需要已知引起因变量改变的所有解释变量的因素,否则易出现伪回归等问题
灰色预测模型	该模型使用的不是原始数据的序列,而是生成的数据序列。核心体系是灰色预测,即对原始数据进行累加生成(或其他处理生成)得到近似的指数规律再进行建模的方法	在处理较少的特征值数据时,不需要数据的样本空间足够大就能解决历史数据少、序列的完整性以及可靠性低的问题,能将无规律的原始数据进行生成得到规律性较强的生成序列	只适用于中短期的、近似于指数增长的预测
马尔可夫模型	适用于随机现象的数学模型(即在已知现在情况的条件下,系统未来时刻的情况只与现在有关,而与过去的历史无直接关系)	当现在时刻的累计发生数已知,研究一个事件在未来某一时刻的发生数	不适用于系统中长期预测
神经网络模型	种类多样化,目前常用的有前馈网络和自适应共振理论网络	分类的准确度高,学习能力强,有较强的容错能力	需要大量的参数,输出结果难以解释,会影响结果的可信度和可接受程度

利用单个预测模型进行预测时会存在一些缺陷,如信息源具有不广泛性、对模型设定形式敏感等。自 Bates 和 Granger 首次提出组合预测方法以来,该方法因能有效地提高预测精确度,受到国内外预测工作者的重视,一直是国内外预测界研究的热点课题。组合预测就是综合利用各种单个预测模型所提供的信息,以其适当的加权平均形式得出组合预测模型。它可以综合利用各种方法所提供的信息,尽可能地提高预测精确度。

雍永强发现,使用自回归积分滑动平均-前馈神经网络(autoregressive integrated moving average-back propagation neural network,ARIMA-BPNN)组合预测模型与单

— ARIMA 模型相比,对糖尿病患者的血糖有更好的预测效果,能够给医生或糖尿病患者提供临床上的指导[18]。可见,组合预测可以避免用单一模型进行预测的局限性,增强预测能力,改善预测精确度,实现不同模型之间的功能和优势互补。

7.1.3.2 疾病监测预警系统

疾病监测(disease surveillance)是长期、连续地收集、核对、分析疾病的动态分布和影响因素的资料,并将信息及时上报和反馈,以便快速采取干预措施,它包括主动监测和被动监测。症状监测是一种新发展起来的主动监测体系,主要收集和分析患者被确诊前与公共卫生相关的一些非常规数据和某一病例或某次暴发前充足的疑似信号,为下一步公共卫生应答提供证据。这些数据的产生往往早于明确的诊断信息,因此收集、分析这些数据有助于早期发现异常的公共卫生事件。症状监测提前预警的能力取决于疾病暴发的规模、受影响人口的范围、症状定义及各种数据资源、开始预警调查的标准、医疗相关机构报道特殊病例的能力等因素。监测的目的是为控制疾病进行决策,制订方案、措施的实施、效果评价和调整有关政策服务,最重要的是通过早期监测发现传染病的流行,及时采取控制措施。监测的基本公共卫生职能包括:支持病例监测,公共卫生干预,估计疾病或伤害的影响,描述卫生状况的自然史,确定疾病分布和传播,提出理论并展开调查,评估预防和控制措施、规划。除此之外,还有一个重要的职能是预测疾病的暴发。预警是在考虑了资料的不完全性、危害的不确定性之后,仍要在有必要采取措施的地方进行危害警告的一种方法。预警包括预警分析和预警监控。

1) 监测预警概述

监测是预警分析的基础,是基础信号采集的过程;预警是监测的目的,是监测行为的产出。预警是根据预警分析的结果,对事件征兆的不良趋势进行纠正、预防与控制的管理活动。监测与预警是控制、降低或减少传染病等突发事件危害的关键所在,是实施从源头上治理危害的理论保障。

监测预警系统通常又被称为症状监测系统。它们将常见的症状分为几大类(如腹泻伴发热、皮疹伴发热等)进行症状信息的收集,一方面使临床工作者可以更迅速、方便地报告给相关患者;另一方面可以帮助公共卫生工作者及时识别区域内不同症状患者数的三间(空间、时间、人群)分布情况,从而及早地发现异常。除了常见的几大类症状以外,有些监测预警系统还主动收集一些医学相关行为学的信息,如人群的购药行为、集体单位的缺勤以及医学咨询的使用率等。对疾病早期预警系统有效性的评价内容包括对预警的必要性、预警目的的合理性及是否达到预期目的、早期预警系统的结构、特性和运行的成本等方面进行综合性的评价,以便对早期预警系统进行改进。对系统特性的评价主要从系统的可用性、可接受性、灵活性、稳定性、简易性、敏感度、阳性预测值、ROC 曲线、代表性、及时性等方面进行。

监测预警系统是指通过连续、系统地收集和分析特定疾病临床症状发生频率的数据,及时发现疾病在时间和空间分布上的异常聚集,以期在疾病未被确诊之前,对疾病暴发进行早期探查、预警和快速反应[19]。该系统的目的是减少相应疾病的发病率和病死率,具体表现在:为预测发现疾病暴发后的规模、传播范围和速度提供依据;或者在社会公众高度关注的事件中,提供避免大规模疾病暴发的措施保证;增强了疾病监测的水平,并增加了疾病的动态监视。它的宗旨在于迅速发现异常的公共卫生事件,及时给予相关部门和人员警告,以便其迅速采取预防和控制措施。

近年来,国内外均十分重视并致力于敏感的监测预警系统的建立。20 世纪 40 年代,美国疾病控制与预防中心开始系统地开展疾病监测工作。20 世纪 70 年代以后,许多国家相继开展疾病监测工作,观察传染病疫情动态,以后又扩展到非传染病,而且逐渐从单纯的生物医学角度向生物—心理—社会医学模式发展。

2) 国外监测预警系统

在疾病预警领域的研究方面,美国一直处于世界领先水平,它的预警体系的建设、组成、运行和评价等对中国疾病预警系统的建立具有极为重要的参考价值。美国的公共卫生事件监测预警系统(见表 7-2)按信息来源不同可以分为两大类:一类以快速症状确认项目(Rapid Syndrome Validation Project,RSVP)系统为代表,主要是被动收集临床医务工作者对患者症状的判断信息;另一类以社区疾病流行早期报告电子监测系统 Ⅱ〔Electronic Surveillance System for the Early Notification of Community-Based Epidemics (version Ⅱ),ESSENCE Ⅱ〕为代表,主动收集患者寻求医疗过程中产生的一些数据和患者医学相关行为学的一些信息。

表 7-2　美国主要的症状监测系统

名　　称	发起者及网址
社区疾病流行早期报告电子监测系统 Ⅱ(ESSENCE Ⅱ)	美国约翰·霍普金斯大学 http://www.geis.ha.osd.mil/GEIS/SurveillanceActivities/ESSENCE/ESSENCE.asp
轻型流行病先进检测与紧急应变系统(LEADERS)	美国军队 http://www.scenpro.com/sec-prod-leaders.html
快速症状确认项目(RSVP)	美国桑迪亚(Sandia)国家实验室,美国新墨西哥大学 http://rsvp.sandia.gov
美国国家电子疾病监测系统(NEDSS)	美国疾病控制与预防中心 http://www.cdc.gov/od/hissb/docs/NEDSS%20Intro.pdf
实时暴发与疾病监测系统(RODS)	美国匹兹堡大学 http://www.health.pitt.edu/rods/

(表中数据来自参考文献[20])

RSVP 是由美国桑迪亚国家实验室、新墨西哥大学急救医学系和新墨西哥州卫生部门的工作人员联合开发的症状监测体系,目前已经在美国和世界上其他一些国家(如墨西哥、新加坡)使用。RSVP 是一个基于因特网的人群健康监测工具,最初设计的目的主要是为了方便公共卫生专家和临床医务工作者之间的快速交流。对临床工作者而言,RSVP 系统可以给出迅速的信息反馈,如报告的症状在本地区的时间、空间分布情况。对当地卫生部门的流行病学专家而言,RSVP 系统可以提供实时的数据报告,进行大量的地理信息系统(geographical information system, GIS)分析。流行病学专家可以利用这些信息进行综合分析,结合历史经验和流行病学调查,判断是否有疾病暴发的可能,从而及时发出警告。

ESSENCE Ⅱ是由美国国防部全球新发感染监测和响应系统(Department of Defense Global Emerging Infections Surveillance and Response System,DoD-GEIS)和约翰·霍普金斯大学应用物理实验室(Johns Hopkins University Applied Physics Laboratory)联合开发的。ESSENCE Ⅱ利用医学行为学监测、症状监测和先进的分析工具实现早期发现突发公共卫生事件的目标。建立 ESSENCE Ⅱ体系的主要目的是为了收集那些能够早期预示异常公共卫生事件的指标信息。传统的临床数据往往是指实验室的检查结果,这类指标特异性很高,但显然及时性不够。非传统的临床数据是指患者在寻求医疗过程中产生的一些数据,包括急救电话、护士热线电话、门诊的就诊信息、是否需要特殊的实验室检查等,这些数据对早期发现异常公共卫生事件有一定价值。与 RSVP 系统相比,ESSENCE Ⅱ属于主动监测系统。它收集的信息更为广泛,有可能更早期、更灵敏地发现疾病的流行或者暴发。但信息的收集较为不易,数据整合、处理和分析复杂,需要一定的技术和人员支持,花费较高。

NEDSS 是美国疾病控制与预防中心与 50 个州之间建立的基于网络的公共健康监测数据交互平台。2007 年,美国国家和地区流行病学家委员会(Council of State and Territorial Epidemiologists, CSTE)共同推行了一项针对国家网络化疾病监测能力的评估系统。在系统的各项性能评估中,整合性是受到关注最多的一项,即单个监测系统与其他疾病数据中心的交互性。基于良好整合性的公共健康监测数据系统可对疾病发生进行更早、更高效的预测预警,整合性也是疾病预测预警系统的首要评价指标[20]。NEDSS 的成功经验在于模型和标准的使用。在公共卫生概念数据模型(Public Health Conceptual Data Model, PHCDM)的基础上建立了美国国家电子疾病监测系统逻辑数据模型(NEDSS Logical Data Model, NLDM),并建立了相应的数据字典。在 NLDM 的基础上建立了物理数据模型。鉴于美国国家电子疾病监测系统信息网络平台(NEDSS Base System, NBS)在部分地区的成功实施,2004 年以后美国疾病控制与预防中心希望把 NBS 进一步发展为能和电子健康档案(electronic health records, EHR)实现互操作的公共卫生信息网(Public Health Information Network, PHIN)平台,用于生物反恐、突发公共卫生事件预警等,现在建设的 NEDSS 则成为 PHIN 的一个组成部分。为了 PHIN 的施工需要,2004 年 5 月美国政府基于 PHCDM 又出台了另一个针对 PHIN 信息系统的标准——公共卫生信息网逻辑数据模型(PHIN-LDM)。PHIN 将成为美国国家卫生信息架构(National Health Information Infrastructure,NHII)的一个组成部分[21]。

美国许多城市都投入了巨额资金建立此类系统,但这类监测系统毕竟较新,信息的收集、整合、分析和评价等很多问题都还在探索之中。症状监测系统在何种情况下有效,哪种症状监测的方法更为优越,症状监测体系如何融入当前的公共卫生实践中去,实现症状监测需要哪些政策、法律法规的支持? 这些都是目前正在探讨的问题,需要进行更深入的研究。

3) 中国监测预警系统

全国疾病监测点(Disease Surveillance Points,DSP)始建于 20 世纪 80 年代。从 1979 年开始,中国首先在北京、天津开始传染病的监测试点工作。之后在 1980 年,按照自愿的原则,在全国选定了 70 个疾病监测点,建立了中国综合疾病监测系统,开展了以传染病为主并逐渐增加慢性病内容的监测工作。1989 年初,中国预防医学科学院(现中国疾病预防控制中心)按分层整群随机抽样的方法,在全国不同类别的地区,确定了有代表性的 145 个疾病监测点,对监测人群的出生、死亡、甲乙丙三类法定传染病的发病、儿童计划免疫的接种情况进行监测[22]。

2003 年严重急性呼吸综合征(severe acute respiratory syndrome,SARS)(曾称传染性非典型肺炎)疫情暴发流行后,中国建立了覆盖全国的传染病疫情和突发公共卫生事件网络直报系统。从 2004 年开始,全国疾病监测系统进行调整,在全国 31 个省(自治区、直辖市)确定了 161 个监测点,覆盖 7 600 万人,该系统具有全国、城乡、东中西部代表性[23]。该系统开展了居民死因监测、慢性病及其危险因素监测、伤害监测等工作。2013 年,全国疾病监测系统再次进行调整,扩大到 605 个监测点,覆盖 3.23 亿人,占全国人口总数的 24.3%,不仅具有全国、城乡、东中西部代表性,还具有省级代表性。在该系统开展了死因监测、慢性病及其危险因素监测以及慢性病相关调查等工作。

近年来,中国政府越来越重视慢性病的监测工作。《中共中央国务院关于深化医药卫生体制改革的意见》中要求,应"完善重大疾病防控体系和突发公共卫生事件应急机制,加强对严重威胁人民健康的传染病、慢性病、地方病、职业病和出生缺陷等疾病的监测与预防控制"。《中国慢性病防治工作规划(2012—2015 年)》已提出:至 2015 年,全国 50% 的县(区)应开展慢性病及其危险因素监测工作。但是,中国慢性病综合监测还面临以下挑战[24]:

首先,中国慢性病综合监测体系尚需进一步完善。一方面,中国主要慢性病的发病、患病、死亡及其危险因素综合监测的框架并不完善;另一方面,多项慢性病调查和监测工作由不同机构承担,部分内容重叠,调查方法不一致,调查结果存在一定差异,造成资源浪费,不能形成国家权威的慢性病数据库。

其次,各级各类机构对慢性病监测工作的重要性认识不足,重视不够。从事相关监测的专业机构,存在责任人不明确、培训不到位、监测人员数量不足等现象。同时,中国在慢性病防治方面尚未立法,慢性病监测工作也没有相关条例。

最后,中国慢性病相关的监测信息还不全面。一些影响居民健康的重要慢性病的信息未统一收集、分析,主要心血管疾病发病登记报告系统尚未建立,肿瘤随访登记报告系统尚需完善。

总之,随着中国传染病及慢性病防治工作的深入开展,疾病监测预警工作将越来越重要。但是,随着经济和信息化的高速发展,以发展城市社区卫生服务为基础,建立健全社区疾病监测和综合防治信息系统,实行计算机化、网络化管理,将社区卫生服务站、医疗机构、疾病预防控制中心的慢性病发病、死亡等数据连成一体,提高报病效率,实现数据共享,将是疾病监测的最终方向和目标。同时,还应制定相应的法律法规,保障足够的经费和人员投入,使中国慢性病监测能够有条不紊地进行,缩小中国和发达国家疾病监测系统的差距,为中国和世界卫生组织提供科学的信息。

7.2 基于生命历程的疾病预测预警模型在精确预防中的应用

7.2.1 生命早期预测预警模型的建立与发展

生命历程理论(life course theory)形成于 20 世纪 60 年代,它将个体的生命历程理解为一个由多个生命事件构成的序列,其重点在于将人的毕生发展、人的主观能动性、历史的时空观、生活时机及相互关联的生活作为生命历程的基本原理,同时关注危险或促进因素的累积效应,侧重研究剧烈的社会性事件对个人生活与发展的显著影响。这种生命历程观包括两个部分:早期编程(early programming)模型和累积通路(cumulative pathways)模型。早期编程模型认为生命早期,包括宫内暴露,可影响个体终身健康及功能发育。累积通路模型是指危险和损伤等因素在生命周期中通过疾病或伤害、不良社会环境、环境毒物暴露和不健康行为等方式累积,最终可导致长期健康状况和功能的下降[25]。20 世纪 70 年代,Forsdahl 首先报道,贫穷变富裕的现象与因冠心病致死风险呈正相关,并由此提出,童年和青春期营养缺乏导致机体的永久性损伤可能与这种现象相关。随后,英国的 Barker 等发表了一系列研究,显示妊娠期营养缺乏与后代发生心血管疾病、高血压病、糖代谢异常、中心性肥胖和血脂异常等代谢性疾病均存在密切联系[26],并因此提出成人疾病的胎儿起源(fetal origins of adult disease, FOAD)假说。进一步的研究结果提示,不仅在宫内,在出生后早期的营养状况也与成年期慢性病的发生相关[27]。因此,在 2003 年又进一步提出健康与疾病的发育起源(developmental origins of health and disease,DOHaD)学说(见图 7-2)。

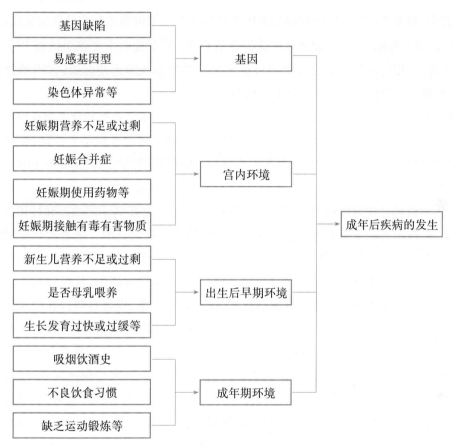

图 7-2　健康与疾病的发育起源学说

DOHaD 学说的理论基础[28]包括:

(1) 节约表型假说。胎儿在发育过程中,如遇到不利的生长环境,将改变其发育轨迹,尤其是通过降低生长速度适应该环境,这种改变是永久性的。

(2) 发育可塑性。在发育过程中,在不同的环境条件下,一个基因型能够产生许多不同的生理和形态学状态的现象。这种改变能使胎儿更好地应对宫内环境的改变。

(3) 预置适应反应假说。在发育中的胎儿能预测未来环境的变化,并且可以通过改变其发育轨迹以适应所预置的环境。

(4) 节约基因型假说。在人类经历反复饥荒选择的演化过程中,那些具有生存优势者被自然选择保留下来。

(5) 基因与环境的相互作用。父母的饮食和其他危险因素能影响胎儿 DNA 的甲基化模式,并对以后的健康产生永久性影响。

(6)匹配/错配。表型与环境错配度决定了个体对慢性病的易感性。

DOHaD 学说在发展早期仅关注宫内营养缺乏与成年期疾病的关系,并提出一些相关的假说,如发育可塑性、发育错配、节约表型等[28]。大量的临床和实验研究证实,下丘脑-垂体-肾上腺轴、氧化应激和表观遗传学是 DOHaD 学说的主要发生机制[29]。学者们也发现,不仅宫内营养缺乏可能通过上述机制影响胎儿的远期健康,宫内的过度营养、营养摄入不均衡同样可能启动上述机制。

精准医学(precision medicine)是将个体基因、环境与生活习惯差异考虑在内的疾病预防与治疗的新策略,旨在对疾病进行精确分类及诊断,为患者提供个性化、更具针对性的预防和治疗措施[30]。它以个体医疗为基础,通过基因组学、蛋白组学等组学技术和医学前沿技术,对于大样本人群与特定疾病类型进行生物标志物的分析和鉴定、验证与应用,从而精确寻找到疾病的原因和治疗的靶点,并对一种疾病不同状态和过程进行精确分类,最终实现对疾病和特定患者进行个性化精确治疗的目的。随着大数据时代的发展及精准医学目标的提出,出生人口队列研究也将面临巨大的机遇和挑战,这一研究方法通过对足够大样本的人群从妊娠期甚至妊娠前开始跟踪随访,从疾病发生前开始系统、连续地收集生物样本和流行病学数据,揭示疾病发生、发展过程内在的规律。在中国,慢性病的发病人数较多,不同地区和不同民族的人群发病谱也不相同,且膳食习惯、环境因素和生活方式等有明显的地域性差异,因此通过出生人口队列分析遗传和环境因素对中国慢性病的影响具有重大意义。随着网络信息技术的快速发展,生物信息的电子化对出生人口队列中数据的收集、存储和分析起到促进作用。此外,人们健康意识的提高、医疗卫生体系的完善、社会卫生保障系统的覆盖均推动了出生人口队列的建立及开展。

中国现有的出生人口队列研究也存在一些亟待解决的问题。首先,忽视了出生人口队列的维持和后续研究。出生人口队列是一项长期工程,启动后需要投入大量的经费和人力资源以维持后期随访的研究工作,常因缺乏经费支持造成研究被迫中断和资源浪费,故需要政府等相关部门长期持续资助,保障出生人口队列能够稳定运营。其次,出生人口队列要进一步提高研究的深度和宽度。目前研究工作以饮食、环境暴露和生活习惯等为主,而关于遗传、基因和蛋白质表达等的出生人口队列研究较少。而且,出生人口队列应同时评估多个危险因素与多个疾病之间的相关性,并且分析多因素的交互作用对疾病发生的影响,以实现病因学研究的组学化和精细化。最后,出生人口队列的共享性严重不足,样本资源库和信息库建设的标准化也有待提高。在今后的工作中应建立统一的样本收集、处理及储存标准,将随访登记和疾病监测的步骤程序化,并加强资源的开放和共享管理,避免不必要的资源浪费。

7.2.2　生命早期预测预警模型在群体水平的应用

随着生活水平提高、生活模式转变及压力增加，慢性病已成为目前世界范围内造成死亡和伤残最主要的原因，慢性病也是威胁人类健康主要的公共卫生问题，严重影响人类的生命质量。世界卫生组织估算，慢性病每年约造成 3 800 万人死亡，其中 3/4 的死亡发生在中低收入国家。在中国 80% 的死亡和 70% 的伤残调整生命年是由慢性病造成的[31]。近年的研究显示，在世界范围内慢性病发病呈现年轻化趋势，同时婴幼儿生长发育也呈现出快速生长（fast growth）、超重（overweight）和肥胖（obesity）等严重态势。尽管上述疾病的原因目前仍未完全阐明，但越来越多的出生人口队列研究表明早期生命历程的健康与青春期生长突增、性发育提前以及成年期肥胖、代谢综合征、心血管疾病、癌症和心理行为问题高度相关。因此，基于早期生命历程深入探究以上问题的影响因素，在群体层面建立适合中国人群的预测预警模型并对高危人群进行筛查，以及依此制订符合中国实际情况的疾病早期预防指导方案，无论是在理论上对探讨环境因素、遗传因素和早期生长在生长发育和终身健康方面的影响，还是在实践上对中国婴幼儿保健、学校卫生和成年期疾病的早期预防，都具有重要的现实意义[32]。

7.2.2.1　生命早期出生体重及生长速率

异常的出生体重对健康既有近期不利影响也有远期危害。低出生体重儿往往伴随各器官系统发育的不成熟，抵抗力低下，而巨大儿导致肩难产的概率高于正常体重儿，同时分娩过程中神经功能损伤、骨折、颅内出血、窒息的概率也高，因此异常的出生体重会增加围生期患病率和死亡率。同样，无论是低出生体重人群还是高出生体重人群，青少年期超重-肥胖率都高于正常出生体重人群。除此之外，婴幼儿、儿童青少年期生长过速或发育迟缓同样增加成年期糖尿病、高血压、心血管疾病、肿瘤等慢性病的发病风险[33,34]。

目前，心血管疾病已经成为世界范围内重要的公共卫生问题，且发病年龄已呈年轻化趋势。2015 年，心血管疾病成为全球非传染性疾病患者死亡的首要原因，并造成全球约 1 800 万人死亡[35]。而且，通过研究发现，生命早期的生长模式是成年发生心血管疾病风险的重要预测因素[36]。Bogalusa 心脏研究在 20 世纪 80 年代提出：儿童期的肥胖和动脉粥样硬化是心血管疾病的危险因素，它们的长期存在预示了成年期心血管疾病的过早发病和死亡。一项以 1934—1944 年在赫尔辛基出生的 4 630 名男性为研究对象的研究探讨了生命早期生长发育与心血管疾病之间的联系，研究者从产科、儿童福利机构和学校健康记录中分别获取并记录了研究对象从出生到 12 岁的身高和体重的连续测量数据，并使用 Cox 比例风险模型对新生儿和儿童期的心血管疾病危险因素进行预测。结果显示，低出生体重和低 PI 均与心血管疾病的风险增加有关，1 岁时的低身高、低体重和低 BMI 也会增加心血管疾病的发病风险。1 岁时 BMI 大于 19 kg/m² 的男孩中,心血管疾病的风险比[$HR=1.83$, 95%置信区间(CI)$=1.28\sim2.60$]明显高于BMI小于16 kg/m^{2}的同龄男孩,后者的风险比为1.00[37]。另一项低出生体重与成年期缺血性心脏病的综述性研究也指出,低出生体重与缺血性心脏病呈负相关,即出生体重每增加1 kg,成年后缺血性心脏病的发生风险相应可降低10%~20%[38]。

高血压作为心血管疾病的独立危险因素,给中国社会造成了沉重的疾病负担。上海市的一项调查显示,出生体重与成年期腰围、收缩压的关系呈"U"形分布,低出生体重儿和巨大儿均增加成年期高血压发生的风险[39]。有关婴幼儿的研究发现,出生体重与血压的关系呈"U"形分布,低出生体重和巨大儿的成年期血压都趋向更高[40]。北京地区儿童血压研究团队,通过分析出生体重与儿童期及成年期血压的关系,应用多因素Logistic回归模型分析出生体重,预测儿童期及成年期高血压。结果显示,无论在儿童期还是成年期,低出生体重均为女性发生高血压的危险因素,而在男性中未见低出生体重与儿童期和成年期高血压具有相关性[41]。

50多年前,MacMahon和Newill首先提出出生体重可能与儿童癌症的患病风险有关[42]。随后这一相关关系通过病例-对照研究的方法在不同的地理环境中被验证,早期研究主要集中在儿童癌症病死率。国际儿童癌症联合队列研究(International Childhood Cancer Cohort Consortium,I4C)建立于2005年,旨在对儿童癌症的病因进行前瞻性研究,最初的合作涉及9个国家的11个国际出生/婴儿队列。Paltiel等收集了I4C中6个不同出生人口队列的婴儿特征和癌症发病率的数据,主要是出生体重指标和白血病发病率。研究人员采用分层的Cox比例风险模型评估了出生体重对癌症发生的风险比及其95%置信区间。在调整了性别和妊娠周数后,出生体重和癌症发生风险之间的线性关系显现出来,随着出生体重的增加,总癌症风险比呈线性上升($HR=1.26$, 95% $CI=1.02\sim1.54$)。3岁以上的非白血病癌症患病儿童,出生体重$\geqslant$4 kg和其癌症发病率呈正相关($HR=1.62$, 95% $CI=1.06\sim2.46$)。儿童癌症的发病率随着出生体重的增加而上升[43]。从美国5个州的癌症登记记录获得16 554例病例和53 716例对照的数据资料,从英国国家儿童肿瘤登记处获得23 772例病例和33 206例对照的数据资料。通过数据分析发现,这两个数据集得出的出生体重与几种儿童期癌症患病风险的关系非常相似。在美国,出生体重每增加0.5 kg,癌症发生的总风险就增加6%($HR=1.06$, 95% $CI=1.04\sim1.08$),英国的这一风险比为1.06(95% $CI=1.04\sim1.10$),其中白血病的风险比最大(美国:$HR=1.10$, 95% $CI=1.06\sim1.13$;英国:$HR=1.07$, 95% $CI=1.04\sim1.10$)。出生体重还与中枢神经系统肿瘤(美国:$HR=1.05$, 95% $CI=1.01\sim1.08$;英国:$HR=1.07$, 95% $CI=1.04\sim1.10$)、肾脏肿瘤(美国:$HR=1.17$, 95% $CI=1.10\sim1.24$;英国:$HR=1.12$, 95% $CI=1.06\sim1.19$)和软组织肉瘤(美国:$HR=1.12$, 95% $CI=1.05\sim1.20$;英国:$HR=1.07$, 95% $CI=1.00\sim1.13$)的发病风险呈正相关。相反,出生体重的增加可以降低肝脏肿瘤的发生风险,每 0.5 kg 体重增加的风险比在美国为 0.77(95% $CI=0.69\sim0.85$),在英国为 0.79 (95% $CI=0.71\sim0.89$)。研究者还观察到高出生体重与神经母细胞瘤、淋巴瘤、生殖细胞肿瘤和恶性黑色素瘤发生风险之间的关联,但高出生体重与视网膜母细胞瘤和骨肿瘤之间没有关联[44]。

　　除异常的出生体重可对健康造成不良影响,研究也发现生命早期生长过速和发育迟缓也严重影响儿童期乃至成年期的健康状况。研究人员收集了来自韦洛尔出生人口队列 2 218 名成人的体格测量数据,包括出生、儿童期、青春期的身高和 BMI 以及成年期的腰围、血压、胰岛素抵抗和血浆葡萄糖及脂质浓度等数据,应用线性回归模型分别对年龄、身高和体重进行调整后,分析以上因素对心血管疾病的影响。分析结果显示,儿童期和青春期的身高过高或增长幅度较快都会增加成年期罹患心血管疾病的风险。即儿童期和青春期的身高过高或增长幅度较快均是成年期心血管疾病的独立危险因素[33]。在芬兰出生队列研究中,主要收集出生人口队列中参与者 2 岁以前各阶段的身高和体重的测量值,绘制出身高、体重的生长曲线,从而得到婴幼儿期生长曲线中的身高发育峰值(peak height velocity,PHV)和体重发育峰值(peak weight velocity,PWV),构建 Logistic 回归分析模型,用于评估 2 岁以前的出生后生长速度和 31 岁时的代谢性疾病之间的关联。在 31 岁时测量受试者的 BMI、腰围、高密度脂蛋白、甘油三酯、葡萄糖、收缩压和舒张压以及代谢综合征。结果显示,PHV 与成年期的收缩压、舒张压和腰围水平呈显著正相关。体重发育峰值速度与成年后的收缩压、腰围和 BMI 显著相关。研究表明,2 岁以前的婴幼儿生长速度与成年期肥胖和血压有关。研究说明早期的生活方式改变对于降低成年期肥胖和高血压风险具有重要意义[33]。此外,赫尔辛基出生队列研究(Helsinki Birth Cohort Study,HBCS)通过收集 1 587 名儿童及其成年期的临床资料并使用非酒精性脂肪肝的肝脏脂肪评分和方程定义非酒精性脂肪肝,探索了早期发育与成年期非酒精性脂肪肝之间的关系。结果显示,儿童早期体重较轻且成年后肥胖的个体是发展成为非酒精性脂肪肝的高危人群,即生命早期体重较轻且随后体重增长速度过快是个体发生酒精性脂肪肝的危险因素,因此在生长发育阶段将体重的增长控制在合理范围内是预防成年期非酒精性脂肪肝的有效措施[45]。

7.2.2.2　妊娠前营养状况及妊娠期营养水平

　　母体妊娠前营养状况及妊娠期营养水平是影响新生儿出生体重的两个重要因素,一般常用妊娠前 BMI 评价母体妊娠前营养状况,用妊娠期体重增加评价妊娠期营养水平。大量研究发现,妊娠前超重、肥胖及妊娠期体重增加过多显著提高妊娠糖尿病、妊娠高血压等妊娠合并症的发病风险,同时严重影响其后代近期及远期的身心健康。丹麦研究人员随访了 2004—2009 年所有无肾病和心血管疾病史的分娩妇女,使用多变量 Cox 回归模型评估妊娠期不同 BMI 与心肌梗死、缺血性脑卒中和死亡结局的风险比,发现妊娠期肥胖的女性发生心肌梗死的风险比($HR=2.63$,95% $CI=1.41\sim4.91$)高于妊娠期体重正常的女性($HR=2.50$，$95\% CI=0.97\sim6.50$)，妊娠期肥胖的女性发生缺血性脑卒中的风险比($HR=1.89$，$95\% CI=1.25\sim2.84$)也高于妊娠期体重正常的女性($HR=1.06$，$95\% CI=0.44\sim2.84$)[46]。结果显示，对于健康的育龄期女性妊娠期肥胖与分娩后数年的缺血性脑卒中和心肌梗死风险增加有关。

Eriksson等以赫尔辛基队列中13 345名出生的男性和女性为研究对象，从医院记录中获得妊娠后期母亲的体重和身高数据，之后在国家登记系统中查询并追踪后代的不良结局，其中与母亲BMI相关的不良结局有死亡、肿瘤、心血管疾病、脑卒中和糖尿病。分析研究结果得出，母亲妊娠期BMI与后代的后期健康表现呈正相关关系，且在心血管疾病和2型糖尿病中相关系数的绝对值更大[37]。在英国全国儿童发展队列(National Child Development Study)研究中，收集1958年某一周出生的18 558名新生儿，分别收集其7、11、16、23、33、42、46、50岁的资料信息，研究评估早期的营养环境和心理社会环境对随后的代谢性疾病风险的影响，分析母亲妊娠期体重指数对后代代谢综合征的影响。通过对混杂因素及调节因子处理和分析后，应用多因素Logistic回归模型分析，结果显示随着母亲妊娠前BMI增加，成年子代中男性和女性患代谢综合征的风险逐渐增加。此外，研究还发现母亲妊娠前的BMI可能是子代中年代谢病理学的重要决定因素。以往的报道还表明，暴露于母亲肥胖的早产儿成年后发生代谢综合征的风险较高。同时，儿童期社会经济地位较低、紧急剖宫产、低出生体重、出生时母亲年龄小于23岁、母亲妊娠期间吸烟，均与成年期代谢综合征相关[47]。

随着研究的发展，研究者发现不仅母亲的体重，特别是妊娠期体重影响后代的健康，父亲的体重也对后代的成长发育有重要的影响，甚至有研究显示，父亲单方超重/肥胖的儿童发生超重/肥胖的风险高于母亲单方超重/肥胖者[48]。这些结果均提示，父亲在遗传及环境因素方面对后代健康的影响不容忽视。另一项以人口为基础的挪威母亲和儿童队列研究也显示，在调查年龄为4.0~13.1岁的儿童中，共有419名儿童被诊断患有孤独症谱系障碍。在患有孤独症谱系障碍的儿童中，162例患有孤独症，103例伴有阿斯伯格综合征；154例无广泛性发展障碍。母亲肥胖与孤独症谱系障碍的发生仅有微弱相关，而父亲肥胖与孤独症和阿斯伯格综合征发生率增加均相关。父亲肥胖的儿童孤独症发生率为0.27%，父亲体重正常的儿童孤独症发生率为0.14%，调整后的比值比(OR)值为1.73($95\% CI=1.07\sim2.82$)。对于阿斯伯格综合征，分析仅限于年龄在7岁以上的儿童，父亲肥胖的儿童该病发生率为0.38%，父亲体重正常的儿童该病发生率为0.18%，调整后的OR值为2.01($95\% CI=1.13\sim3.57$)。因此，父母肥胖是儿童孤独症谱系障碍的独立危险因素[49]。

7.2.2.3 妊娠合并症

妊娠合并症主要包括妊娠高血压、妊娠糖尿病及妊娠期甲状腺功能异常等，严重危害孕妇后代的健康。除了引起胎盘早剥、产后出血、羊水过少及弥散性血管内凝血

(disseminated intravascular coagulation，DIC)等之外，对新生儿的危害主要包括早产、胎儿宫内发育迟缓、胎儿宫内窘迫、新生儿窒息等，严重时还会引起围生期胎儿死亡。后代成年后发生精神障碍、情绪及焦虑障碍的同时发生糖尿病、高血压、冠心病等慢性病的风险也会增加。

在英国的雅芳亲子纵向队列研究中，以妇女为研究对象，比较妊娠糖尿病、妊娠期高血压、先兆子痫、妊娠周数大小和早产等因素对 10 年后女性心血管疾病发生风险的影响。建立线性回归模型，结果发现妊娠糖尿病和先兆子痫与 10 年后女性心血管疾病的风险增加呈独立相关，其中先兆子痫的风险比（$HR=1.31$，$95\% \ CI=1.11\sim1.53$）要高于妊娠糖尿病的风险比（$HR=1.26$，$95\% \ CI=0.95\sim1.68$），说明先兆子痫可以更好地预测女性未来心血管疾病的发生[50]。丹麦国家出生队列（Danish National Birth Cohort，DNBC）纳入了 1978—2011 年出生的 2 025 727 人，其中妊娠前糖尿病母亲的后代中，每 10 000 例活产儿有 318 例患有先天性心脏病（congenital heart disease，CHD），而未患有妊娠前糖尿病母亲的后代发生 CHD 的风险为每 10 000 人中 80 例。运用对数线性回归模型计算风险比及其置信区间，在调整了母亲年龄、出生时间等因素后，得出妊娠前糖尿病母亲的后代发生先天性心脏病的风险比为 4.00（$95\% \ CI=3.51\sim4.53$），且伴有糖尿病并发症母亲的后代发生 CHD 的风险（$HR=7.62$，$95\% \ CI=5.23\sim10.60$）要高于无并发症母亲的后代（$HR=3.49$，$95\% \ CI=2.91\sim4.13$）[51]。在评估妊娠高血压（先兆子痫或妊娠期高血压）及妊娠期间具有不同程度葡萄糖不耐受的女性与 5～10 年后母体代谢综合征相关性的研究中，共纳入 825 名妇女，结果显示，代谢综合征及其某项指标代谢异常发生的频率在妊娠相关性高血压和早产的妇女中最高。调整混杂因素后，与在整个妊娠期间保持血压正常的妇女相比，早产合并妊娠相关性高血压的妇女与随后的高血压（$RR=3.06$，$95\% \ CI=1.95\sim4.80$）、高甘油三酯（$RR=1.82$，$95\% \ CI=1.06\sim3.14$）和代谢综合征（$RR=1.78$，$95\% \ CI=1.14\sim2.78$）相关。因此，经历妊娠相关性高血压，合并早产及不同程度葡萄糖不耐受的妇女 5～10 年后随访发生高血压、高甘油三酯和代谢综合征的风险更高[52]。

7.2.2.4 环境、膳食营养、其他因素

除后代生命早期出生体重及生长速率、孕产妇妊娠前营养状况及妊娠期营养水平以及妊娠合并症外，研究发现环境因素、膳食营养、生活习惯及其他因素对孕产妇及其后代近期及远期的健康也产生巨大的影响。研究发现，环境烟草烟雾（environmental tobacco smoke，ETS）暴露与心血管疾病的发生有关。Rajkumar 在 1 843 名不吸烟的美国印第安人中，根据自我报告的 ETS 暴露以及致命和非致命心血管疾病的发生率，建立多变量 Cox 比例风险模型，还评估了几种具有抗氧化特性的膳食营养素对 ETS 暴露的心血管疾病的潜在修复作用。分析数据显示，暴露于 ETS 的研究对象同未暴露者相比，发生心血管疾病的风险比较高（$HR=1.22$，$95\% \ CI=1.03\sim1.44$），对维生素 E

摄入量较少的人来说，ETS 暴露对心血管疾病发病率的影响更大[53]。在国外某研究中，Gehring 及其同事纳入来自瑞典、德国和荷兰的出生人口队列，进行 14～16 年的随访，回归分析空气污染暴露与哮喘和结膜炎发病风险之间的关系。研究结果显示，在出生人口队列中，受试者在 14～16 岁期间发生哮喘的风险随着二氧化氮和 $PM_{2.5}$ 暴露的增加而升高，没有迹象表明空气污染对鼻结膜炎存在不利影响。根据报告的调查结果，Gehring 和他的同事进一步发现，生命早期或在子宫内母亲暴露于空气污染会增加儿童哮喘的发病率[54]。

新生儿的维生素 D 状态与其成年时较高的空腹胰岛素、甘油三酯和胆固醇（女性）水平相关。同时，新生儿 25-羟维生素 D_3[25-(OH)-$VitD_3$]与成年女性超重和肥胖的发病风险直接相关[55]。一项基于挪威亲子队列研究（Norwegian Mother and Child Cohort Study，MoBa）的研究结果显示，有 270 名儿童被诊断患有孤独症谱系障碍，母亲在妊娠期服用叶酸的儿童中，0.10% 患有孤独症；而母亲在妊娠期没有服用叶酸的儿童中，孤独症患者为 0.21%。妊娠期服用叶酸孕妇的后代患孤独症的 OR 值为 0.61（95% CI=0.41～0.90）。然而，没有发现阿斯伯格综合征与叶酸暴露有关[56]。荷兰鹿特丹队列（Generation R）同样研究了叶酸暴露与后代孤独症的关系，结果显示母亲的叶酸水平与后代发生孤独症没有关系，但母亲产前的叶酸使用与儿童孤独症症状相关。研究还发现，与母亲妊娠期未使用叶酸补充剂的孤独症儿童相比，母亲在妊娠之前开始使用叶酸补充剂的孤独症儿童孤独症症状得分较低[57]。该队列的另一项研究显示，妊娠期维生素 D 缺乏与儿童孤独症相关，不管是在妊娠期母亲血清中还是在新生儿血清中，与 25-(OH)-$VitD_3$ 足够组相比，25-(OH)-$VitD_3$ 缺乏组孤独症儿童社会反应量表的评分都显著增高，即都表现出更多的异常症状[58]。

另外，越来越多的研究也开始关注妊娠期药物的使用对后代近期及远期的影响。对乙酰氨基酚（扑热息痛）是妊娠期间最常用的治疗疼痛和发烧的药物。以往研究报道对乙酰氨基酚的使用和孤独症谱系障碍之间呈正相关，但缺乏大规模的前瞻性研究基础。丹麦国家出生队列跟踪了 64 322 名母亲和儿童，调查妊娠期间母亲使用对乙酰氨基酚与后代孤独症谱系障碍发生风险之间的关系。在随访结束时共有 1 027 例儿童被诊断为孤独症谱系障碍，其中 345 例患有婴儿孤独症，同时 31% 的孤独症谱系障碍儿童被诊断出动力障碍。超过 50% 的患儿母亲在妊娠期间使用过对乙酰氨基酚。运用 Cox 比例风险模型分析数据发现，妊娠期间使用对乙酰氨基酚会增加孤独症谱系障碍伴多动症状的发生风险（HR=1.51，95% CI=1.19～1.92），但与其他孤独症谱系障碍病例不相关。在妊娠期间使用对乙酰氨基酚的母亲，会增加孤独症谱系障碍或婴幼儿孤独症的发生风险，且多动症状的发生几乎增加两倍。因此，妊娠期间母亲使用对乙酰氨基酚仅与孤独症谱系障碍伴有多动症状的发生相关，表明在胎儿生命早期的对乙酰氨基酚暴露可能特异地影响这种多动症行为表型[59]。在瑞典全国前瞻性人口群体研究中,探讨了婴幼儿使用抗生素与儿童早期哮喘的相关性,应用 Cox 比例风险回归研究了抗生素暴露与哮喘之间的关系。胎儿生命中的抗生素暴露与队列分析中儿童早期哮喘发生风险增加有关($HR=1.28$,$95\%\ CI=1.25\sim1.32$),但在同胞控制分析中两者无关($HR=0.99$,$95\%\ CI=0.92\sim1.07$)。在队列分析中,用于治疗儿童呼吸道感染的抗生素暴露与用于治疗尿路和皮肤感染的抗生素暴露相比,可使儿童发生哮喘的风险增加。在同胞控制分析中,暴露于治疗呼吸道感染抗生素的儿童发生哮喘的风险下降,暴露于治疗尿路和皮肤感染抗生素的儿童发生哮喘的风险消失。在胎儿和早期生活中暴露于抗生素与随后的儿童期哮喘之间的积极关联可能是由于共同的家族因素的混杂以及呼吸道感染的混杂造成的[60]。有研究表明,孕妇口服避孕药的使用与儿童哮喘的发生相关联。母亲口服避孕药的使用在儿童哮喘和鼻炎的发展中起着重要的作用。母亲延长使用口服避孕药可能会增加儿童喘鸣和鼻炎的发生风险[61]。

综上所述,生命早期预测预警模型在群体范围内的应用结果显示,生命早期低出生体重、巨大儿、生长过速及发育缓慢,妊娠前 BMI 及妊娠期 BMI 增长水平,是否患有妊娠合并症,环境污染物接触史、妊娠期及新生儿营养水平、药物使用情况等均与孕妇及其后代的近期及远期健康相关。然而,由于心血管疾病、代谢综合征、高血压、心理疾病等疾病的发病机制尚未完全阐明,其他未知的影响因素尚待研究,了解和明确上述疾病发生的原因和影响因素是干预的前提条件,也是实现成年期慢性病防治关口前移的关键。

7.2.3　生命早期预测预警模型在个体水平的应用

现代流行病学的不断发展和大型出生人口队列的建立,为生命早期预测预警模型的形成提供了基础。利用出生人口队列的大数据分析方法,研究基因与环境的交互作用,可以提高疾病风险预测的精准度,及时准确预测和发现疾病,并通过促进个体化给予精准的膳食营养、生活方式干预和疾病预防,最终可以使更广泛的人群受益。基于出生人口队列的相关研究进一步明确了表观遗传的分子机制,使得表观遗传有可能作为疾病预测和诊断的依据。如果能够在生命早期就对疾病发生高风险人群进行药物或环境干预,就能够早期预防和控制疾病,即可以真正降低个体的患病风险。例如,子代发育早期特殊的营养状况如宫内发育迟缓和母体妊娠期低热量摄入、低蛋白质饮食及高脂饮食,可通过异常的表观遗传修饰改变子代代谢相关基因的表达水平,从而导致其日后慢性病的发生[62]。

为了确定后代先天性心脏病是否与母亲妊娠期高血压发生风险增加有关,Boyd 等进行了队列研究。该研究以丹麦 1978—2011 年 1 972 857 例无染色体异常的单胎妊娠胎儿及其母亲为研究对象,使用多元 Logistic 回归估计后代患先天性心脏病(CHD)和母亲妊娠期高血压之间的 OR 值。分析显示,后代患先天性心脏病与母亲妊娠早期先兆子痫($OR=7.00$，95% $CI=6.11\sim8.03$)和妊娠晚期先兆子痫($OR=2.82$，95% $CI=1.06\sim1.27$)都呈正相关，但与妊娠期高血压无关($OR=1.07$，95% $CI=0.92\sim1.25$)[63]。该结果提示，先兆子痫是后代发生先天性心脏病的危险因素，在妊娠期，尤其是妊娠早期，控制孕妇血压并预防先兆子痫的发生是降低后代先天性心脏病发病率的有效途径。建立的 Logistic 回归模型不仅可以预测后代发生先天性心脏病的风险，有助于识别高危人群，还能够对不同的妊娠期高血压防治方案进行成本效益分析，找出降低后代先天性心脏病发病率的最优方案。

在生命早期环境暴露与成年期慢性病的相关性研究中，赫尔辛基出生队列经历数十年的随访，揭示了成年期慢性病的发生发展与生命早期的生长发育等相关。其中在先兆子痫与子代成年后脑卒中发生风险的研究中，应用 Cox 风险模型计算先兆子痫和子代成年后脑卒中的风险比。结果显示，先兆子痫和妊娠期高血压患者子代成年后脑卒中的发生风险均增加，患先兆子痫和妊娠期高血压的母亲子代成年后脑卒中的风险比分别为 1.9(95% $CI=1.2\sim3.0$)和 14(95% $CI=1.0\sim1.8$)。这可能与胎儿在宫内大脑生长发育速度减慢或受损导致的脑局部血管发育障碍有关[64]。Barker 等还发现，在胚胎发育过程中胎儿的宫内营养素供应发生变化也会引起许多慢性病，包括某些肿瘤。该队列研究分析讨论胎盘形状、大小和结直肠癌发生的关系时发现，胎盘表面形状与后代成年期大肠癌的发病相关，随着胎盘长度及椭圆度的增加，后代成年后罹患大肠癌的危险也相应增加，胎盘长度与宽度之差超出 6 cm 的后代成年后罹患大肠癌的危险比为 1.3(95% $CI=1.2\sim4.7$)[65]。

胎儿在子宫内的发育被认为是决定其晚期疾病易感性的重要因素，在胚胎发育过程中表观遗传修饰主要影响染色体结构和基因的表达，包括 DNA 甲基化、组蛋白修饰和非编码 RNA 调控等。国内某研究通过探讨胎盘及脐带血中脂肪和肥胖相关(fat mass and obesity-associated，FTO)基因甲基化与巨大儿发生的关联性，分析甲基化与其他环境因素对巨大儿发生的共同影响，研究采用 Logistic 回归模型分析影响巨大儿发生的相关因素。结果显示，妊娠周数越大，孕妇分娩巨大儿的风险越高，OR 值为 1.86(95% $CI=1.21\sim2.84$)；孕妇妊娠前 BMI 每增加 1 个单位，分娩巨大儿的风险增加 1.21 倍(95% $CI=1.02\sim1.44$)；胎盘 FTO 基因表达量的 OR 值为 3.54(95% $CI=1.25\sim10.03$)，脐带血 FTO 基因启动子 CpG6，7，8，9 位点和胎盘中 CpG16 位点甲基化率增加，巨大儿发生风险下降，OR 值分别为 0.77(95% $CI=0.61\sim0.96$)和 0.68(95% $CI=0.48\sim0.97$)。因此，脐带血中 FTO 基因启动子单个 CpG 位点甲基化率的升高可降低巨大儿发生风险，而母亲妊娠前偏高的 BMI、妊娠周数偏大可以增加巨大儿发生风险，且与 FTO 基因甲基化和表达有相乘交互作用[66]。通过妊娠期表观遗传修饰的检测及环境暴露的评估，可以对妊娠期环境暴露及生活方式进行个体准确的指导，最大限度减少表观遗传修饰及环境因素的有害影响，降低子代的患病风险。

在某出生人口队列研究中,通过评估脐带血中聚丝蛋白(filaggrin,FLG)基因的表达,预测婴儿期湿疹的发生风险,入选出生人口队列的婴儿在3、6、12个月进行湿疹评估,根据Logistic回归预测婴儿期湿疹的发生,结果显示 FLG 基因表达水平升高与婴儿第一年湿疹发生风险相关($RR=0.60$,95% $CI=0.38\sim0.95$);而测量到的 FLG 基因反义转录本水平的增加与湿疹发生风险呈正相关($RR=2.02$,95% $CI=1.10\sim 3.72$)。因此,通过早期鉴定出脐带血中 FLG 基因的表达水平预测婴儿发生湿疹的风险是可行的,通过对个体高危新生儿进行早期分层干预,可以降低新生儿发生湿疹的风险[67]。

中国在个体化营养干预与妊娠结局相关性研究方面也开展了初步的研究。与对照组相比,接受个体化膳食及运动指导的孕妇,妊娠期糖尿病、贫血和高血压的发病率均显著降低,且干预组超重儿和低出生体重儿的发生率也显著降低。因此,妊娠期进行个体化干预,有助于降低妊娠合并症的发生率及超重儿和低出生体重儿的出生风险[68]。一项在妊娠糖尿病高危孕妇中开展的早期个体化综合防治干预研究指出,通过营养宣教、运动指导、体重管理等方式对高危孕妇进行个体化的生活方式干预显著降低了妊娠合并症(妊娠糖尿病、妊娠高血压)及新生儿围生期婴儿合并症(巨大儿、胎儿生长受限)的发病率[69]。因此,对妊娠合并症高危人群进行早期、个体化的防治干预是提高母婴健康的关键。

早产儿由于胎龄不足,各器官发育尚未成熟,极易发生脑发育不良损害,且病死率和致残率极高。一项探讨早产儿出院后随访管理及早期干预对其预后影响的研究指出:相较于出院前给予的常规育儿指导,建立早产儿随访监测网络及随访档案,给予发育支持护理,进行母乳或奶粉喂养,根据个体情况补充铁剂,指导家长对早产儿的智力及运动能力进行早期教育,定期进行神经系统检查,早期进行康复训练,干预组患儿出院后9和12个月时的智力发育指数(mental developmental index,MDI)及心理运动发育指数(psychomotor developmental index,PDI)均显著高于对照组。因此,对有潜在不良预后的早产儿采取相应个体化的针对性干预措施,可促进其神经系统发育和脑损伤后功能康复,从而改善其预后,提高其生活质量[70]。芬兰土尔库市某研究对7个月至3岁儿童进行营养摄入的干预指导,探讨早期营养干预对儿童血液脂质水平的影响。该研究招募了1 062名儿童及其家庭,随机分配为干预组和对照组,专业营养师给予干预组儿童食物摄入指导并由父母控制其饮食,对照组儿童饮食不受限制。在7、13、18、24、36个月时测量儿童血清中胆固醇、高密度脂蛋白胆固醇和载脂蛋白A、B的浓度。结果显示,干预组儿童膳食中多不饱和脂肪酸与饱和脂肪酸的比值一直高于对照组;在13—36个月期间,干预组儿童血清胆固醇浓度低于对照组儿童。个体化的饮食辅导显著降低了生命早期儿童血清胆固醇浓度的升高幅度,促进儿童的健康成长,减少了成年后慢性代谢性疾病的发生风险[71]。

7.3 小结与展望

本章从两个方面分别对国内外疾病预测预警的理论、建立、发展和成果以及基于早期生命历程的疾病预测预警模型在群体和个体精确预防中的应用进行了详细的阐述。疾病预测预警体系是公共卫生系统的重要组成部分,同时也是经济建设和社会发展的重要组成部分。成年期慢性代谢性疾病具有病因复杂、起病隐匿、疾病负担重等特点,目前缺乏有效的防治对策。将疾病预测预警的研究方法应用到出生人口队列中,从前瞻性角度探讨生命早期的环境、行为、遗传等暴露因素在生长发育以及成年期慢性代谢性疾病发生中的作用,有助于探索慢性代谢性疾病发生及转归的影响因素及其作用机制,为制订相应的防治措施提供科学依据。

精准医学的发展为个体化风险预测及早期干预带来了新的契机。将精准医学的理念融入出生人口队列研究中,提高生命早期风险预测的准确度与精确度,对高危人群进行早期干预,不仅能够有效降低妊娠合并症的发病率及不良妊娠结局的发生率,还能有效改善产妇及新生儿远期的健康状况,从而提高人口健康素质,降低疾病负担。疾病预测预警模型已经成为疾病预防、政府决策以及卫生干预方案效果评价中必不可少的工具。以生长发育为基础建立的疾病预测预警模型,一方面可以从群体水平分析疾病的危险因素,在生命早期采取有效的卫生政策和干预措施,尽早预防,最大限度地减少疾病的总体发生率;另一方面,通过分析个体可能的危险因素,可预测不同个体的发病风险,并对其进行个体化的防治干预,最终达到个体化预防的目的。

参考文献

[1] 严薇荣. 传染病预警指标体系及三种预测模型的研究[D]. 武汉:华中科技大学,2008.

[2] 谭晓东. 突发性公共卫生事件预防与控制[M]. 武汉:湖北科学技术出版社,2003.

[3] Lewis M D, Pavlin J A, Mansfield J L, et al. Disease outbreak detection system using syndromic data in the greater Washington DC area[J]. Am J Prev Med,2002,23(3):180-186.

[4] Buehler J W, Hopkins R S, Overhage J M, et al. Framework for evaluating public health surveillance systems for early detection of outbreaks: recommendations from the CDC Working Group[J]. MMWR Recomm Rep,2004,53(RR-5):1-11.

[5] 杨添安,黎彬,孙灵芝. 中国慢性非传染性疾病预防与控制研究进展[J]. 医学研究杂志,2011,40(4):9-11.

[6] 黎健,陈荔丽,陈树珍,等. 应用 ARIMA 模型预测广西孕产妇死亡率的可行性研究[D]. 复旦学报,2008,35(6):799-805.

[7] Rademacher E R, Jacobs D R Jr, Moran A, et al. Relation of blood pressure and body mass index during childhood to cardiovascular risk factor levels in young adults[J]. J Hypertens,2009,27

（9）：1766-1774.

［8］ Lam P K，Ngoc T V，Thu Thuy T T，et al. The value of daily platelet counts for predicting dengue shock syndrome：Results from a prospective observational study of 2301 Vietnamese children with dengue［J］. PLoS Negl Trop Dis，2017，11(4)：e0005498.

［9］ Chau J P，Thompson D R，Chang A M，et al. Depression among Chinese stroke survivors six months after discharge from a rehabilitation hospital［J］. J Clin Nurs，2010，19(21-22)：3042-3050.

［10］ Bhaskaran K，Douglas I，Forbes H，et al. Body-mass index and risk of 22 specific cancers：a population-based cohort study of 5•24 million UK adults［J］. Lancet，2014，384(9945)：755-765.

［11］ 汪爱勤,鱼敏.灰色预测方法在疾病预测中的应用［J］.中华流行病学杂志,1988,9(1)：49-52.

［12］ 孙彬,何穗智.灰色系统残差与 Verhulst 模型预测恶性肿瘤死亡［J］.预防医学情报杂志,2011,27(8)：604-607.

［13］ Wang Y，Wei F，Sun C，et al. The research of improved grey GM (1，1) model to predict the postprandial glucose in type 2 diabetes［J］. Biomed Res Int，2016，2016：6837052.

［14］ Akhavan-Tabatabaei R，Sánchez D M，Yeung T G. A Markov decision process model for cervical cancer screening policies in Colombia［J］. Med Decis Making，2017，37(2)：196-211.

［15］ Sargent D J. Comparison of artificial neural networks with other statistical approaches：results from medical data sets［J］. Cancer，2001，91(8 Suppl)：1636-1642.

［16］ Xiao H，Qasem A，Butlin M，et al. Estimation of aortic systolic blood pressure from radial systolic and diastolic blood pressures alone using artificial neural networks［J］. J Hypertens，2017，35(8)：1577-1585.

［17］ 郭晋.神经网络模型在预测急性心肌梗死中的应用及模型预测能力的比较研究［D］.北京：北京协和医学院,中国医学科学院,2013.

［18］ 雍永强.基于 ARIMA 和 BPNN 的组合预测模型在血糖预测中的应用［D］.郑州：郑州大学,2015.

［19］ Henning K J. What is syndromic surveillance［J］. MMWR，2004，53 (Suppl)：5-11.

［20］ CDC (Centers for Disease Control and Prevention). State electronic disease surveillance systems — United States，2007 and 2010［J］. MMWR，2011，60(41)：1421-1423.

［21］ 徐勇勇,张玉海,刘丹红.美国 CDC 国家疾病监测信息系统［N］.计算机世界,2006-06-19(B18).

［22］ 陈明,杨功焕.中国疾病监测的历史与发展趋势［J］.疾病监测,2005,20(3)：113-114.

［23］ 周脉耕,姜勇,黄正京,等.全国疾病监测点系统的调整与代表性评价［J］.疾病监测,2010,25(3)：239-244.

［24］ 王丽敏,邓茜,王黎君.中国慢性病综合监测回顾与展望［J］.中国医学前沿杂志,2014,6(3)：1-4.

［25］ Mishra G D，Cooper R，Kuh D. A life course approach to reproductive health：theory and methods ［J］. Maturitas，2010，65(2)：92-97.

［26］ Barker D J，Winter P D，Osmond C，et al. Weight in infancy and death from ischaemic heart disease［J］. Lancet，1989，2(8663)：577-580.

［27］ Joglekar C V，Fall C H，Deshpande V U，et al. Newborn size，infant and childhood growth，and body composition and cardiovascular disease risk factors at the age of 6 years：the Pune Maternal Nutrition Study［J］. Int J Obes (Lond)，2007，31(10)：1534-1544.

［28］ Barker D J. Fetal origins of coronary heart disease［J］. BMJ，1995，311(6998)：171-174.

［29］ Hanson M A，Gluckman P D．Early developmental conditioning of later health and disease：physiology or pathophysiology［J］．Physiol Rev，2014，94(4)：1027-1076．

［30］ 王波,李立明.科学看待精准医学的研究与进展［J］.中华流行病学杂志,2017,38(1)：1-2.

［31］ WHO (World Health Orgnization)．World health statistics 2008［EB/OL］.https://www.who.int/whosis.whostat/2008/en/.

［32］ 陶芳标.开拓中国儿童早期发育与终生健康关系的出生队列研究［J］.中国学校卫生,2006,27(9)：737-738,740.

［33］ Antonisamy B，Vasan S K，Geethanjali F S，et al．Weight gain and height growth during infancy，childhood，and adolescence as predictors of adult cardiovascular risk［J］．J Pediatr，2017，180：53-61．

［34］ Tzoulaki I，Sovio U，Pillas D，et al．Relation of immediate postnatal growth with obesity and related metabolic risk factors in adulthood：the northern Finland birth cohort 1966 study［J］．Am J Epidemiol，2010，171(9)：989-998．

［35］ Wang H，Naghavi M，Allen C，et al．Global，regional，and national life expectancy，all-cause mortality，and cause-specific mortality for 249 causes of death，1980-2015：a systematic analysis for the global burden of disease study 2015［J］．Lancet，2016，388(10053)：1459-1544．

［36］ Sachdev H P，Osmond C，Fall C H，et al．Predicting adult metabolic syndrome from childhood body mass index：follow-up of the New Delhi birth cohort［J］．Arch Dis Child，2009，94(10)：768-774．

［37］ Eriksson J G，Sandboge S，Salonen M K，et al．Long-term consequences of maternal overweight in pregnancy on offspring later health：findings from the Helsinki Birth Cohort Study［J］．Ann Med，2014，46(6)：434-438．

［38］ Huxley R，Owen C G，Whincup P H，et al．Is birth weight a risk factor for ischemic heart disease in later life［J］．Am J Clin Nutr，2007，85(5)：1244-1250．

［39］ Tian J Y，Cheng Q，Song X M，et al．Birth weight and risk of type 2 diabetes，abdominal obesity and hypertension among Chinese adults［J］．Eur J Endocrinol，2006，155(4)：601-607．

［40］ Launer L J，Hofman A，Grobbee D E．Relation between birth weight and blood pressure：longitudinal study of infants and children［J］．BMJ，1993，307(6917)：1451-1454．

［41］ 张晓铭,张美仙,侯冬青,等.出生体重对儿童期和成年期高血压影响的队列研究［J］.中国循证儿科杂志,2011,6(3)：199-204.

［42］ MacMahon B，Newill V A．Birth characteristics of children dying of malignant neoplasms［J］．J Natl Cancer Inst，1962，28：231-244．

［43］ Paltiel O，Tikellis G，Linet M，et al．Birthweight and childhood cancer：preliminary findings from the International Childhood Cancer Cohort Consortium (I4C)［J］．Paediatr Perinat Epidemiol，2015，29(4)：335-345．

［44］ O'Neill K A，Murphy M F，Bunch K J，et al．Infant birthweight and risk of childhood cancer：international population-based case control studies of 40 000 cases［J］．Int J Epidemiol，2015，44(1)：153-168．

［45］ Sandboge S，Perälä M M，Salonen M K，et al．Early growth and non-alcoholic fatty liver disease in adulthood — the NAFLD liver fat score and equation applied on the Helsinki Birth Cohort Study［J］．Ann Med，2013，45(5-6)：430-437．

［46］ Schmiegelow M D，Andersson C，Køber L，et al．Prepregnancy obesity and associations with stroke and myocardial infarction in women in the years after childbirth：a nationwide cohort study

[J]. Circulation, 2014, 129(3): 330-337.

[47] Delpierre C, Fantin R, Barboza-Solis C, et al. The early life nutritional environment and early life stress as potential pathways towards the metabolic syndrome in mid-life? A lifecourse analysis using the 1958 British Birth Cohort[J]. BMC Public Health, 2016, 16(1): 815.

[48] Freeman E, Fletcher R, Collins C E, et al. Preventing and treating childhood obesity: time to target fathers[J]. Int J Obes, 2012, 36(1): 12-15.

[49] Surén P, Gunnes N, Roth C, et al. Parental obesity and risk of autism spectrum disorder[J]. Pediatrics, 2014, 133(5): 1128-1138.

[50] Fraser A, Nelson S M, Macdonald-Wallis C, et al. Associations of pregnancy complications with calculated cardiovascular disease risk and cardiovascular risk factors in middle age: the Avon Longitudinal Study of Parents and Children[J]. Circulation, 2012, 125(11): 1367-1380.

[51] Oyen N, Diaz L J, Leirgul E, et al. Prepregnancy diabetes and offspring risk of congenital heart disease: a nationwide cohort study[J]. Circulation, 2016, 133(23): 2243-2253.

[52] Rice M M, Landon M B, Varner M W, et al. Pregnancy-associated hypertension in glucose-intolerant pregnancy and subsequent metabolic syndrome[J]. Obstet Gynecol, 2016, 127(4): 771-779.

[53] Rajkumar S, Fretts A M, Howard B V, et al. The relationship between environmental tobacco smoke exposure and cardiovascular disease and the potential modifying effect of diet in a prospective cohort among American Indians: the Strong Heart Study[J]. Int J Environ Res Public Health, 2017, 14(5). pii: E504.

[54] Gehring U, Wijga A H, Hoek G, et al. Exposure to air pollution and development of asthma and rhinoconjunctivitis throughout childhood and adolescence: a population-based birth cohort study [J]. Lancet Respir Med, 2015, 3(12): 933-942.

[55] Tornhammar P, Ueda P, Hult M, et al. Season of birth, neonatal vitamin D status, and cardiovascular disease risk at 35 y of age: a cohort study from Sweden[J]. Am J Clin Nutr, 2014, 99(3): 472-478.

[56] Surén P, Roth C, Bresnahan M, et al. Association between maternal use of folic acid supplements and risk of autism spectrum disorders in children[J]. JAMA, 2013, 309(6): 570-577.

[57] Steenweg-de Graaff J, Ghassabian A, Jaddoe V W, et al. Folate concentrations during pregnancy and autistic traits in the offspring. The Generation R Study[J]. Eur J Public Health, 2015, 25 (3): 431-433.

[58] Vinkhuyzen A A E, Eyles D W, Burne T H J, et al. Gestational vitamin D deficiency and autism-related traits: the Generation R Study[J]. Mol Psychiatry, 2018, 23(2): 240-246.

[59] Liew Z, Ritz B, Virk J, et al. Maternal use of acetaminophen during pregnancy and risk of autism spectrum disorders in childhood: A Danish national birth cohort study[J]. Autism Res, 2016, 9 (9): 951-958.

[60] Örtqvist A K, Lundholm C, Kieler H, et al. Antibiotics in fetal and early life and subsequent childhood asthma: nationwide population based study with sibling analysis[J]. BMJ, 2014, 349: g6979.

[61] Yamamoto-Hanada K, Futamura M, Yang L, et al. Preconceptional exposure to oral contraceptive pills and the risk of wheeze, asthma and rhinitis in children[J]. Allergol Int, 2016, 65(3): 327-331.

[62] Vaiserman A M. Epigenetic programming by early-life stress: Evidence from human populations

［J］. Dev Dyn，2015，244(3)：254-265.

［63］Boyd H A，Basit S，Behrens I，et al. Association between fetal congenital heart defects and maternal risk of hypertensive disorders of pregnancy in the same pregnancy and across pregnancies ［J］. Circulation，2017，136(1)：39-48.

［64］Kajantie E，Eriksson J G，Osmond C，et al. Pre-eclampsia is associated with increased risk of stroke in the adult offspring：the Helsinki Birth Cohort Study［J］. Stroke，2009，40(4)：1176-1180.

［65］Barker D J，Osmond C，Thornburg K L，et al. The shape of the placental surface at birth and colorectal cancer in later life［J］. Am J Hum Biol，2013，25(4)：566-568.

［66］刘子巍.FTO基因启动子区 CpG 岛甲基化与巨大儿发生的表观遗传流行病学研究［D］.温州：温州医科大学,2014.

［67］Ziyab A H，Ewart S，Lockett G A，et al. Expression of the filaggrin gene in umbilical cord blood predicts eczema risk in infancy：A birth cohort study［J］. Clin Exp Allergy，2017，47(9)：1185-1192.

［68］李冰,王心,尚丽新.个体化营养治疗对妊娠营养相关疾病的影响分析［J］.中华保健医学杂志,2016,18(5)：413-414.

［69］沈颖,余静,张玉兰,等.早期个体化综合干预对妊娠糖尿病高危孕妇的效果评价［J］.同济大学学报(医学版),2015,36(2)：84-88.

［70］夏晓芹,卢庆晖,何丽平,等.早产儿出院后随访管理及早期干预对其预后的影响［J］.南昌大学学报(医学版),2015,55(6)：58-60.

［71］Niinikoski H，Viikari J，Rönnemaa T，et al. Prospective randomized trial of low-saturated-fat, low-cholesterol diet during the first 3 years of life. The STRIP baby project［J］. Circulation，1996，94(6)：1386-1393.

8

全球重要的出生人口队列

欧洲发达国家完善的疾病与健康登记制度，为出生人口队列的开展提供了诸多便利，因而欧洲出现了最早的出生人口队列研究，即赫特福德郡出生队列。它以 1911—1948 年英格兰赫特福德郡出生登记信息为基础，分别随访 1911—1930 年和 1931—1939 年两个时间段出生的人群，构建了两个出生人口队列。随后，出生人口队列研究在工业化国家不断发展，大型联合队列异军突起。发展中国家的队列建设工作起步较晚，但与发达国家在社会经济环境、政治、文化等方面的差异正成为其独特优势，这使得发展中国家在开展出生人口队列研究方面发挥着不可替代的作用。本章将介绍全球几个具有代表性的重要的出生人口队列，供研究人员在开展出生人口队列研究时参考。

8.1 英国埃文郡亲子纵向队列研究

英国埃文郡亲子纵向队列研究（Avon Longitudinal Study of Parents and Children，ALSPAC），又称为 90 年代儿童研究，先前名为埃文郡妊娠期与童年期纵向研究（Avon Longitudinal Study of Pregnancy and Childhood），它是同一时期欧洲类似的 6 个队列中的一个。该队列是一个跨代前瞻性观察性研究，关注整个生命历程中影响健康或发展的遗传、表观遗传、生物、心理、社会及环境暴露等多层次因素。其最重要的特点是除纳入妊娠期妇女及其子代以外，还招募了儿童的父亲、兄弟姐妹及祖父母，最近队列已开始纳入 20 世纪 90 年代儿童的子代，使得一个家庭拥有三代甚至四代人的信息。跨代数据对于研究健康的生活方式以及遗传学对健康的影响至关重要，势必会加深或改变人们对童年、养育及青少年等概念的理解。该研究目前为健康、教育以及社会科学等多领域的研究者提供研究素材与资料。

8.1.1 研究背景

1985 年，世界卫生组织（World Health Organization，WHO）在莫斯科召开的一次

会议,曾提议在欧洲建立出生人口队列来研究影响儿童健康与发展的因素。Jean Golding 随后为欧洲妊娠期与童年期纵向研究(European Longitudinal Study of Pregnancy and Childhood,ELSPAC)设计了研究方法,而建立于英国西南部的布里斯托尔的 ALSPAC 就是其中的一个队列。最初,队列名为埃文郡妊娠期与童年期纵向研究,是为了反映当时的研究重点,后来更名为 ALSPAC,是为了强调父母与儿童同等重要。WHO 欧洲办事处为 ALSPAC 提供用于方法学开发和在英国、俄罗斯及希腊开展预研究的种子基金。随后的资金来源越来越广泛,包括英国政府、英国医学研究委员会和威康信托基金会、英国心脏病基金会、英国肺脏基金会等多个慈善机构及其他。接着,北美的基金也开始陆续支持该队列,包括美国国立卫生研究院、美国出生缺陷基金会。布里斯托尔大学在 ALSPAC 开始不久后也给予其持续的支持。

目前,此队列的子代已进入成年期,而且此队列旨在进行终身随访,通过"关注母亲"的母亲研究、"关注父亲"的父亲研究、下一代随访研究及祖父母研究(最近该队列试图招募 1 000 名祖父母)等有机结合,使得该队列的跨代及以家庭为基础的特质鲜明。

8.1.2 研究方法

该出生人口队列由布里斯托尔大学发起,最初由 Jean Golding 主持,现由 George Davey Smith 领导。

8.1.2.1 研究对象

预产期在 1991 年 4 月到 1992 年 12 月、居住在旧埃文郡的孕妇都是该队列的潜在纳入对象,而她们的子代也将纳入该队列。ALSPAC 在招募时是随机的,没有规定严格的纳入时间段,目标是将孕妇纳入越早越好,通过媒体宣传吸引孕妇加入,鼓励联系与招募专员拜访定点社区以增加纳入。同时,在日常的产前保健服务过程中通过"意愿表达"卡宣传和推广该队列。

最开始符合条件的有 20 248 次妊娠,第一阶段(1990—1992 年)的应答率为 71.8%,纳入 14 541 次妊娠,69 次妊娠无出生结局,剩下 14 472 次妊娠,其中有 195 个双胞胎,3 个三胞胎,1 个四胞胎,最终有 14 676 个新生儿,其中 13 988 个新生儿活过 1 岁。子代 7 岁时进行的第二阶段纳入时,另外纳入 456 个儿童,来自 452 次妊娠,子代 8~18 岁时进行的第三阶段纳入时,又纳入 257 个儿童,来源于 254 次妊娠,最终 ALSPAC 纳入 15 247 次妊娠,14 775 个新生儿,1 岁时仍然存活的为 14 701 个新生儿。

8.1.2.2 随访频率

母亲在妊娠期大多数会有 3 次问卷调查,有些孕妇纳入比较晚只完成 1~2 次问卷调查,还有小部分完成了 4 次问卷调查。随后的 20 年期间,这些妇女又完成了另外 16 次问卷填写,用以收集她们自身的健康状况信息。2008 年,邀请到 4 834 名妇女参与 FoM1 期临床随访,2011 年选取了 3 000 名在 FoM1 期处于围绝经期的妇女作为亚组开展 FoM2～FoM4 期的临床随访,这些随访在 2011—2016 年期间完成。

子代自出生至 18 岁期间共完成 68 次数据收集,包括由儿童自填问卷 34 次(25 次包含多个维度,9 次关注青春期发育),临床评估 9 次,以及由母亲或主要带养人填写问卷 25 次。数据收集共分为 6 个阶段:婴儿期(≥4 周且≤2 岁)、童年早期(>2 岁且<7 岁)、童年期(7 岁)、童年晚期(>7 岁且<13 岁)、青春期(≥13 岁且<16 岁)和成年期过渡(≥16 岁且≤18 岁)。婴儿期包括 4 次主要带养人填写问卷,抽取部分儿童作为"焦点儿童"进行临床评估;童年早期包括 11 次主要带养人填写问卷,6 次儿童自填问卷,"焦点儿童"亚组进行 6 次临床评估;童年期包括 1 次焦点临床评估和 1 次儿童自填问卷;童年晚期包括 6 次主要带养人填写问卷,9 次儿童自填问卷和 4 次"焦点儿童"临床信息收集;青春期包含 3 次主要带养人填写问卷,7 次儿童自填问卷和 2 次"焦点儿童"临床信息收集;成年期过渡包括 1 次主要带养人填写问卷,2 次儿童自填问卷和最后一次临床评估。

8.1.2.3　研究指标

通过问卷调查、临床检测、生物样本(血液、尿液、毛发、指甲、牙齿、唾液和胎盘)收集及日常健康与社会档案等多方资料收集途径,ALSPAC 积累了空前丰富的流行病学研究资源。其主要研究指标包括以下两个方面:

(1) 儿童研究指标汇总:如表 8-1 所示。

表 8-1　ALSPAC 儿童研究指标汇总

内　容	具　体　指　标
表型	**自填问卷(自出生至 18 岁)** 人口统计学:种族 健康:发病率、意外与伤害、药物 心理与社会:酒精、吸烟、非法药物、性行为、抑郁、主要生活事件、父母兄弟关系、同伴关系、气质与行为 发育:青春期与月经、言语与语言、运动协调能力 **教育问卷与测试** 数学与科学(8、11、14 岁) 拼写 学校经历与志向 老师评估学生(8、11 岁) **焦点儿童临床评估** 生理:人体测量、血压、脉率、肺功能、适应度、皮肤、眼睛、口腔、过敏测试、视力、鼓室导抗测试与听力、言语与语言 认知:言语与语言、认知能力 **焦点临床评估(7～17 岁)** 生理:人体测量、血压、骨矿化、脂肪与肌肉、腿部扫描、听力测定与鼓室导抗测试、肺功能、视力、味觉与嗅觉、特异反应性(皮肤点刺实验)

（续表）

内　容	具　体　指　标
表型	认知：智商、运动技能、记忆、阅读能力 生理与社会：抑郁、性别行为、自尊、同伴关系、反社会行为、恋爱关系、酒精与药物、进食障碍
环境暴露	**自填问卷（自出生至 18 岁）** 　饮食：食物频率表 　住宅：居住类型、土地使用权、房间数量、设施的可及性如热水与集中供暖 　社会背景：社会阶层、父母受教育层次、社区类型、汽车使用 　家庭组成：随时间变化、拥挤（人/房间）、宠物 　压力源：急性（通过生活事件衡量）、家庭冲突、校园欺凌、父母焦虑与抑郁 　药物、补充剂与治疗 　空气污染：香烟烟雾暴露、家用化学用品、靠近交通繁忙地段、家庭能源类型、通风设备 　噪声：家庭与学校暴露 　运动环境：户外活动时间、前往学校方式、各种活动的时间（包括看电视）、居家的安全设备与措施 　学校类型：学校环境、日托、课后托、学校选择 **焦点临床评估（7～17 岁）** 　体力活动：活动记录仪与效果监测仪 　饮食：3 天饮食日记 **家庭亚组的特定研究** 　家庭内外的空气污染物 　家庭内噪声水平 **利用人口普查与地方政府的数据** 　房屋类别（适用于市政税） 　靠近输电线路的家庭 　邻里关系剥夺水平
健康与行政档案	**健康档案** 　初级保健电子病历 　通用实践研究数据库 　源于国家统计局的医院数据统计与癌症和死亡登记 　来源于配镜师和来源于其他健康服务者档案的医院数据提取和全科诊疗 **教育档案** 　学校档案：源于教育部门的 NPD 学校数据 　继续教育与基于工作的学习：源于商业、创新与技能部门的个体学习者档案数据库 　高等教育：商业、创新与技能部门下属高等教育统计局 **经济、就业、社会（福利）档案** 　税收与收入：来源于英国税务海关总署的就业与养老金纵向调查数据库 　福利与养老金规定：来源于英国就业与退休保障部的就业与养老金纵向调查数据库 **刑事定罪与警告** 　刑事定罪与警告：来源于英国司法部的全国警察计算机数据库 **社区数据** 　多重社会剥夺指数（居家住宅） 　汤姆森评分

注：NPD，National Pupil Database，国家学生数据库

（2）母亲研究指标汇总：如表 8-2 所示。

表 8-2　ALSPAC 母亲研究指标汇总

数 据 来 源	内　　　　容
自填问卷	人口统计资料：年龄、婚姻状况、社会经济地位、家庭组成、种族、胎次 个性：个性、态度、行为、对妊娠与做母亲的感受 生命历程特征：出生体重、父母职业、童年住房条件 健康相关行为：吸烟、饮酒、饮食、体力活动、非法药物使用 健康：心理、生殖、心血管系统、肌肉骨骼、呼吸系统、药物使用、童年期健康、家庭成员健康状况
医疗记录中摘录的产科数据	体重、血压、尿蛋白、尿糖、外周水肿、血红蛋白等重复测量资料 妊娠高血压 糖尿病、贫血及其他妊娠合并症 血型、血红蛋白、风疹免疫 是否进行羊膜穿刺及绒毛膜取样 住院记录 超声检查结果 分娩地点及方式 胎盘重量 产后健康状况
伺机临床评估	人体测量 体脂比例 全身和髋骨扫描（分析脂肪、肌肉及骨骼组成） 收缩压和舒张压 情绪健康与反应 认知功能 视力与视网膜成像
FoM1 期临床随访	人体测量 全身和髋骨扫描（分析脂肪、肌肉及骨骼组成） 坐姿和站姿测量的收缩压与舒张压及脉率 颈动脉内-中膜厚度与动脉僵硬程度 简要问卷收集信息包括月经周期、避孕、激素替代治疗、子宫/卵巢切除术、现在用药情况、过敏 采集空腹血液标本，测量血红蛋白、血糖、胰岛素、胰岛素原、脂肪、C-反应蛋白、性激素、DNA 标本（若之前没收集到 DNA 标本）
FoM2～FoM4 期临床随访	人体测量 全身和髋骨扫描（分析脂肪、肌肉及骨骼组成） 骨结构测量 坐姿和站姿测量的收缩压与舒张压及脉率 认知功能 体能 简要问卷收集信息包括月经周期、避孕、激素替代治疗、子宫/卵巢切除术、现在用药情况、过敏 采集空腹血液标本，测量血红蛋白、血糖、胰岛素、胰岛素原、脂肪、C-反应蛋白、性激素、DNA 标本（若之前没收集到 DNA 标本）、全基因组数据和全基因组甲基化水平数据
档案链接	死亡 癌症 移民

8.1.3 主要研究成果

至今,ALSPAC 已发表超过 1 500 篇学术论文,具体的列表可以参见该队列的官方网站(http://www.bris.ac.uk/alspac/)。下面对其主要研究成果做一简要介绍。

8.1.3.1 母亲特征与子代健康结局的关系

ALSPAC 已经发表几百篇关于母亲暴露因素与子代健康结局关系的论文。该队列研究发现,较高的妊娠期增重与子代不良的心血管疾病发生风险有关[1];妊娠高血压和子代血压有关[2],但和心血管结局无关[3];母亲妊娠期高血糖与子代的肥胖、空腹胰岛素和血糖有关[4,5]。妊娠期焦虑与子代的日间唾液皮质醇分泌模式[6]、童年行为[7]及童年期哮喘[8]的发生都存在关联。母亲妊娠期的饮食模式与子代 8 岁时的智商存在关联[9];妊娠期高水平鱼的摄入与子代的语商等结局呈正相关[10]。未发现妊娠期母亲血液中汞负荷与 6～42 个月的儿童发育有关[11]。宫内暴露于植物雌激素与月经初潮年龄相关[12]。母亲葡萄糖激酶基因的遗传变异与子代的出生体重相关[13]。

8.1.3.2 发育过程中的危险因素

3～9 岁时增加户外活动时间可减少 10～15 岁时近视的发生风险[14]。比较母亲妊娠期吸烟与父亲吸烟对胎儿健康的影响发现,宫内暴露于母亲吸烟的胎儿更易出现出生时短的身长、低的体重和偏高的肥胖指数,而且婴儿期在身长与肥胖方面增长更快速[15,16],但与童年晚期的肥胖没有因果关联[16]。宫内暴露于母亲吸烟和儿童期的智商[17]、血压[18]与骨密度[19]无因果关联。通过收集父母双方的妊娠前体重指数(BMI),发现母亲妊娠前较高的 BMI 不会通过宫内机制影响子代的 BMI[20];而相较于父亲妊娠前 BMI,母亲妊娠前 BMI 与子代 10 岁时脂肪量更加相关,虽然两者差异不大[20]。ALSPAC 通过与其他的队列合作发现,母乳喂养状况在高收入与中低收入国家不同。利用这些差异发现母乳喂养与子代更高的智商相关,但与他们的 BMI 和血压无因果关联[21]。产前焦虑[8]、对乙酰氨基酚(扑热息痛)的使用[22]、清洁用品的暴露[23]及过度清洁卫生[24]会增加儿童哮喘的发生。父母对食物选择的高度控制可减少肥胖的发生,用食物安抚儿童与 7～15 岁的肥胖不相关[25]。

8.1.3.3 妇女的生殖及其他健康结局

研究发现,妊娠期抑郁相较于产后抑郁流行率更高[26]。利用妊娠期重复的血压测量数据发现,在血压正常、慢性高血压及妊娠期高血压或子痫前期的孕妇中血压有不同的变化轨迹,这一发现可帮助尽早发现可能发展为子痫前期的妇女[27]。子痫前期/妊娠期高血压的危险因素与妊娠期基础血压值、血压的变化及蛋白尿也相关,提示连续性风险可能延伸到达不到常规诊断标准的妇女[28]。利用大样本和多次重复测量发现,在正常孕妇中血压生理性增高发生在妊娠 18 周,而在妊娠高血压孕妇中血压变化发生在妊娠 20 周。妊娠高血压和妊娠糖尿病与妇女产后 18 年的心血管疾病发生风险有关[28]。利用伺机临床测量作为结局,发现较高的妊娠期增重与产后 15～16 年后的肥胖和较高血压值相关[29]。在欧洲人群中和肥胖相关的遗传变异与妊娠期增重不相关[30]。妇女的外部控制观念与父母的背景及童年早期的经历有关[31]。

8.1.3.4　影响健康的遗传因素及利用遗传变异认识危险因素的因果效应

利用全基因组关联分析及候选基因策略,可以识别很多与妊娠期特征及围生期结局相关的遗传变异。数个位于凝血因子 V 基因上的遗传变异与子痫前期相关,但与宫内生长受限无关[32]。妊娠早期吸烟的孕妇中 15q24 区域的烟碱型乙酰胆碱受体基因簇中的一个常见变异与妊娠期更不易戒烟有关[33]。儿茶酚-O-甲基转移酶基因中的一个变异和妇女重度吸烟相关,但和妊娠期其他的吸烟特征无关[33]。乙醇脱氢酶 1B 上的一个非同义突变和妊娠前饮酒相关[34]。脂肪酸去饱和酶基因簇上的遗传变异可预测红细胞二十二碳六烯酸和其他不饱和脂肪酸含量[35]。脑源性神经营养因子基因的多态性与 BMI 相关[36],但与抑郁没有明确关联[37]。丝聚蛋白基因上的遗传变异与儿童湿疹和哮喘的发生风险相关联[38]。FTO 基因上的遗传变异会增加肥胖的风险[39]。

ALSPAC 有不同时期的 DNA 标本,这使得研究者可以探索多个时段的 DNA 甲基化等表观遗传水平[40-42]。另外,采用孟德尔随机化方法,利用一些遗传变异作为工具变量可以研究一些非遗传的危险因素与疾病之间是否存在真正的因果关联,如发现妇女的叶酸摄入和她们自身及子代的 BMI 都不相关[43,44];发现母亲体内维生素 B$_{12}$ 的水平与脐带血的 DNA 甲基化水平有因果关联,以及维生素 B$_{12}$ 反应性 DNA 甲基化变化对儿童认知的影响[45]。

8.1.3.5　研究结果影响健康与社会政策

"仰睡"运动在 ALSPAC 开始之前就已在英国发起,该运动是建议不要让婴儿采取趴睡姿势以减少婴儿猝死的发生。ALSPAC 的研究结果[46,47]支持这一建议的正确性,这促使专家继续建议婴儿采取仰卧位睡觉,推动美国国立卫生研究院在 2004 年倡导"仰睡"运动。ALSPAC 的研究发现,给儿童破损的皮肤涂抹含有花生油成分的面霜会引发儿童对花生的过敏反应[48],这一发现使得制造商改变面霜的成分,同时使英国药品安全委员会提出建议,若药品中含有花生油成分需在包装上加上警告标识。ALSPAC 的研究结果为妊娠期吃鱼的争论提供了证据,并影响了英国与美国的指南。英国与美国当时已有明确的建议,每周吃两份以上的鱼,但鱼中的毒素带来的风险大于吃鱼带来的益处。而 ALSPAC 的研究发现,妊娠期吃鱼给儿童在行为、语商、早期发展和立体视力等方面[49-51]带来的益处要超过鱼中含有汞及其他污染物引起的神经毒性。ALSPAC 关于社会经济地位对生活机会与志向影响的证据让学者思考贫穷和生活机会的关系,进而出版了《防止贫穷的儿童变成贫穷的成人》[52]等著作。

8.1.4 研究启示

8.1.4.1 优势

ALSPAC 的主要优势在于大样本、长期随访、重复的测量资料,拥有全基因组、广泛的表型与 DNA 甲基化数据,并且可以结合其他家庭成员的数据,如父亲和第二代(20 世纪 90 年代儿童的子代)的基因与表型数据。

8.1.4.2 劣势

ALSPAC 的一个缺点是,参与者大部分都是白种人,限制了研究结果向其他种族的推广,也不能比较不同种族之间的差异。出生人口队列直接将已妊娠的妇女纳入是符合逻辑也是最方便的,但这却不是研究一般妇女健康状况相关问题的通用方法。因为虽然很多妇女经历过妊娠生子,但有些却没有,那些没有经历过妊娠生子的妇女没能纳入该队列研究中。英国国家统计局资料显示,在与 ALSPAC 妇女年龄段相同的妇女中,有 85%～88%的妇女有过至少一个孩子。所以,ALSPAC 的研究发现对英国大部分妇女适用,且与高收入国家的普通妇女有关。ALSPAC 的另一个缺点是,在纳入 ALSPAC 研究的妇女中,一些经历早期(妊娠 23 周前)流产的孕妇没有再追踪下去。另外,对母亲产后的随访由于资金的问题,近期才开展,这使得早期的产后暴露对健康影响的评估数据缺失。

和很多队列研究一样,随着时间的推移,ALSPAC 会有很多失访,在经历了不良事件的孕妇中耗损更大(如早期的妊娠合并症、住房条件差及缺乏社会支持)。参与 FoM1 期临床评估的妇女年龄比较大,有较低水平的社会经济剥夺,而且更健康。

8.2 荷兰鹿特丹 R 代研究

在全球开展的出生人口队列研究中,荷兰鹿特丹 R 代研究(Generation R Study)是开始时间与当前较为接近的一项出生人口队列研究。R 代研究的规模与其他出生人口队列相比并不算大,其特点在于测量指标较其他队列研究更为细致。R 代研究是一项以城市人群为基础的前瞻性出生人口队列研究,研究从胎儿期直至成年早期,研究对象包括多种族人口。该研究旨在识别胎儿期直至青年期正常和异常生长、发育与健康的早期环境和遗传因素,主要聚焦于 4 个领域:生长和体格发育、行为认知发育、儿童期疾病以及儿童、孕妇健康和保健服务。当前,生命早期环境的研究已成为世界医学的研究主流之一,这将为人们探索生命早期各种环境及遗传因素对儿童疾病、成年期疾病的作用提供重要线索。

8.2.1 研究背景

由于人们对当代城市儿童生长、发育和健康的认识十分有限,且目前对健康的研究主要聚焦于疾病人群,R 代研究基于以下理论依据提出研究设计:首先,部分成年期常见身心疾病与生命早期起源有关,如心血管疾病;其次,目前关于儿童生长、发育和健康的种族多样性资料尚缺失;最后,预防和医疗卫生保健系统的利用在不同社会阶层和种族间存在差异,了解卫生保健利用的决定因素,将有助于新政策的制定,进而改善个体和社区健康水平。

R 代研究由伊拉斯谟医疗中心联合多个研究团队协作开展。R 代研究在开展之初与伊拉斯谟大学和鹿特丹市健康服务所在区域的机构合作,研究本着开放的协作政策,随着研究的深入推进,不断有新的协作单位加入。预研究于 2001 年 12 月开始,正式招募与数据收集开始于 2002 年,研究调查 2002 年 4 月至 2006 年 1 月出生于荷兰鹿特丹的婴儿及其父母,预期建立 10 000 名新生儿队列,并对儿童追踪至 20 岁。

8.2.2 研究方法

8.2.2.1 研究对象和设计

R 代研究在荷兰第二大城市鹿特丹开展,鹿特丹位于荷兰西部,距首都阿姆斯特丹约 80 km,当地有 60 万居民,由约 150 个不同种族构成。所有指标测量在鹿特丹的两个研究中心完成,研究主要由 8 个助产机构、3 个医院和 16 个儿童保健中心协作开展,鹿特丹伊拉斯谟医疗中心医学伦理委员会认证。孕妇及其丈夫经书面和口头知情同意,参与者在研究的 5 个连续阶段(产前、出生至 4 岁、4～12 岁、12～16 岁及 16 岁以后)均经书面知情同意。

孕妇纳入的合格标准为妊娠周数<18 周,愿意居住在鹿特丹直至分娩,预产期在 2002 年 4 月至 2006 年 1 月的荷兰合法居民;出生时纳入标准为孕妇分娩时居住在研究所在地区,出生日期在 2002 年 4 月至 2006 年 1 月,且经父母一方知情同意。研究共招募了 9 778 名母亲,妊娠期 8 880 名(91%),其中 6 347 名(71%)孕妇的丈夫也参与了队列,这部分人纳入最终队列研究,1232 名参与焦点研究。

研究从妊娠早期直至妊娠晚期进行各项评价和测量,丈夫在孕妇妊娠期只调查一次。纳入队列的儿童将随访至青年期。此外,选择 1 000 人作为研究亚组(焦点队列),进行更为细致的胎儿和出生后生长和发育评价。该队列要求父母两人及祖父母四人均在荷兰出生。该队列为同一种族,因此排除可能的种族混杂效应。由于受限于时间、财务和后勤,该队列可以深入研究全队列中无法全面开展的病因关联研究。这些亲自评价项目分别在妊娠 32 周,产后 1.5、6、14、24、36、48 月龄开展。产后 3 个月时进行家庭访视,分别在 2、6、12、18、24、30、36、48 月龄进行问卷调查,分别在 2、3、4、6、11、14、18、24、30、36、45 月龄进行常规儿童保健。5 岁时,所有儿童将返回研究中心进行随访评价。

8.2.2.2 研究的主要目标

R 代研究的主要目标包括:① 描述从胎儿期直至青年期正常和异常的生长、发育与健康;② 识别从胎儿期直至青年期正常和异常生长、发育与健康的生物、环境和社会决定因素(见表8-3);③ 检验当前预防策略和早期风险识别的效果;④ 将研究结果用于制定、优化孕妇及儿童健康和保健服务策略。

表 8-3 荷兰鹿特丹 R 代研究的主要决定因素

决定因素	主 要 内 容	决定因素	主 要 内 容
内分泌决定因素	母体和胎儿甲状腺素水平 母体甲状腺自身免疫 母体 hCG 水平 儿童甲状腺和皮质醇水平	营养决定因素	妊娠期营养 叶酸增补 母乳喂养 婴儿期和儿童期营养 营养生物标志物(叶酸、高半胱氨酸、维生素 B_{12} 和维生素 D)
生活方式相关决定因素	父母酒精摄入 父母人体测量指标和肥胖 父母吸烟 父母工作条件 儿童人体测量指标和肥胖 儿童听音乐行为 儿童静坐和体力活动行为 儿童吸烟 牙齿保健	感染和微生物	鼻咽部微生物 粪便微生物
		社会决定因素	种族 父母教育、就业情况和家庭收入 父母婚姻状况 父母心理病理状况
遗传、表观遗传决定因素	遗传变异(全基因组、候选基因)	环境决定因素	妊娠期和童年期空气污染(PM_{10}、NO_2) 双酚 A、农药、邻苯二甲酸酯 住房条件 家庭环境
微生物组决定因素	DNA 甲基化(全基因组、候选基因)		

8.2.2.3 研究指标

R 代研究各领域主要结局指标如表 8-4 所示,主要通过问卷调查、体格检查及生物样本收集等多种途径完成。

表 8-4 荷兰鹿特丹 R 代研究各领域主要结局指标

研究领域	结 局 指 标	研究领域	结 局 指 标
妊娠期健康	心血管健康 血管内皮功能(紊乱) 妊娠合并症 骨质疏松危险因素 2 型糖尿病危险因素	生长和体格发育	儿童生长模式 牙齿发育 龋齿 胎儿生长模式和器官发育 近视
生长和体格发育	身体成分和肥胖 骨发育		身体特征和外观 青春期阶段

（续表）

研究领域	结局指标	研究领域	结局指标
生长和体格发育	心血管疾病危险因素 2型糖尿病危险因素	行为和认知发育	依从和道德发育 家庭互动、教养和儿童依恋 语言发育迟缓 精神运动发育
传染性和炎症性疾病	腹泻	呼吸系统健康、过敏和皮肤问题	神经心理-执行功能 应激反应 社会媒体使用 言语和非言语认知发育 气管和肺结构 痤疮 过敏 哮喘 湿疹 听力损失 肺功能 体力（锻炼）条件 皮肤微生物组 肤色
健康和卫生服务	传染性疾病和免疫系统 社会和种族健康差异 生活质量 卫生保健利用 筛查项目效果		
行为和认知发育	依恋 行为和情绪问题 脑发育 儿童心理病理症状 儿童冒险行为（酒精、药物和吸烟） 儿童体力活动和静坐行为 儿童睡眠模式		

（1）问卷调查：问卷调查包括父母问卷和儿童问卷，其中父母问卷包括针对父母和儿童的两部分问卷。

父母问卷中针对父母的问卷内容包括：一般健康状况（生活质量、妊娠合并症、生活事件、医学史、生活方式），社会和人口统计学因素（居住和生活条件、工作条件、教育水平和家庭收入、家庭活动和社会支持）以及心理健康和应激（教养、抑郁症状、心理病理症状、家庭功能）。父母问卷中针对儿童的问卷内容包括：饮食和体力活动（饮食、进食行为、看电视、使用计算机和体力活动、日托、上学）、儿童健康和疾病（生活质量、发热和传染性疾病、哮喘相关症状和湿疹、意外事故、惊厥、腹痛和排便方式、医生访视、牙齿和口腔保健、身体特征、听力、眼）、行为和认知（睡眠、哭和抚慰、气质、运动发育、行为和情绪问题、痛觉、语言发育、非言语认知、执行功能、亲社会行为、孤独症样行为、欺凌）。

儿童问卷包括友谊、进食和睡眠行为、看电视和体力活动、行为、自我认知、生活方式等内容。

（2）体格检查：父母体格检查内容包括身高、体重、血压，其中母亲在接受妊娠期保健服务时进行超声检查。儿童体格检查测量的指标为身长（身高）、体重、头围和神经发育评价。在焦点队列中，对儿童进行血压、体成分测量，并行超声检查，评价儿童大脑、心脏和肾脏发育状况。

（3）生物样本收集：分别在妊娠早、中、晚期和分娩时收集生物样本，血液和尿液样本收集流程设计如图 8-1 所示。妊娠早期和妊娠中期分别采集母亲肘前静脉血 35 ml 和 20 ml，采集父亲肘前静脉血 10 ml。妊娠早、中、晚期均收集尿液样本。分娩时采集脐带血 30 ml。所有生物样本采用条形码进行编码，样本在处理、保存和数据管理时均使用该条形码进行识别。收集和运输后，所有血液和尿液样本集中储存于 STAR-MDC 实验室，并集中进行处理。

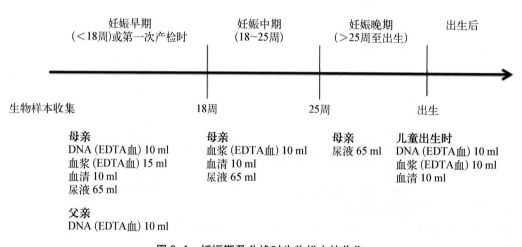

图 8-1　妊娠期及分娩时生物样本的收集

此外，分别在儿童 6 岁和 9 岁随访时收集粪便、头发和唾液样本。

8.2.3　主要研究结果

8.2.3.1　妊娠期健康与儿童生长和发育

妊娠期健康状况与子代健康结局密切相关。胎儿生长发育可用来识别不良出生结局的风险，研究发现妊娠早、中、晚期胎儿生长特征均与早产和小于胎龄儿风险相关，其中妊娠晚期关联强度最大[53]。妊娠早期胎儿生长模式受损将增加学龄儿童心血管疾病发生风险，提示胎儿期可能是生命后期心血管健康的关键期[54]。不同种族间心血管健康状况存在明显差异，这些差异可能在很大程度上归因于父母妊娠前及妊娠期因素，以及儿童的 BMI 水平[55]。妊娠期吸烟与胎儿头围、腹围和股骨生长受限相关[56]。妊娠期母亲低甲状腺素血症将影响学龄儿童非语言智商，但并未发现其改变儿童大脑形态学[57]。妊娠期高游离甲状腺素水平与儿童低 BMI 和腹部脂肪含量存在相关性，提示妊娠期甲状腺功能可能会影响儿童体成分和心血管发育[58]。

8.2.3.2　儿童认知和行为发育

（1）行为和情绪问题：母亲妊娠期高水平的二十二碳六烯酸（docosahexaenoic

acid，DHA）及 n3：n6 比值会减少儿童的情绪问题，而高的花生四烯酸水平会增加儿童行为问题发生的风险，二十碳五烯酸与之无关联[59]。母亲与父亲的严格管教都能预测父母报告的行为问题及父母报告的情绪问题，但只能预测儿童报告的行为问题。并且在 3 岁时这种关联不能被之前已存在的行为问题所解释，更重要的是儿童报告的结局独立于父亲报告的行为问题[60]。种族不平等对儿童行为与情绪问题的影响在单一种族的社区中可能效应最大[61]。学龄前儿童的情绪问题和 BMI 呈负相关，这种关联可以被逃避型的饮食行为完全解释[62]。大脑结构的变化可预测抑制与情绪控制的轻微损伤，但不能证明早期脑结构的变化先于注意缺陷多动障碍症状出现[63]。只专注于提高家庭收入的干预措施可能不能充分解决家庭的经济劣势带来的不良后果，需要制定同时改善母亲与年幼孩子的心理健康及家庭环境的政策以改变儿童行为中的经济阶层问题[64]。妊娠早期母亲低叶酸水平增加子代情绪问题的发生风险[65]，而妊娠早期增补叶酸可能会减少儿童的心理健康问题[66]。妊娠期母亲的甲状腺功能对胎儿脑发育至关重要，决定了儿童随后是否会有行为问题[67]。母亲吸烟与父亲吸烟，在其他危险因素存在的情况下，会增加儿童行为问题的风险，但这种关联可能被父母特征，主要是社会经济地位和精神病理状态所混杂，所以当分析香烟烟雾暴露与儿童行为障碍的关系时要有充足的父母精神症状信息[68]。

（2）脑发育：妊娠早期母亲的低叶酸水平对子代脑发育有持续的整体影响，与高半胱氨酸水平协同作用和儿童低下的认知功能相关[69]，后续又发现妊娠早期的叶酸水平与胎儿的头围增长相关[70]。妊娠期不管是低的还是高的游离甲状腺素水平都和儿童较低的智商、较低的灰质与白质体积有关，而高游离甲状腺素水平与儿童低智商之间的关联使得妊娠期对亚临床甲状腺功能减退症的孕妇给予左旋甲状腺素治疗存在潜在风险[71]。妊娠期印度大麻暴露与儿童的大脑皮质厚度相关[72]。带养者带养方法质量正常范围内的变异和儿童更优的大脑发育相关，说明父母双方在儿童大脑发育过程中都扮演重要角色[73]。胎儿的成熟程度与足月儿的脑室大小相关，足月儿较大的脑室尺寸需要和早产或不成熟婴儿由于脑室内出血或脑白质损伤而造成的脑室扩大区别开来[74]。

（3）精神运动发育：R 代研究联合欧洲其他 5 个队列的数据分析发现，妊娠期间的空气污染暴露，特别是 NO_2（机动交通是主要来源），与儿童时期的精神运动延迟发育有关。由于空气污染暴露的广泛性，在个人层面观察到的小变化对公共卫生的影响可能相当大[75]。妊娠期焦虑的母亲，孕育一个非最佳神经运动发育的婴儿的风险更高[76]。胎儿体型和身体对称性与婴儿神经运动发育有关。这些结果表明，婴儿神经运动发育（行为和认知问题的标志）的差异至少部分由胎儿生命早期发生的过程引起[77]。母亲的基因型可以影响儿童躯体感觉皮质的灰质密度，进而影响儿童的精细运动，这种结果可能可以用宫内环境差异或母亲行为差异来解释[78]。

（4）神经心理-执行功能：选择性5-羟色胺再摄取抑制剂暴露与4岁时母亲报告的执行功能、5岁时的非言语智力及7岁时的神经心理功能都无关。但暴露于未经治疗的母亲抑郁症状与4岁时母亲报告的问题转移和情绪控制问题有关，而与5岁时的非言语智力及7岁时的神经心理功能无关联。此研究表明，妊娠期暴露于选择性5-羟色胺再摄取抑制剂或未经治疗的母亲抑郁对儿童非言语认知无重大影响[79]。儿童在3岁时较低的积极情绪会增加6岁时退缩问题的风险，且这种效应不能被已存在的内化行为问题所解释，这种关联部分由执行功能转移域所介导[80]。通过开展执行功能及非言语智力的不同维度是否与小学早期参与欺凌有关的研究，发现抑制评分与成为欺凌者、受害者及欺凌-受害者相关，具有较高非言语智力的儿童不太可能成为受害者和欺凌-受害者[81]。妊娠期母亲低尿碘与儿童执行功能受损有关[82]。婴幼儿期不佳的神经发育可能预示着较差的心理转向、瞬时记忆、转移与规划等能力，但和非语言智力或语言理解能力无关[83]。

（5）应激反应：研究社会劣势和家庭逆境对生命早期下丘脑-垂体-肾上腺（hypothalamic-pituitary-adrenal，HPA）轴的影响发现，年龄较大的婴儿显示较低的曲线下面积（area under the curve，AUC）水平和较积极的皮质醇觉醒反应（cortisol awakening response，CAR）。与高收入家庭相比，低收入家庭婴儿显示较高的AUC水平和积极的皮质醇觉醒反应。妊娠期间母亲吸烟及母亲经历养育压力的婴儿更可能显示较高的AUC水平。此项研究表明，早期负面生活事件可能会导致HPA轴早熟[84]。关于孕产妇和父母心理症状是否与学龄儿童的心血管结局测量有关的研究结果显示，父母心理症状评分与儿童血压和颈动脉-股动脉脉搏波速度无关，但与左心室质量相关，但这些关联可能是由于未测量的社会和环境因素导致，而不是直接由宫内效应所致[85]。昼夜皮质醇节律变化与学龄前儿童的内化行为问题变化有关，生命早期昼夜皮质醇节律变化先于内化行为问题变化[86]。

（6）言语和非言语认知发育：18个月的词汇产生和理解解释了30个月词汇量差异的11.5%，出生体重、儿童年龄、性别与种族、母亲年龄和受教育程度以及教养压力额外解释6.2%。尽管围生期、人口统计学和母亲心理社会因素等多个因素能用于预测30个月时的词汇技能，但其预测阳性率和敏感度较低[87]。更积极的皮质醇觉醒反应有更低的语言理解延迟、更低的非优化运动发育及更低的非言语认知发育延迟风险。此外，皮质醇昼夜斜率平坦的儿童有更低的非言语认知发育延迟风险，较高的AUC水平与言语发育延迟风险相关。这些结果表明，昼夜皮质醇节律变化与认知功能的关联在年龄很小时已表现出来[88]。幼儿睡眠持续时间与儿童认知度呈倒"U"形关系，频繁的觉醒与较低的非语言智力有关，幼童的睡眠模式变化对于认知功能发育可能很重要[89]。社会人口学因素是孩子入学时语言和非语言能力延迟的重要预测因素，而早期表达能力延迟，特别是2岁以前的表达能力延迟，对6岁时语言延迟的预测效能有限[90]。

8.2.3.3　童年期疾病

(1) 腹泻：与人工喂养相比，纯母乳喂养至 4～6 个月会降低 6 月龄时上呼吸道、下呼吸道及胃肠道等感染的风险，以及 7～12 月龄时下呼吸道感染的风险。而混合喂养，即使长至 6 个月，也不能降低这些感染性疾病的风险[91]。通过与其他数十个队列组成"早期遗传学与生命历程流行病学"研究联盟，开展了关于全基因组关联分析的荟萃分析来寻找与幼儿腹泻相关的遗传变异，并阐明其合理的生物学机制。结果发现，rs8111874 位点的遗传变异与 1 岁时腹泻的发生风险相关，通过条件分析发现 *FUT2* 基因上的 rs601338 位点可能是真正的致病位点[92]。

(2) 哮喘、过敏：联合其他几个队列共同分析，结果显示儿童在生命最初的 3 年里使用抗生素更容易发生哮喘，但是没有证据支持早期抗生素的暴露会增加哮喘急性加重的风险[93]。包括 R 代研究在内的 18 个欧洲及美国的出生人口队列汇总分析结果显示，没有证据支持妊娠期食用鱼和海产品对子代婴儿期及童年中期的喘息、哮喘及过敏性鼻炎有保护作用[94]。包括 R 代研究在内的 15 个欧洲出生人口队列汇总分析发现，母亲在妊娠期被动吸烟暴露是 2 岁以下儿童喘息的独立危险因素，孕妇应避免主动与被动接触烟草暴露[95]。选择性剖宫产和紧急剖宫产与学龄以下儿童早期且持续的喘息风险增加有关[96]。幼童期父母-儿童床位共享会增加此后的哮喘风险[97]。综合了包括 R 代研究在内的 31 个出生人口队列数据发现，较小的出生时胎龄、较高婴儿体重增加与学龄前喘息及学龄儿童哮喘风险高度相关。出生体重与儿童哮喘的反向关联由出生时的胎龄解释。与正常增重的足月儿相比，早产儿且有更高体重增加的儿童，学龄期的哮喘风险最高。早产独立于出生体重，与学龄前期喘息及学龄期哮喘发生风险呈正相关[98]。母亲妊娠期心理精神症状与儿童吸入性过敏和湿疹风险增加有关，与分娩后母亲及父亲的心理精神症状无关[99]。

(3) 便秘：体力活动与学龄前儿童功能性便秘风险降低有关，但这种关联可能是时间依赖性的[100]。有功能性便秘的儿童与没有功能性便秘的儿童相比，在 6 月龄或之前饮食中引入麸质更常见，功能性便秘与早期摄入麸质显著相关，而与牛奶、鸡蛋、大豆、花生的引入时间无关。第一年牛奶过敏史与功能性便秘的发生风险显著相关[101]。"西式"饮食模式使儿童在 48 个月时有更高的便秘患病率，且不是超重或久坐行为为介导的。坚持"健康意识"饮食模式仅在短期（24 个月）内与便秘的患病率降低相关。未发现超重、久坐行为与便秘之间的关联。该研究表明，早期儿童的特定饮食习惯与便秘的风险有关，但这些影响是时间依赖性的，而超重和肥胖似乎在童年期便秘的发生中不起主要作用[102]。

(4) 高热惊厥：发热惊厥与学龄前儿童的行为问题或执行功能无关，但反复发作性发热惊厥的儿童可能面临语言发育延迟风险[103]。在 2～3 岁时，频繁的发热会增加发热惊厥的风险[104]。胎儿发育迟缓与生命早期前两年发热惊厥的风险增加有关。妊娠期间不利的环境和遗传因素可能在发热惊厥中起重要作用[105]。妊娠期间母亲继续吸烟,儿童在生命第 1 年发热惊厥的发生率增高[106]。

8.2.3.4　健康状况、卫生服务利用在不同社会经济地位、种族中的差异

孕妇超重、肥胖和妊娠期体重增加在不同种族中有中等程度的差异,社会人口、生活方式及妊娠相关特征能部分解释这些差异[107]。研究发现与荷兰本地人相比,少数族裔婴儿家长报告的健康相关生活质量较低,部分可由婴儿的健康状况与家庭特征来解释[108]。家庭社会经济地位低及少数族裔的儿童更可能不参加体育活动,更可能有低的户外玩耍水平[109]。产前保健的使用频率存在种族差异,不能归因于母亲年龄、妊娠及生产次数[110],与荷兰母亲相比,非荷兰母亲倾向于更晚地使用产前保健[111]。

8.2.4　研究启示和不足

设计对于识别生命最初阶段的决定因素是最佳的,无偏倚数据收集,可控制潜在混杂因素。与其他已有队列相比,本队列规模不大,但是测量指标更为详细。队列样本足以检测早期环境和遗传决定因素对各种结局的效应。详细的纵向胎儿生长检查可研究多种环境和遗传决定因素以及胎儿生长和发育模式的产后效应。该研究相对独特之处在于,研究对象为同一时期的城市儿童,且 50% 来自少数民族,而目前其他研究尚缺乏相关信息,关于这些种族生长、发育和健康的信息缺失。本队列使研究特定种族健康问题和保健服务利用习惯成为可能,并可为制定特定种族孕妇和儿童相关策略做出贡献。

研究也存在一些不足之处。首先,在符合队列标准的出生人口中,仅有 61% 参与了研究。其次,与鹿特丹人口数据相比,R 代研究中少数民族和低经济收入状况以及有医疗并发症的母亲和儿童的比例较低,选择在相对富裕和健康的人群中开展研究,可能会与特定的决定因素和结局有关,从而影响部分结局的发生率、统计效力以及结果的外推。因此,在各项分析中应充分考虑到选择偏倚。

8.3　巴西佩洛塔斯出生队列研究

巴西佩洛塔斯出生队列研究(Pelotas Birth Cohort Study)是从 1982 年开始在巴西南部城市佩洛塔斯开展的出生人口队列研究。该研究的初衷是进行围生期相关研究,主要分析围生期死亡率、母婴健康状况、社会及环境因素对母婴健康的影响。随着社会经济的发展,全球范围内慢性病的发病率和病死率呈上升趋势,这已成为影响人们健康的主要因素。由于全球围生期研究的重点发生了改变,研究团队于 1993 年和 2004 年在佩洛塔斯又进行了第 2 次和第 3 次出生人口队列研究,主要分析母乳喂养状况及其影响因素、剖宫产率升高的原因、母婴健康状况的时间变化趋势、超重和肥胖等慢性病发病率上升的影响因素以及社会经济状况对母婴健康的影响,并探讨不同变量之间的关系。1982 年、1993 年和 2004 年 3 次巴西佩洛塔斯人群出生人口队列研究跨越 22

年,在世界上也是独一无二的。

8.3.1 研究背景

20 世纪 80 年代,受英国围生期研究的启示,Barros 博士准备在巴西开展类似的研究以完成博士论文。由于当时巴西的出生和死亡登记系统尚未健全,围生期死亡数据缺失,尤其是死产儿数据更难以统计。为获得准确的死亡数据,在加拿大国际发展研究中心经费的支持下,Barros 博士研究团队于 1982 年开始了第 1 次巴西佩洛塔斯出生队列研究。

20 世纪 80 年代末至 90 年代初,关于胎儿、婴儿和儿童生长发育可能对终身健康产生长期影响的假设受到普遍关注,母乳喂养的益处较为明显。为深入研究生长发育与喂养方式之间的关系,在欧洲经济委员会经费的支持下,研究团队在 1993 年开始了第 2 次巴西佩洛塔斯出生队列研究,并在出生后 1、3、6、12 个月对研究对象进行随访,而 1982 年的队列研究随访时间为出生后 9～15 个月。

20 世纪 90 年代,在大多数拉丁美洲国家,传染病和营养不良造成的新生儿和婴儿死亡率明显下降。由于流行病学与营养学领域研究重点发生了转变,研究团队在 2004 年开始了第 3 次巴西佩洛塔斯出生队列研究,以评估母婴健康状况及其影响因素,并对 1982 年和 1993 年的出生人口队列人群进行随访。

8.3.2 研究方法

8.3.2.1 研究对象与设计

1982 年,巴西佩洛塔斯出生队列的研究对象是 1982 年 1 月—12 月在巴西佩洛塔斯 3 所妇产科医院出生以及在家出生且居住在市区的新生儿,共 5 914 名。研究团队于 1983 年对 1982 年 1 月—4 月出生的婴儿进行了第 1 次随访,1984 年和 1986 年对全部队列样本进行了第 2 次和第 3 次入户随访,1995 年和 1997 年对队列中部分青少年进行了第 4 次和第 5 次入户随访,2000 年对原队列中在陆军基地参加义务募兵考试的男性青少年进行了第 6 次随访,2001 年对部分青少年在青春期结束时进行了第 7 次入户随访,2004 年 10 月到 2005 年 8 月在人口普查时对队列进行了第 8 次入户随访,目前国家死亡登记数据库仍在继续对该队列研究对象进行死亡监测。2012—2013 年,对队列中未死亡的能联系上的所有成员进行随访,邀请队列成员到指定门诊进行问卷填写、体格检查、生物样本收集及体力活动评估。

1993 年,巴西佩洛塔斯出生队列的研究对象是 1993 年全年在巴西佩洛塔斯所有妇产科医院出生且母亲同意参加本队列研究的 5 249 名新生儿,其中女童占 50.3%,18.4% 的研究对象来自月收入低于 100 美元的贫困家庭,低出生体重率为 9.8%,早产率为 11.4%,剖宫产率为 31%。研究团队分别在出生时及出生后 1 个月、3 个月、6 个月、1 岁、4 岁、11 岁、15 岁、18 岁对研究对象进行调查和随访。

2004 年,巴西佩洛塔斯出生队列的研究对象是所有 2004 年出生且居住在佩洛塔斯市区的 4 231 名新生儿。研究团队分别在出生时及出生后 3、12、24、48 个月对研究对象进行了调查和随访,并且准备在研究对象满 6 岁与 11 岁时再次进行随访。巴西佩洛塔斯出生队列的研究采用的是年龄期间队列分析方法,对同一时期出生的研究对象分析年龄、出生年代及出生人口队列的暴露经历对健康和疾病变化所起的作用及其大小,在此基础上进行比较分析,进而确定其影响因素,并采取预防措施。巴西佩洛塔斯出生队列研究还将 1982 年、1993 年和 2004 年的 3 个队列进行了比较,评估出生条件的变化、儿童的生长发育情况,分析围生期危险因素对成年期疾病发病率的影响、社会经济状况对母婴健康结局动态变化趋势的影响以及母乳喂养持续时间与青少年肥胖和体成分的关联等。

8.3.2.2 研究指标

佩洛塔斯出生队列分为 1982 年、1993 年和 2004 年 3 个阶段,各阶段的研究指标如表 8-5、表 8-6、表 8-7 所示。

(1)1982 年佩洛塔斯出生队列主要研究指标:如表 8-5 所示。

表 8-5 1982 年佩洛塔斯出生队列主要研究指标

研究时期	种　类	变　　量
基线	社会经济学地位与人口学指标	家庭收入、父母受教育水平、家庭资产、父母职业、家庭结构、兄弟姐妹
	孕妇特征	孕妇年龄、生育史、身高、妊娠前体重、吸烟、肤色
	妊娠	末次月经时间、生育间隔、妊娠期吸烟、妊娠期增重、产前保健、妊娠期健康问题
	生产	出生体重、胎龄、生产方式、围生儿死亡率
	死亡率	死亡年龄、死因
	环境特征	水供应、卫生、父母吸烟、室内污染、拥挤、住房类型
	卫生服务利用率与发病率	医疗、生长监测、住院次数与原因、疫苗、卫生保健提供者类型、用药、某些疾病的发病率
	营养	母乳喂养持续时间、辅食引入时间、24 小时饮食回忆、体重、身长/身高、坐高、头围
	儿童带养	带养人、日托、父亲在带养中的角色
	精神健康	轻微精神障碍得分、报告发病率、后续妊娠
	社会心理发育	发育关键转折的年龄、括约肌控制

（续表）

研究时期	工 具	变 量
随访	采访者应用问卷	家庭状况、教育经历、学习习惯、工作/薪水、参与家务、交友方式、休闲活动、宗教活动、饮食习惯、吸烟、尼古丁依赖、饮酒、体力活动、社区参与和归属感、恋爱与亲密关系、避孕方式知识、家庭中最近发生的消极和积极的事件、病史、卫生保健服务使用、子代（出生日期、出生体重、母乳喂养持续时间）、身体形象、骨折、暴力与意外、主观幸福感量表、膳食补充剂、暴饮暴食及其他饮食习惯
	自填问卷	食物频率问卷
	保密问卷	非法成瘾物质使用、关于艾滋病（AIDS）与性传播疾病（STD）的知识、接触性教育、身体形象、自尊、与父母关系、首次性行为年龄、性行为频率、伴侣个数、避孕手段、避孕套使用、卫生保健服务使用、生育史、精神健康评估
	体格检查	体重、身高/坐高（限男性）、肩胛下肌和肱三头肌皮褶厚度（限男性）、体成分（限男性）、腰围、血压、口腔卫生、智商测试、简明国际神经精神访谈（抑郁发作、自杀倾向、躁狂/轻度躁狂、广场恐惧症、社交恐惧症、广泛性焦虑障碍、注意缺陷多动障碍）、贝克抑郁自评量表、韦氏成人智力量表
	生物样本	血液样本（血清、全血、DNA 分开储存）、总胆固醇、HDL-C、LDL-C、C 反应蛋白、糖化血红蛋白

（2）1993 年佩洛塔斯出生队列主要研究指标：如表 8-6 所示。

表 8-6　1993 年佩洛塔斯出生队列主要研究指标

随访时间	主 要 变 量
围生期	家庭社会经济地位、孕产妇就业、父母教育、母亲年龄、母亲婚姻状况、父母皮肤颜色、生殖史、胎龄、分娩类型、产前护理、产妇 人体测量学、孕产妇住院妊娠期间、妊娠期间社会支持、父母吸烟、产妇酒精摄入、子女性别、儿童人体测量
1～12 个月	家庭社会经济地位、孕产妇就业、母亲婚姻状况、父母吸烟、母亲心理健康、儿童人体测量学、母乳喂养、饮食模式、使用安抚奶嘴、儿童保健、儿童发病率药物利用、神经发育、牙齿数目
4 岁	家庭社会经济地位、孕产妇就业、父母教育、母亲婚姻状况、产妇人体测量学、孩子的皮肤颜色、儿童人体测量、母乳喂养、膳食模式、使用安抚奶嘴、孩子照顾、儿童疾病与医学利用、神经发育、意外和损伤

（续表）

随访时间	主要变量
11岁	家庭社会经济地位、孕产妇就业、父母教育、母亲年龄、母亲婚姻状况、生殖史、产妇体位、父母吸烟和饮酒、产妇心理健康、父母发病率、孕产妇体育活动、儿童皮肤颜色、儿童测量皮褶厚度、膳食模式、儿童护理、儿童疾病与医学利用、神经发育、学业成绩、血压、月经初潮年龄、儿童身体活动、儿童看电视、计算机和视频游戏使用、童工、口腔健康、应激事件、身体形象、儿童吸烟和酒精摄入、家庭内外暴力、艾滋病感染知识
15岁	心理健康：长处与困难问卷、应激事件； 体成分：体重、腰围与臀围、肩胛下肌和肱三头肌皮褶厚度； 慢性病的危险因素：吸烟、饮酒、饮食、体力活动、久坐行为、暴力、血压、肺功能、血液标本收集； 人力资源：社会经济地位、婚姻状况、教育、就业、生育史、身高
18岁	心理健康：简明国际神经精神访谈、应激事件、自评问卷、幸福； 体成分：双能X线吸收定量法（DXA）、体积描记器（BodPod）、光子三维扫描仪（3DPS）、体重、腰围、肩胛下肌和肱三头肌皮褶厚度、氘、拇收肌； 慢性病的危险因素：吸烟、饮酒、饮食、体力活动、久坐行为、暴力、血压、肺功能、颈动脉超声、血液标本收集； 人力资源：社会经济地位、婚姻状况、教育、就业、生育史、身高、智商、生活质量

（3）2004年佩洛塔斯出生队列主要研究指标：如表8-7所示。

表8-7　2004年佩洛塔斯出生队列主要研究指标

分类	变量或工具
社会经济地位、住房、卫生	家庭收入、父母教育、职业与就业、财富指数、水源地、污水处理、住房类型与面积
人口学特征	家庭人口数及家庭类型、父母年龄、父母肤色、兄弟姐妹人数
母亲生育史	妊娠次数、流产、死胎、早产和出生、低出生体重儿、生育间隔
妊娠特征	发病率、产前保健、产前程序
生产特征	方式、地点、接生员资格、有无儿科医生在产房、重症监护/温箱/新生儿母婴同室的使用
母亲人体测量	身高、体重
新生儿特征	性别、Apgar评分、肤色、胎龄、体重、身长、头围
儿童发病率、卫生服务使用	围生期发病率、重症发病、住院、损伤、免疫史、生长监测、卫生服务使用（类型、参加次数、实验室检查等）、母亲对儿童保健服务的满意度、药物使用、孩子健康费用支出

（续表）

分　类	变　量　或　工　具
母亲健康	产后发病率与死亡率、避孕、心理健康、吸烟、咖啡因与酒精消费、体力活动
儿童护理与发育	育儿、使用安抚奶嘴、父亲参与照顾、儿童发育、儿童体育活动模式
婴儿喂养	母乳喂养意愿、母乳喂养持续时间、中断原因、辅食添加
饮食评估	母亲完成的食物频率问卷
生活质量	世界卫生组织生活质量问卷
产后抑郁	爱丁堡产后抑郁量表
虐待	亲子冲突量表
儿童心理健康	网络发育与健康评估量表
精神障碍	DSM-Ⅳ 与 ICD-10 分类
智力	韦氏儿童智力量表、智力测试
人体测量	体重、身高/坐高、肩胛下肌和肱三头肌皮褶厚度、腹围、手臂围、体成分及体型、血压、体力活动（加速度传感器装置）
生物样本	唾液样本（用于提取 DNA 及后续分析）

注：DSM-Ⅳ，Diagnostic and Statistical Manual of Mental Disorders（Version Ⅳ），《诊断与统计手册：精神障碍（第四版）》；ICD-10，International Classification of Diseases，10th Edition，《国际疾病分类第10版》

8.3.3　主要研究结果

8.3.3.1　孕产妇基本健康状况

3 次巴西佩洛塔斯出生队列研究跨越了 22 年，孕产妇的基本情况发生了很大的变化，在受教育程度、产前和分娩期保健服务等方面均得到了明显的改善。1982 年、1993 年和 2004 年队列中孕产妇平均在校时间分别为 6.5 年、6.7 年和 8.1 年，1982 年队列中在校受教育时间少于 4 年的孕产妇占 16%，2004 年仅为 8%；2004 年孕产妇产前保健覆盖率超过 98%，产妇分娩时有儿科医生在场的比例也达到了 78%[112]。1982—2004年期间，孕产妇人体测量学指标及人口统计学特征也发生了较大变化。1993 年孕产妇平均身高比 1982 年增长了 3 cm，但 2004 年孕产妇的平均身高却比 1993 年降低了1 cm；2004 年孕产妇妊娠前平均体重比 1982 年增长了 5 kg；孕产妇超重率从 1993 年的22.4% 增长到 2004 年的 33.8%，孕产妇肥胖率 2004 年高达 10%。22 年间，单亲母亲从 8% 上升到 17%，少女妊娠率从 2.9% 上升到 5.8%，孕产妇平均生育间隔时间从33.5 个月延长至 65.7 个月。此外，孕产妇吸烟率从 1982 年的 35.6% 下降到 2004 年的25.1%，富裕家庭的孕产妇吸烟率比贫困家庭下降更多[113]。

8.3.3.2 剖宫产率升高的原因及其对健康的影响

在 22 年间,巴西佩洛塔斯地区剖宫产率呈不断上升趋势,1982 年剖宫产率为 28％,1993 年为 31％,2004 年高达 45％。剖宫产率居高不下的主要原因是产妇和产科医生对分娩方式的选择。妊娠早期倾向于自然分娩的孕妇在分娩时有 56％改变观点,选择了剖宫产[114]。家庭富裕程度和女性的受教育程度与剖宫产率呈正相关[115]。此外,孕妇因畏惧自然分娩的疼痛,可能认为剖宫产比自然分娩更安全;来自中、低产阶级的产妇为了得到高质量的保健服务,越来越多地选择剖宫产。产科医生对分娩方式的选择对剖宫产率的升高也起了重要的作用。剖宫产所需时间远短于自然分娩,因此,按单位时间计算,医生的收入有所增加。另外,剖宫产手术因便于安排、灵活性强,且不会占据医生的假期和休息时间,因此产科医生也更倾向于选择剖宫产[114]。通过比较 1982 年、1993 年及 2004 年三个队列的数据结果,分析剖宫产对子代 6 岁、18 岁及 30 岁时的影响,结果发现在校正了各种潜在混杂因素以后,剖宫产只与子代 30 岁时的 BMI 及 BMIZ 显著相关[116]。

8.3.3.3 母乳喂养状况及其对健康的影响

随着巴西全国范围内促进母乳喂养政策的制定和实施,1982—2004 年期间母乳喂养率和母乳喂养持续时间均显著提高。3 个月纯母乳喂养率 1982 年几乎为 0,1993 年为 7％,2004 年升至 31％。1982 年、1993 年和 2004 年 3 个月以纯母乳喂养为主的喂养率分别为 34％、41％和 17％,综合纯母乳喂养和部分母乳喂养,3 个月的母乳喂养率分别为 54％、62％和 73％;12 个月母乳喂养率分别为 18％、23％和 39％,母乳喂养平均时间分别为 3.1、4.0 和 6.8 个月[117]。母乳喂养率和母乳喂养持续时间与母婴同床、母亲妊娠前体重、家庭收入、受教育程度、吸烟等多种因素相关联。有研究表明,3 个月时母婴同床的婴儿有 59.2％在 12 个月时仍坚持母乳喂养,而 3 个月时未母婴同床的婴儿仅有 44％在 12 个月时仍坚持母乳喂养[118]。母亲妊娠前体重与母乳喂养率相关联。另外,婴儿 6 个月母乳喂养率与家庭收入呈正相关,新生儿出生体重影响母乳喂养持续时间[119]。与不吸烟的母亲相比,每天吸烟大于 20 支的母亲,母乳喂养时间少于 6 个月的风险增大 1.94 倍,每天吸烟大于 10 支的母亲,母乳喂养时间少于 6 个月的风险增大 1.48 倍[120]。

纯母乳和主要母乳喂养的持续时间与 30 岁时的智商、受教育程度及收入呈正相关,母乳喂养持续时间与智商及受教育程度存在剂量-反应关系[121]。与从未进行母乳喂养相比,纯母乳喂养 3～6 个月可使咬合不正的发生率下降 41％～72％[122]。1982 年队列的数据显示,母乳喂养对青少年的肥胖没有明显的保护作用[123];1993 年队列的数据不支持母乳喂养在人群中对人体测量指标具有长期持续影响的假设[124]。

8.3.3.4 婴儿基本健康状况

在 22 年间,巴西佩洛塔斯的出生人口明显下降,新生儿数从 1982 年的 6 000 名左右下降到 2004 年的 4 000 名左右[112]。1982—1993 年期间，围生期死亡率下降 31％，胎儿和新生儿死亡率分别下降 35％和 29％；1993—2004 年，围生期死亡率下降 16％，胎儿和新生儿死亡率分别下降 9％和 23％。其中，产前胎儿死亡率从 1982 年的 13.1‰下降至 1993 年的 6.0‰，2004 年上升至 8.4‰；分娩时胎儿死亡率从 1982 年的 2.5‰上升至 1993 年的 3.6‰，2004 年下降至 0.7‰。另外，因窒息造成的死亡从 4.5‰下降到 1.4‰[125]。1982 年、1993 年和 2004 年的低出生体重儿分别为 9％、9.8％、10％。宫内生长迟缓从 1982 年的 14.8％下降到 1993 年的 9.4％，2004 年又增长到 12％。早产率从 1982 年的 6.3％上升到 1993 年的 11.4％，2004 年高达 14.7％[126]。由于平均母乳喂养持续时间的增长、生育间隔的延长以及儿童保健的改善和口服补液盐的使用，婴儿精神发育迟缓从 1993 年的 37.1％下降到 2004 年的 21.4％[127]。

8.3.3.5 社会经济地位对健康的影响

在整个巴西佩洛塔斯出生队列研究中，社会不平等性一直受到研究者的高度重视。3 次研究结果都强调了社会阶层对母婴健康、营养状况及医疗卫生服务的深远影响。与 1982 年相比，2004 年研究对象家庭收入基本保持稳定，但由于工资购买力的下降，有孩子家庭的经济状况实际上比 1982 年可能更差[128]。

母亲的受教育程度与婴儿的出生身长以及婴幼儿身长的增长速度相关联。与受教育程度低的母亲相比，受教育程度高的母亲分娩新生儿的出生身长更长，婴幼儿身长增长更快，平均相差 3 cm[129]。贫穷和母亲受过较少教育使得婴儿出现不良健康结局的风险增高[130]。青春期的社会经济地位与社会经济轨迹相比，是慢性病更强的一个危险决定因素。然而，社会经济轨迹同样重要，特别是使用什么样的交通工具去学校[131]。利用 1982 年队列的随访数据，分别统计 15 岁、18 岁、23 岁及 30 岁时超重与肥胖的流行率，发现在低社会经济地位的人群中超重与肥胖率随年龄增加增长更多，这会引起慢性病的发生更多的不平等[132]。1982 年队列的数据显示，出生时及生命过程中经历贫困与 24 岁时不健康的牙齿数目有关[133]。

8.3.3.6 早期不良经历与成年期健康

随着全球慢性病发病率的上升，巴西佩洛塔斯出生队列研究开始关注妊娠期环境因素及早期生长发育对成年后慢性病的影响。对 1982 年、1993 年和 2004 年巴西佩洛塔斯出生队列 12 个月、24 个月和 48 个月的 3 次随访研究中显示，儿童超重从 1982 年的 7.6％增长至 2004 年的 12.3％，尤其在中低收入家庭中更明显[134]。1993 年和 2004 年巴西佩洛塔斯出生队列研究结果一致表明，母亲吸烟会影响子代儿童线性生长，增加儿童超重的风险[135]。对 1993 年队列中 11 岁儿童的研究显示，儿童超重与家庭收入和母亲的受教育程度相关联，超重常发生在高收入和受教育程度高的家庭中[136]。11 岁、15 岁及 18 岁时 BMI 与肩胛下皮褶厚度和 18 岁时颈动脉内-中膜厚度以累积性方式呈显著正相关，提示青春期的肥胖对成年早期的高颈动脉内-中膜厚度有直接和间接的影响[137]。产前及出生后不久良好的营养状况对成年期肌肉力量有积极影响[138]。利用 1982 年的队列数据发现，那些出生时是小于胎龄儿且童年期发育迟缓的个体，在成年期有更高的抑郁风险，提示出生受损对抑郁的影响是累积性的[139]。

8.3.3.7 儿童心理行为问题与精神障碍

2004 年的队列中有 84.7% 的儿童在 6 岁时进行了发育和健康状况评定量表 (Development and Well-Being Assessment)评定，发现近 13% 的儿童根据 *DSM-Ⅳ* 符合一项精神障碍诊断，男童(14.7%)较女童(11.7%)更常见，最为常见的是焦虑障碍 (8.8%)，注意缺陷多动障碍(ADHD)(2.6%)、对立违抗性障碍/品行障碍(2.6%)及抑郁(1.3%)[140]。通过比较 1993 年与 2004 年的队列数据，发现 11 年间 4 岁儿童的行为问题发生率有大幅增长[141]。母亲妊娠期间的情绪症状、分娩后第 1 年的抑郁及教育水平低下与 11 岁以下儿童的破坏性情绪失调障碍有关[142]。母亲妊娠期及产后一个月的情绪症状与子代 6 岁时精神障碍发生风险相关[143]。母亲妊娠期咖啡因的摄入与子代 11 岁时 ADHD 的发生无关联[144]。2004 年的队列研究发现，4 岁时女童的注意困难与小于胎龄儿、小头围及低 BMI 有关，而在男童中未发现这些关联，提示经历胎儿生长受损的女童可能尤其面临注意困难的风险[145]。通过对比 ALSPAC 与佩洛塔斯两个队列的数据，发现在 ALSPAC 队列中 7 岁儿童 ADHD 的发生与低出生体重及早产相关，在佩洛塔斯队列中 ADHD 的发生与小于胎龄儿有关，两个队列的数据都显示胎儿生长受损可能与 ADHD 的发生存在因果关联[146]。母亲-孩子同床与 6 岁时儿童心理健康受损有关[147]。

8.3.3.8 体力活动与健康

2004 年队列数据显示，休闲时间体力活动(leisure-time physical activity，LTPA)以每周 150 分钟为界值，超过此界值的定义为活跃，活跃的妇女所占比例在妊娠期经历大幅下降，直至产后 3 个月没有恢复到妊娠前水平，从妊娠前的 11.3% 下降至妊娠期的 2.3% 和产后的 0.1%[148]。通过比较 2004 年与 2015 年启动的两项出生人口队列的研究数据，评估巴西孕妇在 11 年间(2004—2015 年)LTPA 水平的变化，妊娠前达到推荐 LTPA 水平的孕妇比例从 2004 年(11.2%)到 2015 年(15.8%)有所增加，而妊娠早、中期的 LTPA 水平无变化，妊娠晚期 LTPA 水平有所下降，下降主要发生在年轻、中等收入到高收入、高学历、初产、妊娠前肥胖、妊娠前参与 LTPA 的妇女中[149]。利用原三维手腕加速度计评估 1982 年、1993 年及 2004 年三个队列中 8 974 个成员的体力活动水平，发现男性较女性体力活动更活跃，体力活动水平与年龄及社会经济地位呈反比，正常体重的个体与低体重、超重及肥胖的个体相比体力活动更加活跃[150]。较高的社会经济地位及母亲的受教育程度与 6 岁时儿童较低的体力活动水平相关，而与分娩类型、出生体重、早产等因素无关，说明一些社会因素在解释儿童体力活动行为中的作用，而早期的生物学因素对体力活动行为的影响减少[151]。

利用 1982 年队列随访至 30 岁的数据进行横断面研究发现,青年人体力活动与脉搏波传导速度呈反比,而久坐时间与脉搏波传导速度呈正比,腰围及舒张压能部分地解释所观察到的关联[152]。1993 年队列的数据显示,妊娠期体力活动似乎不会损伤儿童神经发育,那些妊娠期体力活动活跃的母亲,子代在 12 月龄时有更高的智商[153]。1993 年的队列数据显示,整个青春期的体力活动与成年之前的认知表现有关。有中等水平体力活动的青少年,特别是维持在此水平的青少年,往往表现出较高的认知能力。然而,高水平的体力活动可能会削弱认知表现[154]。利用 1993 年队列数据,发现青春期体力活动水平与成年早期的腰椎和股骨颈的骨矿物质密度呈正相关[155]。1993 年队列数据显示,自我报告的休闲时间体力活动水平与 15 岁时更优的肺功能参数相关,特别是在女孩中[156]。

8.3.4　研究启示

巴西佩洛塔斯出生队列研究是发展中国家持续时间最久、规模最大的一次出生人口队列研究,该研究采取多次家庭入户随访调查的方法,随访率高,为发展中国家出生人口队列研究提供了成功范例。但与发达国家相比,来自巴西佩洛塔斯的研究对象由于暴露因素和结局变量的差异,在全世界范围内尚不具有代表性。1982 年、1993 年和 2004 年 3 次巴西佩洛塔斯出生队列研究跨越了 22 年,在历次研究中不断完善和丰富围生期研究内容,与国际研究热点相接轨,较好地反映了不同时代及不同社会阶层母婴健康状况的变化趋势,为全面了解发展中国家卫生服务的可及性和利用率及卫生政策的制定和实施提供了可靠的指导依据。但由于受到社会不平等的影响,来自贫困家庭的母亲和儿童生活水平仍十分低下,政府必须制定和实施适时政策来减小巴西的社会不平等。3 个年代出生人口队列的建立和随访研究,能够评价不同时代出生人口队列的环境影响,分析年龄、所处时代及队列环境暴露经历对疾病频率和死亡率的不同或变化的影响。

8.4　芬兰赫尔辛基出生队列研究

芬兰赫尔辛基出生队列研究(Helsinki Birth Cohort Study,HBCS)是 1995 年由健康与疾病的发育起源(DOHaD)学说创始人 David Barker 与芬兰国家健康与福利研究所合作建立的一项对 1924—1944 年期间出生于芬兰赫尔辛基的 20 431 名研究对象进行的纵向随访研究。它是世界范围内极少数拥有来自出生前至成年期贯穿整个生命过程的、基于大样本的和长时间的随访出生人口队列研究之一。该研究目前仍在继续进行,已经发表近 100 篇学术论文。

8.4.1　研究方法

8.4.1.1　研究对象

HBCS 共招募了 1924—1944 年期间在赫尔辛基大学中心医院和赫尔辛基市妇产科医院妊娠满 28 周及以上出生的 7 086 名(老队列,1924—1933 年)和 13 345 名(新队列,1934—1944 年)研究对象,并通过芬兰居民唯一识别码进行追踪调查。

8.4.1.2　资料内容

研究资料的收集包括研究对象出生前、出生时和出生后的各项数据。其中出生前和出生时资料的收集来自医院的出生记录,包括孕母年龄、身高、体重、末次月经时间、胎产次、骨盆三个平面径线、胎盘形状和重量等以及婴儿出生日期、出生体重、出生身长和头围等。出生后资料的收集来自儿童福利诊所记录(仅新队列)、学校保健记录、征兵记录、死亡登记、癌症登记、出院登记和社会保险机构登记记录,包括定期体格检查的数据以及征兵时(平均年龄为 20 岁)进行的生理功能和智力测试结果,并通过问卷收集母乳喂养、社会经济地位及其他健康相关因素等信息。研究还收集了新队列中 2 500 名研究对象的成年期营养、体育锻炼和总体健康状况以及心血管、代谢、心理健康结局等资料,并采集血液样本进行持久性有机污染物检测以及全基因组关联分析。

HBCS 基于生命历程视角探索健康和疾病的早期起源,阐明母源性因素和生命早期生长发育对成年期慢性病的影响。

8.4.2　主要研究成果

8.4.2.1　母源性因素与成年期慢性病

HBCS 发现孕母的身体状况及胎盘表型对后代成年期慢性病具有一定的预测作用。

HBCS 对孕母因素与成年期慢性病关系的研究结果表明,孕母扁平骨盆可能是其后代在婴儿期的营养不良所致蛋白质代谢持久性受损的标志物,不仅影响下一代在胎儿期的生长发育,还会导致后代成年期罹患动脉粥样硬化性血脂异常、高血压和脑卒中。研究结果显示,孕母骨盆狭窄(骶耻外径≤18 cm)会增加其后代脑卒中的发生风险($HR=1.62$, 95% $CI=1.30\sim2.02$)[157]。骶耻外径<18 cm 的孕母后代罹患高血压的风险是骶耻外径≥19 cm 孕母后代的 2.2 倍(95% $CI=1.4\sim3.5$)。

研究发现,子痫前期或妊娠期高血压患者后代成年后脑卒中的发生风险增加($HR=1.9$, 95% $CI=1.2\sim3.0$; $HR=1.4$, 95% $CI=1.0\sim1.8$),可能与胎儿在宫内大脑生长发育速度减慢或受损导致的脑局部血管发育障碍有关[158]。在初产妇中,与血压正常者的后代相比,子痫前期患者的后代抑郁症状检出风险增加 30%[159]。与血压正常者的后代相比,妊娠期高血压(不伴有蛋白尿)患者的后代成年后罹患精神障碍、情绪

障碍及焦虑症的 OR 值分别为 $1.19(95\% CI=1.01\sim1.41)$、$1.44(95\% CI=1.11\sim 1.88)$ 及 $1.39(95\% CI=0.99\sim1.93)$。但子痫前期患者的男性后代精神障碍的发生风险反而降低[160]。

HBCS 对胎盘形态学特征与成年期慢性病关系的研究还关注到胎盘面积和重量对高血压、冠状动脉疾病、心力衰竭以及多种肿瘤具有预测作用。研究结果显示,胎盘重量小于 550 g 的后代比胎盘重量大于 750 g 的后代罹患高血压的风险增加 60%(95% $CI=1.1\sim2.3)$[161]。同时,研究结果表明,孕母的 BMI 和胎盘形状对男性后代冠心病的发生有预测作用,提示母亲体型决定了营养的可获得性,并影响胎盘发育及其功能。身高低于平均水平(160 cm)的初产妇,胎盘表面的长度和宽度之差每增加 1 cm,后代罹患冠心病的风险增加 14%(95% $CI=1.08\sim1.21)$;身高高于平均身高、BMI 高于平均水平(26 kg/m^2)的孕母,胎盘面积每减少 40 cm^2,后代罹患冠心病的风险增加 25%(95% $CI=1.10\sim1.42)$;身高高于平均水平、BMI 低于平均水平的高身材母亲中,胎盘重量与出生体重的比值每增加 1%,后代罹患冠心病的风险增加 7%(95% $CI=1.02\sim 1.13)$[162]。

胎盘面积小对后代心脏发育也有不利影响,胎盘面积小于 225 cm^2 的后代发生慢性心力衰竭的风险是胎盘面积大于 295 cm^2 后代的 1.7 倍(95% $CI=1.1\sim2.5$),提示心力衰竭可能是产前编程的结果[163]。研究结果显示,胎盘表面形状与后代成年期大肠癌的发病相关,随着胎盘长度及椭圆度的增加,后代罹患大肠癌的危险也增加,胎盘长度与宽度之差超出 6 cm 的后代罹患大肠癌的危险增加 130%(95% $CI=1.2\sim4.7)$[164]。

8.4.2.2　生命早期生长发育与成年期慢性病

HBCS 发现,生命早期生长发育轨迹和生活应激是影响成年期心脑血管疾病、2 型糖尿病和肥胖等代谢性疾病与心理健康结局的主要危险因素。

生命早期两种不同的生长发育轨迹可能通过不同的生物学机制导致成年期罹患慢性病:一种是出生时体型小且 2 岁前体重增长少,但 2 岁以后生长加速,11 岁时体型已达到平均水平,成年后容易发生肥胖、胰岛素抵抗、冠心病和 2 型糖尿病;另一种是出生时体型小,2 岁前体重增长少且 2 岁以后一直如此,11 岁时仍然瘦小,成年后容易发生致动脉粥样硬化性血脂异常、脑卒中[161,165]。研究结果表明,出血性脑卒中起源于宫内环境,冠心病和血栓性脑卒中起源于宫内和出生后的早期环境[158]。

HBCS 结果显示,胎龄不足 35 周早产会增加成年后罹患 2 型糖尿病的风险($OR=1.69$,95% $CI=1.06\sim2.65$),该相关性独立于宫内生长迟缓[166]。低出生体重可导致成年期肌肉组织减少,控制 BMI 后,低出生体重对成年期更高的体脂百分比有预测作用[167]。最近的研究结果显示,出生头围小可导致脂肪重积聚时间提前,进而增加成年期肥胖发生的风险[168]。研究结果还显示,出生时、婴儿期和成年期体型较小对成年期高特质焦虑水平有预测作用[169]。此外,7~11 岁的快速生长以及 11~63 岁的缓慢生长对成年期高特质焦虑水平也有预测作用。研究同时显示，出生后至 6 个月 BMI 增长缓慢、6 个月至 1 岁 BMI 增长加速、7～11 岁体重和 BMI 增长缓慢的生长发育轨迹可增加男性后代罹患人格障碍的风险；女性 2～7 岁身高增长缓慢可增加其罹患人格障碍的风险[170]。

HBCS 对生命早期生活应激与成年期慢性病关系的研究还发现了二战期间与父母分离的童年期不良经历对成年后身心健康的影响，表明早期亲子分离会损害成年期的肺活量、最大耗氧量、肌力等生理功能，特别是对男性成年期的影响更大[171]。研究结果显示，二战时期被送往国外的儿童成年后罹患心血管疾病、2 型糖尿病及精神障碍风险增高，这表明早期生活中的创伤性事件可对健康产生终身影响[172]。此外，生命早期编程可以影响成年期血压水平，与童年期未与父母分离的儿童相比，生命早期因战争经历亲子分离者成年期的收缩压和舒张压值更高[173]。

8.4.3 优势与不足

8.4.3.1 优势

HBCS 样本量大，通过芬兰居民唯一识别码进行追踪，利用可靠的健康与疾病信息登记系统全面收集研究对象出生前和出生后多个年龄段的纵向数据，有效地控制和避免了回忆偏倚，证实生命早期暴露与多种成年期慢性病的病因关联。同时，研究还收集了多种可能与暴露有关的其他信息，提高了研究结果的效能和可靠性。该队列历经数十年的持续追踪调查，时间跨度大，特别是还为研究二战时期经历的早期生活应激对成年期发生慢性病的终身影响提供了可靠的依据。

8.4.3.2 不足

HBCS 由于随访时长，研究对象不易保持依从性，容易产生失访偏倚。此外，研究对象到访儿童福利诊所是自愿的，可能会受到社会经济条件的影响；历经二战不稳定的社会大环境，也会对生命早期的生长发育产生一定的负面影响。该队列利用芬兰居民唯一识别码与随访调查中各系统平台进行关联链接，但芬兰从 1971 年才开始进行居民身份编码，未获得芬兰居民唯一识别码、移民和拒绝参加均可能影响队列的代表性。在随访的过程中，人群中已知变量如社会经济状况发生变化时，也可能会使结局受到影响。

8.5 小结与展望

本章介绍了 4 个重要的出生人口队列研究，它们各有特色，产出颇丰。ALSPAC 以家庭为单位，将母亲、父亲、子代及祖父母等家庭成员均囊括其中，形成鲜明的跨代及以家庭为基础的特质，对研究探讨环境因素与遗传因素对疾病或健康的贡献有独特优势。

而 R 代研究由于指标收集细致,设计科学,不断产出高质量的研究,其在儿童心理行为及脑发育方面的研究独树一帜。巴西佩洛塔斯出生队列是在发展中国家开展的出生人口队列研究的典型代表,它包含 3 个不同时期的子队列,时间跨度长达 22 年,能很好地纵向比较年龄、所处时代及队列环境暴露三者对疾病频率和死亡率的变化。HBCS 以生命历程的视角,着重探讨生命早期的因素及健康状况对成年期慢性病的影响,为DOHaD 学说提供了很多可靠的科学证据,因其跨越二战时期,为研究这一特殊时期的事件对健康的影响提供了珍贵资料。

开放共享是中国出生人口队列研究未来的努力方向。目前很多队列以开放共享与合作的方式,吸引着世界各地的研究者,开展很多有趣的研究,在诸多重要议题上提供令人信服的证据。中国可以汲取这方面的经验,积极推进出生人口队列的开放共享与合作。同时,中国作为发展中国家,有其特殊的政治、经济、文化特征,这为开展有特色的研究提供了很好的基础。中国出生人口队列研究的开展应该抓住独特的优势,从模仿学习过渡到不断创新,从追随过渡到引领。中国出生人口队列研究的未来可期。

参考文献

[1] Fraser A, Tilling K, Macdonald-Wallis C, et al. Association of maternal weight gain in pregnancy with offspring obesity and metabolic and vascular traits in childhood[J]. Circulation, 2010,121 (23):2557-2564.

[2] Geelhoed J J, Fraser A, Tilling K, et al. Preeclampsia and gestational hypertension are associated with childhood blood pressure independently of family adiposity measures: the Avon Longitudinal Study of Parents and Children[J]. Circulation, 2010,122(12):1192-1199.

[3] Lawlor D A, Macdonald-Wallis C, Fraser A, et al. Cardiovascular biomarkers and vascular function during childhood in the offspring of mothers with hypertensive disorders of pregnancy: findings from the Avon Longitudinal Study of Parents and Children[J]. Eur Heart J, 2012,33(3): 335-345.

[4] Lawlor D A, Fraser A, Lindsay R S, et al. Association of existing diabetes, gestational diabetes and glycosuria in pregnancy with macrosomia and offspring body mass index, waist and fat mass in later childhood: findings from a prospective pregnancy cohort[J]. Diabetologia, 2010,53(1): 89-97.

[5] Patel S, Fraser A, Davey Smith G, et al. Associations of gestational diabetes, existing diabetes, and glycosuria with offspring obesity and cardiometabolic outcomes[J]. Diabetes Care, 2012,35 (1):63-71.

[6] O'Connor T G, Ben-Shlomo Y, Heron J, et al. Prenatal anxiety predicts individual differences in cortisol in pre-adolescent children[J]. Biol Psychiatry, 2005,58(3):211-217.

[7] O'Connor T G, Heron J, Glover V, et al. Antenatal anxiety predicts child behavioral/emotional problems independently of postnatal depression[J]. J Am Acad Child Adolesc Psychiatry, 2002,41 (12):1470-1477.

［8］Cookson H，Granell R，Joinson C，et al．Mothers' anxiety during pregnancy is associated with asthma in their children［J］．J Allergy Clin Immunol，2009，123(4)：847-853.e11.

［9］Freitas-Vilela A A，Pearson R M，Emmett P，et al．Maternal dietary patterns during pregnancy and intelligence quotients in the offspring at 8 years of age：Findings from the ALSPAC cohort［J］．Matern Child Nutr，2018，14(1)．doi：10.1111/mcn.12431.

［10］Hibbeln J R，Davis J M，Steer C，et al．Maternal seafood consumption in pregnancy and neurodevelopmental outcomes in childhood (ALSPAC study)：an observational cohort study［J］．Lancet，2007，369(9561)：578-585.

［11］Golding J，Gregory S，Iles-Caven Y，et al．Associations between prenatal mercury exposure and early child development in the ALSPAC study［J］．Neurotoxicology，2016，53：215-222.

［12］Marks K J，Hartman T J，Taylor E V，et al．Exposure to phytoestrogens in utero and age at menarche in a contemporary British cohort［J］．Environ Res，2017，155：287-293.

［13］Weedon M N，Frayling T M，Shields B，et al．Genetic regulation of birth weight and fasting glucose by a common polymorphism in the islet cell promoter of the glucokinase gene［J］．Diabetes，2005，54(2)：576-581.

［14］Shah R L，Huang Y，Guggenheim J A，et al．Time outdoors at specific ages during early childhood and the risk of incident myopia［J］．Invest Ophthalmol Vis Sci，2017，58(2)：1158-1166.

［15］Leary S，Davey Smith G，Ness A．Smoking during pregnancy and components of stature in offspring［J］．Am J Hum Biol，2006，18(4)：502-512.

［16］Howe L D，Matijasevich A，Tilling K，et al．Maternal smoking during pregnancy and offspring trajectories of height and adiposity：comparing maternal and paternal associations［J］．Int J Epidemiol，2012，41(3)：722-732.

［17］Alati R，Macleod J，Hickman M，et al．Intrauterine exposure to alcohol and tobacco use and childhood IQ：findings from a parental-offspring comparison within the Avon Longitudinal Study of Parents and Children［J］．Pediatr Res，2008，64(6)：659-666.

［18］Brion M J，Leary S D，Smith G D，et al．Similar associations of parental prenatal smoking suggest child blood pressure is not influenced by intrauterine effects［J］．Hypertension，2007，49(6)：1422-1428.

［19］Macdonald-Wallis C，Tobias J H，Davey Smith G，et al．Parental smoking during pregnancy and offspring bone mass at age 10 years：findings from a prospective birth cohort［J］．Osteoporos Int，2011，22(6)：1809-1819.

［20］Lawlor D A，Timpson N J，Harbord R M，et al．Exploring the developmental overnutrition hypothesis using parental-offspring associations and FTO as an instrumental variable［J］．PLoS Med，2008，5(3)：e33.

［21］Brion M J，Lawlor D A，Matijasevich A，et al．What are the causal effects of breastfeeding on IQ，obesity and blood pressure? Evidence from comparing high-income with middle-income cohorts［J］．Int J Epidemiol，2011，40(3)：670-680.

［22］Shaheen S O，Newson R B，Sherriff A，et al．Paracetamol use in pregnancy and wheezing in early childhood［J］．Thorax，2002，57(11)：958-963.

［23］Sherriff A，Farrow A，Golding J，et al．Frequent use of chemical household products is associated with persistent wheezing in pre-school age children［J］．Thorax，2005，60(1)：45-49.

［24］Sherriff A，Golding J，Alspac Study Team．Hygiene levels in a contemporary population cohort are associated with wheezing and atopic eczema in preschool infants[J]. Arch Dis Child, 2002,87 (1): 26-29.

[25] Chong S Y, Chittleborough C R, Gregory T, et al. Associations of parental food-choice control and use of food to soothe with adiposity in childhood and adolescence[J]. Appetite, 2017,113: 71-77.

[26] Evans J, Heron J, Francomb H, et al. Cohort study of depressed mood during pregnancy and after childbirth[J]. BMJ, 2001,323(7307): 257-260.

[27] Macdonald-Wallis C, Lawlor D A, Fraser A, et al. Blood pressure change in normotensive, gestational hypertensive, preeclamptic and essential hypertensive pregnancies[J]. Hypertension, 2012,59(6): 1241-1248.

[28] Macdonald-Wallis C, Tilling K, Fraser A, et al. Established preeclampsia risk factors are related to patterns of blood pressure change in normal term pregnancy: findings from the Avon Longitudinal Study of Parents and Children[J]. J Hypertens, 2011,29(9): 1703-1711.

[29] Fraser A, Tilling K, Macdonald-Wallis C, et al. Associations of gestational weight gain with maternal body mass index, waist circumference, and blood pressure measured 16 y after pregnancy: the Avon Longitudinal Study of Parents and Children (ALSPAC)[J]. Am J Clin Nutr, 2011,93(6): 1285-1292.

[30] Lawlor D A, Fraser A, Macdonald-Wallis C, et al. Maternal and offspring adiposity-related genetic variants and gestational weight gain[J]. Am J Clin Nutr, 2011,94(1): 149-155.

[31] Golding J, Gregory S, Iles-Caven Y, et al. The antecedents of women's external locus of control: Associations with characteristics of their parents and their early childhood[J]. Heliyon, 2017,3 (1): e00236.

[32] Dudding T, Heron J, Thakkinstian A, et al. Factor V Leiden is associated with pre-eclampsia but not with fetal growth restriction: a genetic association study and meta-analysis[J]. J Thromb Haemost, 2008,6(11): 1869-1875.

[33] Freathy R M, Ring S M, Shields B, et al. A common genetic variant in the 15q24 nicotinic acetylcholine receptor gene cluster (CHRNA5-CHRNA3-CHRNB4) is associated with a reduced ability of women to quit smoking in pregnancy[J]. Hum Mol Genet, 2009,18(15): 2922-2927.

[34] Zuccolo L, Fitz-Simon N, Gray R, et al. A non-synonymous variant in ADH1B is strongly associated with prenatal alcohol use in a European sample of pregnant women[J]. Hum Mol Genet, 2009,18(22): 4457-4466.

[35] Koletzko B, Lattka E, Zeilinger S, et al. Genetic variants of the fatty acid desaturase gene cluster predict amounts of red blood cell docosahexaenoic and other polyunsaturated fatty acids in pregnant women: findings from the Avon Longitudinal Study of Parents and Children[J]. Am J Clin Nutr, 2011,93(1): 211-219.

[36] Shugart Y Y, Chen L, Day I N, et al. Two British women studies replicated the association between the Val66Met polymorphism in the brain-derived neurotrophic factor (BDNF) and BMI [J]. Eur J Hum Genet, 2009,17(8): 1050-1055.

[37] Chen L, Lawlor D A, Lewis S J, et al. Genetic association study of BDNF in depression: finding from two cohort studies and a meta-analysis[J]. Am J Med Genet B Neuropsychiatr Genet, 2008, 147B(6): 814-821.

[38] Henderson J, Northstone K, Lee S P, et al. The burden of disease associated with filaggrin mutations: a population-based, longitudinal birth cohort study[J]. J Allergy Clin Immunol, 2008,

121(4): 872-877. e9.

[39] Frayling T M, Timpson N J, Weedon M N, et al. A common variant in the FTO gene is associated with body mass index and predisposes to childhood and adult obesity[J]. Science, 2007, 316(5826): 889-894.

[40] Relton C L, Davey Smith G. Epigenetic epidemiology of common complex disease: prospects for prediction, prevention, and treatment[J]. PLoS Med, 2010,7(10): e1000356.

[41] Morris J A, Tsai P C, Joehanes R, et al. Epigenome-wide association of DNA methylation in whole blood with bone mineral density[J]. J Bone Miner Res, 2017,32(8): 1644-1650.

[42] Simpkin A J, Howe L D, Tilling K, et al. The epigenetic clock and physical development during childhood and adolescence: longitudinal analysis from a UK birth cohort[J]. Int J Epidemiol, 2017, 46(2): 549-558.

[43] Lewis S J, Lawlor D A, Nordestgaard B G, et al. The methylenetetrahydrofolate reductase C677T genotype and the risk of obesity in three large population-based cohorts[J]. Eur J Endocrinol, 2008,159(1): 35-40.

[44] Lewis S J, Leary S, Davey Smith G, et al. Body composition at age 9 years, maternal folate intake during pregnancy and methyltetrahydrofolate reductase (MTHFR) C677T genotype[J]. Br J Nutr, 2009,102(4): 493-496.

[45] Caramaschi D, Sharp G C, Nohr E A, et al. Exploring a causal role of DNA methylation in the relationship between maternal vitamin B12 during pregnancy and child's IQ at age 8, cognitive performance and educational attainment: a two-step Mendelian randomization study[J]. Hum Mol Genet, 2017, 26(15): 3001-3013.

[46] Hunt L, Fleming P, Golding J. Does the supine sleeping position have any adverse effects on the child? I. Health in the first six months. The ALSPAC Study Team[J]. Pediatrics, 1997,100(1): E11.

[47] Dewey C, Fleming P, Golding J. Does the supine sleeping position have any adverse effects on the child? II. Development in the first 18 months. ALSPAC Study Team[J]. Pediatrics, 1998,101 (1): E5.

[48] Lack G, Fox D, Northstone K, et al. Factors associated with the development of peanut allergy in childhood[J]. N Engl J Med, 2003,348(11): 977-985.

[49] Hibbeln J R, Davis J M, Steer C, et al. Maternal seafood consumption in pregnancy and neurodevelopmental outcomes in childhood (ALSPAC study): an observational cohort study[J]. Lancet, 2007,369(9561): 578-585.

[50] Daniels J L, Longnecker M P, Rowland A S, et al. Fish intake during pregnancy and early cognitive development of offspring[J]. Epidemiology, 2004,15(4): 394-402.

[51] Williams C, Birch E E, Emmett P M, et al. Stereoacuity at age 3. 5 y in children born full-term is associated with prenatal and postnatal dietary factors: a report from a population-based cohort study[J]. Am J Clin Nutr, 2001,73(2): 316-322.

[52] Field F. The Foundation Years: Preventing Poor Children Becoming Poor Adults[M]. London: The Stationary Office (TSO), 2010.

[53] Gaillard R, Steegers E A, de Jongste J C, et al. Tracking of fetal growth characteristics during different trimesters and the risks of adverse birth outcomes[J]. Int J Epidemiol, 2014,43(4): 1140-1153.

[54] Jaddoe V W, de Jonge L L, Hofman A, et al. First trimester fetal growth restriction and

cardiovascular risk factors in school age children: population based cohort study[J]. BMJ, 2014, 348: g14.

[55] Gishti O, Gaillard R, Felix J F, et al. Early origins of ethnic disparities in cardiovascular risk factors[J]. Prev Med, 2015,76: 84-91.

[56] Jaddoe V W, Verburg B O, de Ridder M A, et al. Maternal smoking and fetal growth characteristics in different periods of pregnancy: the generation R study[J]. Am J Epidemiol, 2007,165(10): 1207-1215.

[57] Ghassabian A, El Marroun H, Peeters R P, et al. Downstream effects of maternal hypothyroxinemia in early pregnancy: nonverbal IQ and brain morphology in school-age children [J]. J Clin Endocrinol Metab, 2014,99(7): 2383-2390.

[58] Godoy G A, Korevaar T I, Peeters R P, et al. Maternal thyroid hormones during pregnancy, childhood adiposity and cardiovascular risk factors: the Generation R Study[J]. Clin Endocrinol (Oxf), 2014,81(1): 117-125.

[59] Steenweg-de Graaff J C, Tiemeier H, Basten M G, et al. Maternal LC-PUFA status during pregnancy and child problem behavior: the Generation R Study[J]. Pediatr Res, 2015,77(3): 489-497.

[60] Mackenbach J D, Ringoot A P, van der Ende J, et al. Exploring the relation of harsh parental discipline with child emotional and behavioral problems by using multiple informants. The generation R study[J]. PLoS One, 2014,9(8): e104793.

[61] Flink I J, Prins R G, Mackenbach J J, et al. Neighborhood ethnic diversity and behavioral and emotional problems in 3 year olds: results from the Generation R Study[J]. PLoS One, 2013,8 (8): e70070.

[62] Mackenbach J D, Tiemeier H, Ende Jv, et al. Relation of emotional and behavioral problems with body mass index in preschool children: the Generation R study[J]. J Dev Behav Pediatr, 2012,33 (8): 641-648.

[63] Ghassabian A, Herba C M, Roza S J, et al. Infant brain structures, executive function, and attention deficit/hyperactivity problems at preschool age. A prospective study[J]. J Child Psychol Psychiatry, 2013,54(1): 96-104.

[64] Rijlaarsdam J, Stevens G W, van der Ende J, et al. Economic disadvantage and young children's emotional and behavioral problems: mechanisms of risk[J]. J Abnorm Child Psychol, 2013,41 (1): 125-137.

[65] Steenweg-de Graaff J, Roza S J, Steegers E A, et al. Maternal folate status in early pregnancy and child emotional and behavioral problems: the Generation R Study[J]. Am J Clin Nutr, 2012,95 (6): 1413-1421.

[66] Roza S J, van Batenburg-Eddes T, Steegers E A, et al. Maternal folic acid supplement use in early pregnancy and child behavioural problems: The Generation R Study[J]. Br J Nutr, 2010,103(3): 445-452.

[67] Ghassabian A, Bongers-Schokking J J, Henrichs J, et al. Maternal thyroid function during pregnancy and behavioral problems in the offspring: the generation R study[J]. Pediatr Res, 2011,69(5 Pt 1): 454-459.

[68] Roza S J, Verhulst F C, Jaddoe V W, et al. Maternal smoking during pregnancy and child behaviour problems: the Generation R Study[J]. Int J Epidemiol, 2009,38(3): 680-689.

[69] Ars C L, Nijs I M, Marroun H E, et al. Prenatal folate, homocysteine and vitamin B12 levels and

child brain volumes, cognitive development and psychological functioning: the Generation R Study [J]. Br J Nutr, 2016. doi: 10. 1017/S0007114515002081.

[70] Steenweg-de Graaff J, Roza S J, Walstra A N, et al. Associations of maternal folic acid supplementation and folate concentrations during pregnancy with foetal and child head growth: the Generation R Study[J]. Eur J Nutr, 2017,56(1): 65-75.

[71] Korevaar T I, Muetzel R, Medici M, et al. Association of maternal thyroid function during early pregnancy with offspring IQ and brain morphology in childhood: a population-based prospective cohort study[J]. Lancet Diabetes Endocrinol, 2016,4(1): 35-43.

[72] El Marroun H, Tiemeier H, Franken I H, et al. Prenatal cannabis and tobacco exposure in relation to brain morphology: a prospective neuroimaging study in young children[J]. Biol Psychiatry, 2016,79(12): 971-979.

[73] Kok R, Thijssen S, Bakermans-Kranenburg M J, et al. Normal variation in early parental sensitivity predicts child structural brain development[J]. J Am Acad Child Adolesc Psychiatry, 2015,54(10): 824-831. e1.

[74] Roza S J, Govaert P P, Vrooman H A, et al. Foetal growth determines cerebral ventricular volume in infants: The Generation R Study[J]. Neuroimage, 2008,39(4): 1491-1498.

[75] Guxens M, Garcia-Esteban R, Giorgis-Allemand L, et al. Air pollution during pregnancy and childhood cognitive and psychomotor development: six European birth cohorts[J]. Epidemiology, 2014,25(5): 636-647.

[76] van Batenburg-Eddes T, de Groot L, Huizink A C, et al. Maternal symptoms of anxiety during pregnancy affect infant neuromotor development: the generation R study[J]. Dev Neuropsychol, 2009,34(4): 476-493.

[77] van Batenburg-Eddes T, de Groot L, Steegers E A, et al. Fetal programming of infant neuromotor development: the generation R study[J]. Pediatr Res, 2010,67(2): 132-137.

[78] van der Knaap N J, El Marroun H, Klumpers F, et al. Beyond classical inheritance: the influence of maternal genotype upon child's brain morphology and behavior[J]. J Neurosci, 2014,34(29): 9516-9521.

[79] El Marroun H, White T J, Fernandez G, et al. Prenatal exposure to selective serotonin reuptake inhibitors and non-verbal cognitive functioning in childhood[J]. J Psychopharmacol, 2017,31(3): 346-355.

[80] Ghassabian A, Székely E, Herba C M, et al. From positive emotionality to internalizing problems: the role of executive functioning in preschoolers[J]. Eur Child Adolesc Psychiatry, 2014,23(9): 729-741.

[81] Verlinden M, Veenstra R, Ghassabian A, et al. Executive functioning and non-verbal intelligence as predictors of bullying in early elementary school[J]. J Abnorm Child Psychol, 2014,42(6): 953-966.

[82] van Mil N H, Tiemeier H, Bongers-Schokking J J, et al. Low urinary iodine excretion during early pregnancy is associated with alterations in executive functioning in children[J]. J Nutr, 2012,142 (12): 2167-2174.

[83] Serdarevic F, van Batenburg-Eddes T, Mous S E, et al. Relation of infant motor development with nonverbal intelligence, language comprehension and neuropsychological functioning in childhood: a population-based study[J]. Dev Sci, 2016,19(5): 790-802.

[84] Saridjan N S, Huizink A C, Koetsier J A, et al. Do social disadvantage and early family adversity

affect the diurnal cortisol rhythm in infants? The Generation R Study[J]. Horm Behav，2010，57 (2)：247-254.

[85] Taal H R，de Jonge L L，Tiemeier H，et al. Parental psychological distress during pregnancy and childhood cardiovascular development. The Generation R Study[J]. Early Hum Dev，2013，89 (8)：547-553.

[86] Saridjan N S，Velders F P，Jaddoe V W，et al. The longitudinal association of the diurnal cortisol rhythm with internalizing and externalizing problems in pre-schoolers. The Generation R Study [J]. Psychoneuroendocrinology，2014，50：118-129.

[87] Henrichs J，Rescorla L，Schenk J J，et al. Examining continuity of early expressive vocabulary development：the generation R study[J]. J Speech Lang Hear Res，2011，54(3)：854-869.

[88] Saridjan N S，Henrichs J，Schenk J J，et al. Diurnal cortisol rhythm and cognitive functioning in toddlers：the Generation R Study[J]. Child Neuropsychol，2014，20(2)：210-229.

[89] Kocevska D，Rijlaarsdam J，Ghassabian A，et al. Early childhood sleep patterns and cognitive development at age 6 years：the Generation R study[J]. J Pediatr Psychol，2017，42(3)：260-268.

[90] Ghassabian A，Rescorla L，Henrichs J，et al. Early lexical development and risk of verbal and nonverbal cognitive delay at school age[J]. Acta Paediatr，2014，103(1)：70-80.

[91] Duijts L，Jaddoe V W，Hofman A，et al. Prolonged and exclusive breastfeeding reduces the risk of infectious diseases in infancy[J]. Pediatrics，2010，126(1)：e18-e25.

[92] Bustamante M，Standl M，Bassat Q，et al. A genome-wide association meta-analysis of diarrhoeal disease in young children identifies FUT2 locus and provides plausible biological pathways[J]. Hum Mol Genet，2016，25(18)：4127-4142.

[93] Ahmadizar F，Vijverberg S J H，Arets H G M，et al. Early life antibiotic use and the risk of asthma and asthma exacerbations in children[J]. Pediatr Allergy Immunol，2017，28(5)：430-437.

[94] Stratakis N，Roumeliotaki T，Oken E，et al. Fish and seafood consumption during pregnancy and the risk of asthma and allergic rhinitis in childhood：a pooled analysis of 18 European and US birth cohorts[J]. Int J Epidemiol，2017，46(5)：1465-1477.

[95] Vardavas C I，Hohmann C，Patelarou E，et al. The independent role of prenatal and postnatal exposure to active and passive smoking on the development of early wheeze in children[J]. Eur Respir J，2016，48(1)：115-124.

[96] van Berkel A C，den Dekker H T，Jaddoe V W，et al. Mode of delivery and childhood fractional exhaled nitric oxide，interrupter resistance and asthma：the Generation R study[J]. Pediatr Allergy Immunol，2015，26(4)：330-336.

[97] Luijk M P，Sonnenschein-van der Voort A M，Mileva-Seitz V R，et al. Is parent-child bed-sharing a risk for wheezing and asthma in early childhood[J]. Eur Respir J，2015，45(3)：661-669.

[98] Sonnenschein-van der Voort A M，Arends L R，de Jongste J C，et al. Preterm birth, infant weight gain，and childhood asthma risk：a meta-analysis of 147，000 European children[J]. J Allergy Clin Immunol，2014，133(5)：1317-1329.

[99] Elbert N J，Duijts L，den Dekker H T，et al. Maternal psychiatric symptoms during pregnancy and risk of childhood atopic diseases[J]. Clin Exp Allergy，2017，47(4)：509-519.

[100] Driessen L M，Kiefte-de Jong J C，Wijtzes A，et al. Preschool physical activity and functional constipation：the Generation R study[J]. J Pediatr Gastroenterol Nutr，2013，57(6)：768-774.

[101] Kiefte-de Jong J C，Escher J C，Arends L R，et al. Infant nutritional factors and functional

constipation in childhood: the Generation R study[J]. Am J Gastroenterol, 2010, 105 (4): 940-945.

[102] Kiefte-de Jong J C, de Vries J H, Escher J C, et al. Role of dietary patterns, sedentary behaviour and overweight on the longitudinal development of childhood constipation: the Generation R study [J]. Matern Child Nutr, 2013,9(4): 511-523.

[103] Visser A M, Jaddoe V W, Ghassabian A, et al. Febrile seizures and behavioural and cognitive outcomes in preschool children: the Generation R study[J]. Dev Med Child Neurol, 2012, 54 (11): 1006-1011.

[104] Visser A M, Jaddoe V W, Breteler M M, et al. Frequent fever episodes and the risk of febrile seizures: the Generation R study[J]. Eur J Paediatr Neurol, 2012,16(1): 29-34.

[105] Visser A M, Jaddoe V W, Hofman A, et al. Fetal growth retardation and risk of febrile seizures [J]. Pediatrics, 2010,126(4): e919-e925.

[106] Visser A M, Jaddoe V W, Arends L R, et al. Paroxysmal disorders in infancy and their risk factors in a population-based cohort: the Generation R Study[J]. Dev Med Child Neurol, 2010, 52(11): 1014-1020.

[107] Bahadoer S, Gaillard R, Felix J F, et al. Ethnic disparities in maternal obesity and weight gain during pregnancy. The Generation R Study[J]. Eur J Obstet Gynecol Reprod Biol, 2015,193: 51-60.

[108] Flink I J, Beirens T M, Looman C, et al. Health-related quality of life of infants from ethnic minority groups: the Generation R Study[J]. Qual Life Res, 2013,22(3): 653-664.

[109] Wijtzes A I, Jansen W, Bouthoorn S H, et al. Social inequalities in young children's sports participation and outdoor play[J]. Int J Behav Nutr Phys Act, 2014,11: 155.

[110] Choté A A, de Groot C J, Bruijnzeels M A, et al. Ethnic differences in antenatal care use in a large multi-ethnic urban population in the Netherlands[J]. Midwifery, 2011,27(1): 36-41.

[111] Choté A A, Koopmans G T, Redekop W K, et al. Explaining ethnic differences in late antenatal care entry by predisposing, enabling and need factors in the Netherlands. The Generation R Study [J]. Matern Child Health J, 2011,15(6): 689-699.

[112] Barros F C, Victora C G. Maternal-child health in Pelotas, Rio Grande do Sul State, Brazil: major conclusions from comparisons of the 1982, 1993, and 2004 birth cohorts[J]. Cad Saude Publica, 2008, 24 Suppl 3: S461-S467.

[113] Santos I S, Barros A J, Matijasevich A, et al. Mothers and their pregnancies: a comparison of three population-based cohorts in Southern Brazil[J]. Cad Saude Publica, 2008, 24 Suppl 3: S381-S389.

[114] Barros A J, Santos I S, Matijasevich A, et al. Patterns of deliveries in a Brazilian birth cohort: almost universal cesarean sections for the better-off[J]. Rev Saude Publica, 2011, 45 (4): 635-643.

[115] Béhague D P, Victora C G, Barros F C. Consumer demand for caesarean sections in Brazil: informed decision making, patient choice, or social inequality? A population based birth cohort study linking ethnographic and epidemiological methods[J]. BMJ, 2002,324(7343): 942-945.

[116] Barros A J, Santos L P, Wehrmeister F, et al. Caesarean section and adiposity at 6, 18 and 30 years of age: results from three Pelotas (Brazil) birth cohorts[J]. BMC Public Health, 2017,17 (1): 256.

[117] Victora C G, Matijasevich A, Santos I S, et al. Breastfeeding and feeding patterns in three birth

cohorts in Southern Brazil: trends and differentials[J]. Cad Saude Publica, 2008, 24 Suppl 3: S409-S416.

[118] Santos I S, Mota D M, Matijasevich A, et al. Bed-sharing at 3 months and breast-feeding at 1 year in southern Brazil[J]. J Pediatr, 2009,155(4): 505-509.

[119] Petrucci Gigante D, Victora C G, Barros F C. Maternal nutrition and duration of breastfeeding in a birth cohort in Pelotas, Brazil[J]. Rev Saude Publica, 2000,34(3): 259-265.

[120] Horta B L, Victora C G, Menezes A M, et al. Environmental tobacco smoke and breastfeeding duration[J]. Am J Epidemiol, 1997,146(2): 128-133.

[121] Victora C G, Horta B L, Loret de Mola C, et al. Association between breastfeeding and intelligence, educational attainment, and income at 30 years of age: a prospective birth cohort study from Brazil[J]. Lancet Glob Health, 2015,3(4): e199-e205.

[122] Peres K G, Cascaes A M, Peres M A, et al. Exclusive breastfeeding and risk of dental malocclusion[J]. Pediatrics, 2015,136(1): e60-e67.

[123] Victora C G, Barros F, Lima R C, et al. Anthropometry and body composition of 18 year old men according to duration of breast feeding: birth cohort study from Brazil[J]. BMJ, 2003,327 (7420): 901.

[124] Neutzling M B, Hallal P R, Araújo C L, et al. Infant feeding and obesity at 11 years: prospective birth cohort study[J]. Int J Pediatr Obes, 2009,4(3): 143-149.

[125] Matijasevich A, Santos I S, Barros A J, et al. Perinatal mortality in three population-based cohorts from Southern Brazil: trends and differences[J]. Cad Saude Publica, 2008, 24 (Suppl 3): S399-S408.

[126] Barros F C, Victora C G, Matijasevich A, et al. Preterm births, low birth weight, and intrauterine growth restriction in three birth cohorts in Southern Brazil: 1982, 1993 and 2004[J]. Cad Saude Publica, 2008, 24(Suppl 3): S390-S398.

[127] Halpern R, Barros A J, Matijasevich A, et al. Developmental status at age 12 months according to birth weight and family income: a comparison of two Brazilian birth cohorts[J]. Cad Saude Publica, 2008, 24(Suppl 3): S444-S450.

[128] Barros A J, Santos I S, Matijasevich A, et al. Methods used in the 1982, 1993, and 2004 birth cohort studies from Pelotas, Rio Grande do Sul State, Brazil, and a description of the socioeconomic conditions of participants' families[J]. Cad Saude Publica, 2008, 24(Suppl 3): S371-S380.

[129] Matijasevich A, Howe L D, Tilling K, et al. Maternal education inequalities in height growth rates in early childhood: 2004 Pelotas birth cohort study[J]. Paediatr Perinat Epidemiol, 2012, 26(3): 236-249.

[130] Matijasevich A, Victora C G, Lawlor D A, et al. Association of socioeconomic position with maternal pregnancy and infant health outcomes in birth cohort studies from Brazil and the UK [J]. J Epidemiol Community Health, 2012,66(2): 127-135.

[131] Hallal P C, Clark V L, Assunção M C, et al. Socioeconomic trajectories from birth to adolescence and risk factors for noncommunicable disease: prospective analyses[J]. J Adolesc Health, 2012,51(6 Suppl): S32-S37.

[132] Lima N P, Horta B L, Motta J V, et al. Evolution of overweight and obesity into adulthood, Pelotas, Rio Grande do Sul State, Brazil, 1982－2012[J]. Cad Saude Publica, 2015, 31 (9): 2017-2025.

[133] Peres M A, Peres K G, Thomson W M, et al. The influence of family income trajectories from birth to adulthood on adult oral health: findings from the 1982 Pelotas birth cohort[J]. Am J Public Health, 2011,101(4): 730-736.

[134] Matijasevich A, Santos I S, Menezes A M, et al. Trends in socioeconomic inequalities in anthropometric status in a population undergoing the nutritional transition: data from 1982, 1993 and 2004 Pelotas birth cohort studies[J]. BMC Public Health, 2012,12: 511.

[135] Matijasevich A, Brion M J, Menezes A M, et al. Maternal smoking during pregnancy and offspring growth in childhood: 1993 and 2004 Pelotas cohort studies[J]. Arch Dis Child, 2011,96 (6): 519-525.

[136] Matijasevich A, Victora C G, Golding J, et al. Socioeconomic position and overweight among adolescents: data from birth cohort studies in Brazil and the UK[J]. BMC Public Health, 2009, 9: 105.

[137] Menezes A M B, da Silva C T B, Wehrmeister F C, et al. Adiposity during adolescence and carotid intima-media thickness in adulthood: Results from the 1993 Pelotas Birth Cohort[J]. Atherosclerosis, 2016,255: 25-30.

[138] Bielemann R M, Gigante D P, Horta B L. Birth weight, intrauterine growth restriction and nutritional status in childhood in relation to grip strength in adults: from the 1982 Pelotas (Brazil) birth cohort[J]. Nutrition, 2016,32(2): 228-235.

[139] Loret de Mola C, Quevedo Lde A, Pinheiro R T, et al. The effect of fetal and childhood growth over depression in early adulthood in a Southern Brazilian birth cohort[J]. PLoS One, 2015,10 (10): e0140621.

[140] Petresco S, Anselmi L, Santos I S, et al. Prevalence and comorbidity of psychiatric disorders among 6-year-old children: 2004 Pelotas Birth Cohort[J]. Soc Psychiatry Psychiatr Epidemiol, 2014,49(6): 975-983.

[141] Matijasevich A, Murray E, Stein A, et al. Increase in child behavior problems among urban Brazilian 4-year olds: 1993 and 2004 Pelotas birth cohorts[J]. J Child Psychol Psychiatry, 2014, 55(10): 1125-1134.

[142] Munhoz T N, Santos I S, Barros A J D, et al. Perinatal and postnatal risk factors for disruptive mood dysregulation disorder at age 11: 2004 Pelotas Birth Cohort Study[J]. J Affect Disord, 2017,215: 263-268.

[143] Santos I S, Matijasevich A, Barros A J, et al. Antenatal and postnatal maternal mood symptoms and psychiatric disorders in pre-school children from the 2004 Pelotas Birth Cohort[J]. J Affect Disord, 2014,164: 112-117.

[144] Del-Ponte B, Santos I S, Tovo-Rodrigues L, et al. Caffeine consumption during pregnancy and ADHD at the age of 11 years: a birth cohort study[J]. BMJ Open, 2016,6(12): e012749.

[145] Murray E, Matijasevich A, Santos I S, et al. Sex differences in the association between foetal growth and child attention at age four: specific vulnerability of girls[J]. J Child Psychol Psychiatry, 2015,56(12): 1380-1388.

[146] Murray E, Pearson R, Fernandes M, et al. Are fetal growth impairment and preterm birth causally related to child attention problems and ADHD? Evidence from a comparison between high-income and middle-income cohorts[J]. J Epidemiol Community Health, 2016, 70 (7): 704-709.

[147] Santos I S, Barros A J, Barros F C, et al. Mother-child bed-sharing trajectories and psychiatric

disorders at the age of 6 years[J]. J Affect Disord, 2017,208: 163-169.

[148] Coll C, Domingues M, Santos I, et al. Changes in leisure-time physical activity from the prepregnancy to the postpartum period: 2004 Pelotas (Brazil) Birth Cohort Study[J]. J Phys Act Health, 2016,13(4): 361-365.

[149] Coll C V, Domingues M R, Hallal P C, et al. Changes in leisure-time physical activity among Brazilian pregnant women: comparison between two birth cohort studies (2004-2015)[J]. BMC Public Health, 2017,17(1): 119.

[150] da Silva I C, van Hees V T, Ramires V V, et al. Physical activity levels in three Brazilian birth cohorts as assessed with raw triaxial wrist accelerometry[J]. Int J Epidemiol, 2014,43(6): 1959-1968.

[151] Knuth A G, Silva I C M, van Hees V T, et al. Objectively-measured physical activity in children is influenced by social indicators rather than biological lifecourse factors: Evidence from a Brazilian cohort[J]. Prev Med, 2017,97: 40-44.

[152] Horta B L, Schaan B D, Bielemann R M, et al. Objectively measured physical activity and sedentary-time are associated with arterial stiffness in Brazilian young adults[J]. Atherosclerosis, 2015,243(1): 148-154.

[153] Domingues M R, Matijasevich A, Barros A J, et al. Physical activity during pregnancy and offspring neurodevelopment and IQ in the first 4 years of life [J]. PLoS One, 2014, 9 (10): e110050.

[154] Esteban-Cornejo I, Hallal P C, Mielke G I, et al. Physical activity throughout adolescence and cognitive performance at 18 years of age[J]. Med Sci Sports Exerc, 2015,47(12): 2552-2557.

[155] Bielemann R M, Domingues M R, Horta B L, et al. Physical activity throughout adolescence and bone mineral density in early adulthood: the 1993 Pelotas (Brazil) Birth Cohort Study [J]. Osteoporos Int, 2014,25(8): 2007-2015.

[156] Menezes A M, Wehrmeister F C, Muniz L C, et al. Physical activity and lung function in adolescents: the 1993 Pelotas (Brazil) birth cohort study[J]. J Adolesc Health, 2012,51(6 Suppl): S27-S31.

[157] Osmond C, Kajantie E, Forsén T J, et al. Infant growth and stroke in adult life: the Helsinki birth cohort study[J]. Stroke, 2007,38(2): 264-270.

[158] Kajantie E, Eriksson J G, Osmond C, et al. Pre-eclampsia is associated with increased risk of stroke in the adult offspring: the Helsinki birth cohort study [J]. Stroke, 2009, 40 (4): 1176-1180.

[159] Tuovinen S, Räikkönen K, Kajantie E, et al. Depressive symptoms in adulthood and intrauterine exposure to pre-eclampsia: the Helsinki Birth Cohort Study [J]. BJOG, 2010, 117 (10): 1236-1242.

[160] Tuovinen S, Räikkönen K, Pesonen A K, et al. Hypertensive disorders in pregnancy and risk of severe mental disorders in the offspring in adulthood: the Helsinki Birth Cohort Study[J]. J Psychiatr Res, 2012,46(3): 303-310.

[161] Barker D J, Osmond C, Forsen T J, et al. Maternal and social origins of hypertension[J]. Hypertension, 2007,50(3): 565-571.

[162] Eriksson J G, Kajantie E, Thornburg K L, et al. Mother's body size and placental size predict coronary heart disease in men[J]. Eur Heart J, 2011,32(18): 2297-2303.

[163] Barker D J, Gelow J, Thornburg K, et al. The early origins of chronic heart failure: impaired

placental growth and initiation of insulin resistance in childhood[J]. Eur J Heart Fail, 2010,12 (8): 819-825.

[164] Barker D J, Osmond C, Thornburg K L, et al. The shape of the placental surface at birth and colorectal cancer in later life[J]. Am J Hum Biol, 2013,25(4): 566-568.

[165] Kajantie E, Eriksson J G, Osmond C, et al. Pre-eclampsia is associated with increased risk of stroke in the adult offspring: the Helsinki birth cohort study[J]. Stroke, 2009, 40 (4): 1176-1180.

[166] Kajantie E, Osmond C, Barker D J, et al. Preterm birth — a risk factor for type 2 diabetes? The Helsinki birth cohort study[J]. Diabetes Care, 2010,33(12): 2623-2625.

[167] Ylihärsilä H, Kajantie E, Osmond C, et al. Birth size, adult body composition and muscle strength in later life[J]. Int J Obes (Lond), 2007,31(9): 1392-1399.

[168] Eriksson J G, Kajantie E, Lampl M, et al. Small head circumference at birth and early age at adiposity rebound[J]. Acta Physiol (Oxf), 2014,210(1): 154-160.

[169] Lahti J, Räikkönen K, Pesonen A K, et al. Prenatal growth, postnatal growth and trait anxiety in late adulthood — the Helsinki Birth Cohort Study[J]. Acta Psychiatr Scand, 2010,121(3): 227-235.

[170] Lahti M. Early Life Origins of Severe Personality Disorders: the Helsinki Birth Cohort Study [M]. Helsinki: Helsingin Yliopisto, 2012.

[171] Alastalo H, von Bonsdorff M B, Räikkönen K, et al. Early life stress and physical and psychosocial functioning in late adulthood[J]. PLoS One, 2013,8(7): e69011.

[172] Eriksson M, Räikkönen K, Eriksson J G. Early life stress and later health outcomes — findings from the Helsinki Birth Cohort Study[J]. Am J Hum Biol, 2014,26(2): 111-116.

[173] Alastalo H, Räikkönen K, Pesonen A K, et al. Early life stress and blood pressure levels in late adulthood[J]. J Hum Hypertens, 2013,27(2): 90-94.

缩　略　语

英文缩写	英文全称	中文全称
ADHD	attention deficit hyperactivity disorder	注意缺陷多动障碍
AGAHLS	Amsterdam Growth and Health Longitudinal Study	(荷兰)阿姆斯特丹生长与健康队列研究
ALSPAC	Avon Longitudinal Study of Parents and Children	(英国)埃文郡亲子纵向队列研究
ANN	artificial neural network	人工神经网络(神经网络)
APHV	age at peak height velocity	身高发育峰值年龄
ARC	arcuate nucleus	弓状核
ARIMA	autoregressive integrated moving average	自回归积分移动平均
ARIMA-BPNN	autoregressive integrated moving average-back propagation neural network	自回归积分移动平均-前馈神经网络
ART	assisted reproductive technology	辅助生殖技术
ASD	autistic spectrum disorder	孤独症谱系障碍
AUC	area under the curve	曲线下面积
BiB	Born-in-Bradford Birth Cohort	布拉德福德出生队列
BMD	bone mineral density	骨密度
BMG	bi-measurement group	2次测量组
BMI	body mass index	体重指数
BMIZ	body mass index *Z*-score	体重指数 *Z* 分
BP	back propagation	前馈
BPA	bisphenol A	双酚 A
C-ABC	China-Anhui Birth Cohort	中国安徽出生队列
CAR	cortisol awakening response	皮质醇觉醒反应
CCCEH	Columbia Center for Children's Environmental Health	哥伦比亚儿童环境健康中心
CCQ	child-completed questionnaires	儿童自填问卷
CDC	Centers for Disease Control and Prevention	(美国)疾病控制与预防中心

（续表）

英文缩写	英文全称	中文全称
CDCV	common disease-common variant	常见疾病-常见变异
CDRV	common disease-rare variant	常见疾病-罕见变异
CDx	companion diagnostics	伴随诊断
CHARGE	Childhood Autism Risks from Genetics and Environment	儿童孤独症风险的遗传与环境病因（联盟）
CHD	congenital heart disease	先天性心脏病
CI	confidence interval	置信区间
CNV	copy number variation	拷贝数变异
COSMOS	Cohort Study of Mobile Phone Use and Health	手机使用与健康队列研究
CSTE	Council of State and Territorial Epidemiologists	（美国）国家和地区流行病学家委员会
CT	computer tomography	计算机断层扫描
CVD	cardiovascular disease	心血管疾病
DBP	disinfection by-products	饮用水消毒副产物
DDT	2,2-bis(p-chlorophenyl)-1,1,1-trichloroethane	双氯二苯三氯乙烷
DHA	docosahexaenoic acid	二十二碳六烯酸
DIC	disseminated intravascular coagulation	弥散性血管内凝血
DMHDS	the Dunedin Multidisciplinary Health and Development Study	但尼丁多学科健康和发展研究
DNA	deoxyribonucleic acid	脱氧核糖核酸
DNBC	Danish National Birth Cohort	丹麦国家出生队列
DNMT	DNA methyltransferase	DNA 甲基转移酶
DoD-GEIS	Department of Defense Global Emerging Infections Surveillance and Response System	（美国）国防部全球新发感染监测和响应系统
DOHaD	developmental origins of health and disease	健康与疾病的发育起源（学说）
DPP4	dipeptidyl peptidase 4	二肽基肽酶 4
DSM-Ⅳ	*Diagnostic and Statistical Manual of Mental Disorders（Version Ⅳ）*	《诊断与统计手册：精神障碍（第四版）》
DSP	Disease Surveillance Points	全国疾病监测点
DSS	dengue shock syndrome	登革休克综合征
DXA	dual-energy X-ray absorptiometry	双能 X 线吸收定量法

（续表）

英文缩写	英文全称	中文全称
ECHO	Commission to End Childhood Obesity	消除儿童肥胖专业委员会
EED	environmental endocrine disruptors	环境内分泌干扰物
EHR	electronic health records	电子健康档案
ELANCE	Etude Longitudinale Alimentation Nutrition et Croissance des Enfants	（法国）营养与儿童发育纵向研究
ELSPAC	European Longitudinal Study of Pregnancy and Childhood	欧洲妊娠期与童年期纵向研究
EMR	electronic medical record	电子病历系统
ENRIECO	Environmental Health Risks in European Birth Cohorts	欧洲出生队列环境健康风险
EPA	U. S. Environmental Protection Agency	美国环境保护署
ESCAPE	European Study of Cohorts for Air Pollution Effects	空气污染效应欧洲队列研究
ESSENCE II	Electronic Surveillance System for the Early Notification of Community-Based Epidemics (version II)	社区疾病流行早期报告电子监测系统 II
ETS	environmental tobacco smoke	环境烟草烟雾
EU	European Union	欧盟
EWAS	environment-wide association study	全环境关联研究
FEV_1	forced expiratory volume in the first second	第 1 秒用力呼气量
FFM	fat free mass	去脂体重
FLAME	Family Lifestyle，Activity，Movement and Eating	（但尼丁）家庭生活方式、运动和饮食（研究）
FLG	filaggrin	聚丝蛋白
FOAD	fetal origins of adult disease	成人疾病的胎儿起源（假说）
FTO	fat mass and obesity-associated	脂肪和肥胖相关（基因）
GA2LEN	Global Allergy and Asthma European Network	全球过敏与哮喘欧洲网络
GIANT	Genetic Investigation of Anthropometric Traits	人体测量学指标遗传学研究（联盟）
GIS	geographical information system	地理信息系统
GM	grey model	灰色预测模型
GnRH	gonadotropin-releasing hormone	促性腺激素释放激素

（续表）

英文缩写	英文全称	中文全称
GRN	gene regulatory networks	基因调控网络
GUS	Growing Up in Scotland	苏格兰生长发育队列
GWAS	genome-wide association study	全基因组关联分析
HAA	haloacetic acids	卤乙酸
HAT	histone acetyltransferase	组蛋白乙酰转移酶
HAZ	height-for-age Z-score	年龄别身高 Z 评分
HBCS	Helsinki Birth Cohort Study	赫尔辛基出生队列研究
HDAC	histone deacetylase	组蛋白去乙酰化酶
HDL-C	high density lipoprotein cholesterol	高密度脂蛋白胆固醇
HEC	Human Epigenome Consortium	人类表观基因组协会
HELIX	Human Early-life Exposome	人类生命早期暴露组学（项目）
HEP	Human Epigenome Project	人类表观基因组计划
HF/HSD	high fat/ high sugar diet	高脂/高糖饮食
HGP	Human Genome Project	人类基因组计划
HH	hypogonadotropic hypogonadism	促性腺激素功能低下型性腺功能减退症
HMT	histone methyltransferase	组蛋白甲基转移酶
HPA	hypothalamic-pituitary-adrenal（axis）	下丘脑-垂体-肾上腺（轴）
HPG	hypothalamic-pituitary-gonadal（axis）	下丘脑-垂体-性腺（轴）
HR	hazard ratio	风险比
HRT	hormone replacement therapy	激素替代治疗
HSL	hormone sensitive lipase	激素敏感性脂肪酶
I4C	International Childhood Cancer Cohort Consortium	国际儿童癌症联合队列研究
ICAPPO	International Collaboration on Air Pollution and Pregnancy Outcomes	空气污染与妊娠结局国际协作组
ICD-10	*International Classification of Diseases，10th Edition*	《国际疾病分类第 10 版》
ICSI	intracytoplasmic sperm injection	卵胞浆内单精子注射
ID	identity document	身份证件
IGF	insulin-like growth factor	胰岛素样生长因子
IGT	impaired glucose tolerance	糖耐量减低

（续表）

英文缩写	英文全称	中文全称
IMT	intima-media thickness	内-中膜厚度
INMA	Infanciay Medio Ambiente Environment and Childhood	（西班牙）婴儿期和儿童期环境队列研究
IT	information technology	信息技术
IUGR	intrauterine growth retardation	宫内发育迟缓
IVF	*in vitro* fertilization	体外受精
KABC	Kingston Allergy Birth Cohort	金斯顿过敏反应出生队列
KANC	Kaunus Neonatal Cohort	（立陶宛）考纳斯出生队列
LBW	low birth weight	低出生体重
LD	learning disabilities	学习障碍
LDL-C	low density lipoprotein cholesterol	低密度脂蛋白胆固醇
LEADERS	Lightweight Epidemiology Advanced Detection and Emergency Response System	轻型流行病先进检测与紧急应变系统
LF/HSD	low fat/high sugar diet	低脂/高糖饮食
LF/LSD	low fat/low sugar diet	低脂/低糖饮食
LTPA	leisure-time physical activity	休闲时间体力活动
MABC	Ma'anshan Birth Cohort	马鞍山出生队列
5mC	5-methylcytosine	5-甲基胞嘧啶
MCQ	main care-giver questionnaires	主要带养人填写的问卷
MCS	Millennium Cohort Study	新千年出生队列
MDD	major depressive disorder	重性抑郁
MDI	mental developmental index	智力发育指数
MET	metabolic equivalent	代谢当量
miRNA	microRNA	微 RNA
MMG	multi-measurement group	多次测量组
MoBa	Norwegian Mother and Child Cohort Study	挪威亲子队列研究
MOCEH	Mothers' and Children's Environmental Health	（韩国）亲子环境健康研究
MODY	maturity-onset diabetes of the young	青少年发病的成人型糖尿病
MRI	magnetic resonance imaging	磁共振成像
MS	metabolic syndrome	代谢综合征

英文缩写	英文全称	中文全称
MVP	methylation variable position	甲基化可变位点
NAD	nicotinamide adenine dinucleotide	烟酰胺腺嘌呤二核苷酸
NBS	NEDSS Base System	（美国）国家电子疾病监测系统信息网络平台
NCD	non-communicable disease	慢性非传染性疾病（慢性病）
NCS	National Children's Study	（美国）国家儿童研究
NEDSS	National Electronic Disease Surveillance System	（美国）国家电子疾病监测系统
NHII	National Health Information Infrastructure	（美国）国家卫生信息架构
NHS	Nurses' Health Study	（美国）护士健康研究
NIDDM	non-insulin-dependent diabetes mellitus	非胰岛素依赖性糖尿病
NIH	National Institutes of Health	（美国）国立卫生研究院
NIPH	Norwegian Institute of Public Health	挪威公共卫生研究院
NLDM	NEDSS logical data model	（美国）国家电子疾病监测系统逻辑数据模型
NLSCY	National Longitudinal Survey of Children and Youth	（加拿大）全国儿童和青少年追踪调查
NYC	New York City-based cohort	纽约城市队列研究
O-DMA	O-desmethylangolensin	去氧甲基安哥拉紫檀素
OR	odds ratio	比值比
p'-DDE	1,1-dichloro-2,2-bis(p-chlorophenyl) ethylene	双氯二苯二氯乙烯
PACE	Pregnancy and Child Epigenetics	妊娠与儿童表观遗传（联盟）
PAE	phthalate esters	邻苯二甲酸酯类
PAH	polycyclic aromatic hydrocarbons	多环芳烃
PANM	protein arginine N-methyltransferase	蛋白质精氨酸 N-甲基转移酶
PARP	poly (ADP-ribose) polymerase	多聚腺苷二磷酸核糖聚合酶
PBB	polybrominated biphenyls	多溴联苯
PBDE	polybrominated diphenyl ethers	多溴联苯醚
PCB	polychlorinated biphenyls	多氯联苯
PDI	psychomotor developmental index	心理运动发育指数

（续表）

英文缩写	英文全称	中文全称
PEAS	Parenting Education and Support	（澳大利亚）家长教育和支持计划
PFAS	per- and poly-fluoroalkyl substances	全氟/多氟烷基化合物
PGC	primordial germ cells	原生殖细胞
PHCDM	Public Health Conceptual Data Model	公共卫生概念数据模型
PHIN	Public Health Information Network	公共卫生信息网（平台）
PHIN-LDM	Public Health Information Network-Logical Data Model	公共卫生信息网逻辑数据模型
PHV	peak height velocity	身高发育峰值
PI	ponderal index	出生体重指数
PMI	Precision Medicine Initiative	精准医学计划
POA	preoptic anterior	视前区
POMC	proopiomelanocortin	阿黑皮素原
PPAR	peroxisome proliferator-activated receptor	过氧化物酶体增殖激活受体
PRC2	polycomb repressive complex 2	多梳抑制复合物 2
PTB	preterm birth	早产
PTSD	post-traumatic stress disorder	创伤后应激障碍
PUFA	polyunsaturated fatty acids	多不饱和脂肪酸
PWV	peak weight velocity	体重发育峰值
RODS	Real-time Outbreak and Disease Surveillance	实时暴发与疾病监测系统
RP3V	rostral periventricular zone of the third ventricle	第三脑室端部周围区
RR	relative risk	相对危险度
RSVP	Rapid Syndrome Validation Project	快速症状确认项目
SAMHSA	Substance Abuse and Mental Health Services Administration	（美国）药物滥用和精神卫生服务管理局
SARS	severe acute respiratory syndrome	严重急性呼吸综合征（传染性非典型肺炎）
SART CORS	Society for Assisted Reproductive Technology Clinical Outcome Reporting Systems	美国辅助生殖技术协会的临床结果报告系统
SDB	sleep-disordered breathing	睡眠呼吸障碍
SEM	structural equation modeling	结构方程模型
SEP	socio-economic position	（家庭）社会经济地位

（续表）

英文缩写	英文全称	中文全称
SFA	saturated fatty acids	饱和脂肪酸
SHR	spontaneously hypertensive rats	自发性高血压大鼠
SLE	prenatal stressful life events	产前应激事件
SNP	single nucleotide ploymorphism	单核苷酸多态性
SRC1	steroid receptor coactivator-1	类固醇受体辅助活化因子-1
STAT3	signal transducer and activator of transcription 3	信号转导和转录激活因子3
TC	total cholesterol	总胆固醇
TG	triglyceride	甘油三酯
THM	trihalomethanes	三卤甲烷
TND	transient neonatal diabetes	新生儿短暂性糖尿病
$VO_{2\,max}$	maximal oxygen uptake	最大吸氧量
WHI	Women's Health Initiative	妇女健康倡导（联盟）
WHO	World Health Organization	世界卫生组织

索　引